BRENNPUNKTE

Gemeinsam sind wir stärker

Selbsthilfegruppen und Gesundheit

Selbstdarstellungen, Analysen, Forschungsergebnisse

Herausgegeben von
Ilona Kickbusch und Alf Trojan

Fischer
Taschenbuch
Verlag

fischer alternativ
Herausgegeben von Rudolf Brun

fischer alternativ
Eine Reihe des Fischer Taschenbuch Verlages
Mai 1981
Originalausgabe
Umschlagentwurf: Peter Hajnoczky
»Die Rechte an dem von Jan Enns nach einer Idee von Professor Dr. Michael Lukas Moeller gestalteten Emblem auf dem Umschlag liegen beim Rowohlt Verlag GmbH, Reinbek bei Hamburg. Das Emblem dient zugleich als Signet der ›Deutschen Arbeitsgemeinschaft Selbsthilfegruppen‹. Wir danken für den Abdruck.«
Fischer Taschenbuch Verlag GmbH, Frankfurt am Main

Satz: Otto Gutfreund, Darmstadt
Druck und Bindung: Clausen & Bosse, Leck
Printed in Germany
1180-ISBN-3-596-24050-6

Inhalt

Gemeinsam sind wir stärker

EXPERTEN REAGIEREN UNTERSCHIEDLICH AUF SH....

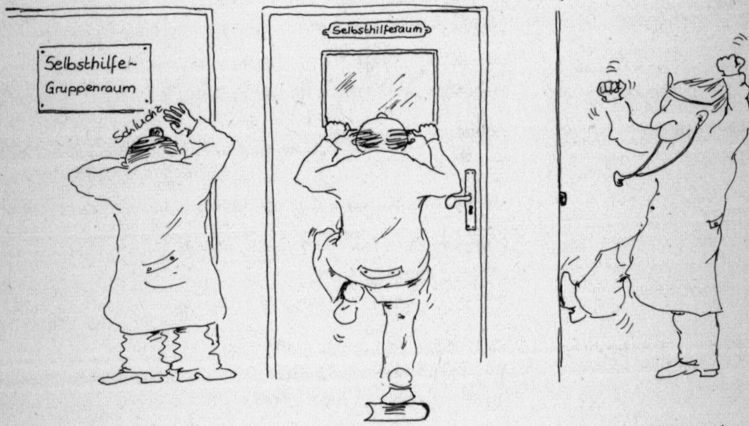

.... traurig....   ...neugierig.....   ...ein wenig unbeherrscht....

Editorial

Für Franco Basaglia (1926–1980)

Die Konzeption dieses Buches hat sich im Verlauf seiner Entstehungsgeschichte stark verändert. Erste Überlegungen begannen vor 1978 und waren noch sehr viel mehr an wissenschaftlichen Analysen und an amerikanischen Erfahrungen mit Selbsthilfe orientiert.

Die Selbsthilfeidee war neu (bzw. neu entdeckt), noch kaum verbreitet und wir wollten das Unsere dazu tun, sie bekannt zu machen. Inzwischen ist Selbsthilfe (zumindest in der Diskussion eines Teils der Professionellen) zu einer Art Modethema geworden und uns überfielen im Verlauf der Arbeit Zweifel, ob wir all diesen Äußerungen wirklich etwas wesentlich Neues hinzuzufügen hätten. Überzeugt und motiviert haben uns vor allem die Beiträge der Gruppen – ihre Erfahrungsberichte haben manchen Theorieartikel überflüssig gemacht und uns eine Reihe von »Aha-Erlebnissen« beschert. So besteht das Buch inzwischen etwa zur Hälfte aus Berichten von Selbsthilfegruppenmitgliedern.

Im Verlauf der Arbeit sind wir auf immer mehr Initiativen gestoßen, haben viele neue Menschen und Gruppen kennengelernt und hätten nur zu gerne ein umfangreicheres Buch gemacht. Besonders wichtig wurde es uns, Gruppen einzubeziehen, die über die Krankheitsbewältigung hinaus versuchen, das Versorgungssystem mitzugestalten, oder für die Erhaltung von Gesundheit kämpfen: für besseres Wohnen, gesünderes Leben, neue Arbeitsformen. Die Beiträge geben in allen Abschnitten jeweils nur eine kleine Auswahl von Beispielen wieder; sie können nicht einmal annähernd als vollständig angesehen werden!

Die Arbeit an dem Buch hat uns unser eigenes Dilemma immer wieder vor Augen geführt: Wir sind einerseits Professionelle, die über Gruppen forschen, sie für gesellschaftspolitisch bedeutsam halten, sie unterstützen möchten – andererseits berauben wir sie damit tendenziell ihres eigentlichen Selbsthilfecharakters, der ja vor allem in der Unabhängigkeit von Professionellen liegt. Dieser Widerspruch ist u. E. jedoch überbrückbar. Die Entscheidung, wann Unterstützung gleichbedeutend ist mit Verunselbständigen oder Abhängigmachen und wann identisch mit dem Teilen von Informationen in gleichberechtigter Zusammenarbeit – diese Entscheidung können wir nur in konkreten Situationen immer wieder neu treffen. Es gibt keine allgemeingültigen Entscheidungsregeln, die uns sagen, wann wir als Professionelle mit unserer gutgemeinten Unterstützung den Selbsthilfegruppen mehr schaden als nützen!

Der Widerspruch, der in einer Unterstützung von *Selbst*hilfegruppen durch Professionelle liegt, hebt sich auch auf, wenn man bedenkt, daß wir als Mitglieder von Gruppen, die Veränderungen im medizinischen Versorgungssystem erreichen möchten – Gesundheitsladen, Aktions- und Selbsterfahrungsgruppen, Frauenbewegung – *auch* Mitglieder von Selbsthilfegruppen sind. Der Gesundheitstag 1980 in Berlin – als große Selbsthilfeinitiative der Professionellen – war für uns eine wichtige Erfahrung: zu sehen, daß sehr viele Menschen aus den helfenden Berufen Veränderungen anstreben und bereit sind, sich den damit verbundenen Widersprüchen und Problemen zu stellen.

In Berlin haben wir Franco Basaglia in all seiner Eindringlichkeit erlebt und waren stolz, daß er diesen Versuch der Selbsthilfe von Professionellen ermutigte. Um so mehr hat uns sein Tod im August 1980 berührt. Wir wollen ihm dieses Buch widmen, weil er das Leid der Patienten ebenso klar gesehen hat wie unser Dilemma als professionelle Helfer.

Das Buch wird vor dem Gesundheitstag 1981 erscheinen, der sich das Thema »Selbsthilfe und Selbstorganisation« gegeben hat. Es wird sich zeigen, in welchem Ausmaß es gelingt, diesmal neben den selbstorganisierten Zusammenschlüssen von Helfern auch Selbsthilfegruppen in die Diskussion einzubeziehen.

In diesem Buch kommen Selbsthilfegruppenmitglieder und Professionelle zwar gleichberechtigt zu Wort, es fehlt jedoch die Lebendigkeit, die sich durch Miteinandersprechen in direkten Begegnungen herstellt. Dazu könnte besonders der nächste Gesundheitstag dienen. Wir wünschen uns, daß dieses Buch Anregungen und Hilfen gibt für die Diskussion von Selbsthilfegruppen über Professionelle, von Professionellen über Selbsthilfegruppen und für Diskussionen all derer miteinander, für die Krankheitsbewältigung und Gesundheitssicherung beruflich oder persönlich zentrale Anliegen darstellen. Wir sind uns bewußt, daß viele Ausdrücke der deutschen Sprache Frauen diskriminieren (die allgemeine Form ist überwiegend männlich), konnten aber das Problem nicht in diesem Band erörtern.

Die Herausgeber

Einleitung

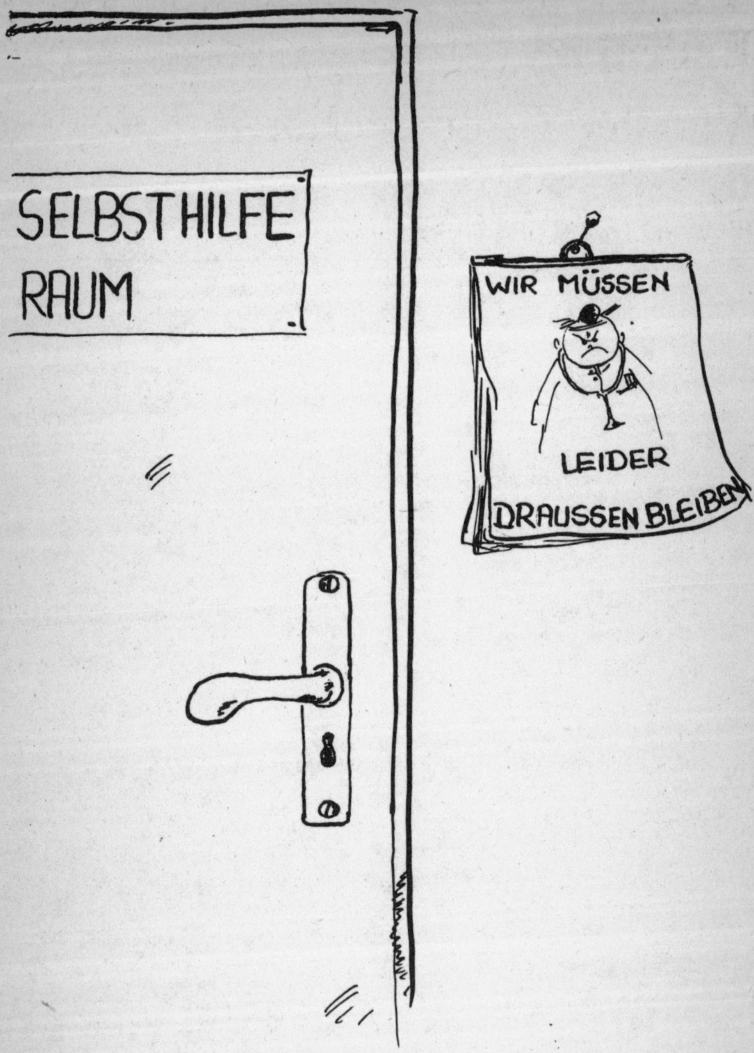
SELBSTHILFE
RAUM
WIR MÜSSEN
LEIDER
DRAUSSEN BLEIBEN

Ilona Kickbusch

Von der Zerbrechlichkeit der Sonne

Einige Gedanken zu Selbsthilfegruppen

... der Doktor, der wahre Doktor
ist ein Poet (ein weiser Mann),
er teilt Leben mit... sein Rat
ist durch Erfahrung geprüft,
er hält einen Spiegel,
ehe andere Weisheit in ihren
Gesichtszügen hervorbringen,
der falsche Doktor macht Dinge kompliziert,
er zerstört Gesichter, trägt dazu bei,
daß andere ihre
Gesichter verlieren.

Gedicht der Azteken
(zitiert nach Valentina Borremans)

Herrschaft und Hilfe

Entkolonialisierung ist ein Begriff, der nicht nur für die Befreiungskämpfe in Asien und Afrika von Bedeutung ist. Historische Analysen, wie sie z.B. *Ivan Illich* oder *Michel Foucault* vorgelegt haben, schildern die Kolonisation unseres Alltags seit dem Aufstieg der Experten. Sie erläutern das Entstehen der festgefügten Strukturen, die unsere Körper einengen, die sich in unsere Köpfe eingegraben haben und uns handlungsunfähig und passiv machen. Strukturen, die uns glauben machen, daß zumindest eine Form der Hierarchie unumgänglich ist: die der »Wissenden« über die »Unwissenden«. In langen Erziehungs- und Unterwerfungsprozessen haben wir gelernt, uns sagen zu lassen, *wann* wir Hilfe brauchen und *worin* sie bestehen soll. Der größte Erfolg dieses historischen Enteignungsprozesses war, daß wir gelernt haben, die Herrschaft von Experten über Laien als Hilfe zu begreifen, als Liebesgabe an uns Unwissende. Notstände werden kodiert, Bedürfnisse analysiert, Heilungsprozesse eingeleitet: *Die Macht der Definition* und *die Macht der Ausführung* liegt bei den professionellen Helfern, bei Ärzten, Sozialarbeitern, Juristen, Therapeuten und Wissenschaftlern aller Art und Fachrichtungen. Sie wollen nur unser Bestes auf dem neuesten Stand von Wissenschaft und Technik, und sie werden uns schon helfen – besonders wenn wir widerspenstig sind.

Natürlich bestimmen auch andere Herrschaftsformen ökonomischer und politischer Natur unsere Existenz. Wie eng sie mit dem als Liebe und Fürsorge getarnten Entmündigungsprozeß (an den viele Helfer noch viel inbrünstiger glauben als ihr Klientel) verflochten sind, macht *Paolo Freire* in seinem Konzept der Erwachsenenalphabetisierung deutlich: Es gilt, der Herrschaft der Imperialisten nicht die Herrschaft der Experten folgen zu lassen. Der passiven, rezeptiven Haltung der Unterdrückten soll eine wißbegierige und erfinderische Neugier Platz machen. Gemeinsam soll gelernt, dann gelehrt und wieder weitergelernt werden, sollen formalisierte und vorgeschriebene Lernrituale immer wieder umgestürzt und verändert werden. *»Denn nur in einer solchen Praxis, in der die Helfer und die, denen geholfen wird, sich gleichzeitig gegenseitig helfen, verkehrt sich der Akt der Hilfe nicht in die Herrschaft über den, dem geholfen wird.« (Freire* 1980, S. 14)

Körperpolitik

Die neue Frauenbewegung hat dieses Prinzip der gegenseitigen Hilfe und der gemeinsamen Erfahrungsprozesse zum wichtigsten Teil ihrer politischen Strategie gemacht. Erfahrungen aus feministischen Selbsterfahrungsgruppen und Selbsthilfegruppen verdeutlichen, wie eng die gesellschaftliche Unterdrückung der Frauen mit einer Kolonialisierung der weiblichen Körper verbunden war und auf welche Weise die HERRschenden davon profitierten. Der Frauenkörper war domestiziert worden, der Wildheit und des Ausdrucks beraubt, ästhetisch verformt und je nach Zeitgeschmack und Kulturbereich auf Einzelteile reduziert: Kult(ur) des Busens, des Hinterns, der aus- und einladenden Hüften, der Gertenschlankheit usw.; sorgfältig dekoriert, gezähmt und der eigenen Sexualität verlustig. Beraubt der Selbstbestimmung über Kopf und Körper, verlieren die Frauen die Fähigkeit, einander zu helfen und zu vertrauen. Damit sind sie den Experten ausgeliefert und ermöglichen ihnen den Zugriff auf die Familie. *»Beispielsweise ist sie der Partner, den sich die Ärzte- und Lehrerschaft erwählt, um ihre Prinzipien und ihre neuen Normen im familiären Raum auszubreiten«* (Donzelot, 1979, S. 12). *Barbara Ehrenreich* und *Deidre English* beschreiben in ihrem neuen Buch (1979), auf welche Weise in den letzten 150 Jahren der weibliche Lebenszusammenhang von Experten zivilisiert worden ist: im Bereich der Hausarbeit als Hauswirtschaftslehre und »domestic science«, im Bereich der Familie als die Wissenschaft von der Kindererziehung in

Form von Psychiatrie, Pädagogik und Psychologie, im Bereich des Körpers als Gynäkologie. Die politische Bedeutung der Verwaltung des Körpers wurde von Gruppen der Frauenbewegung in die Öffentlichkeit getragen. Forderungen nach dem Selbstbestimmungsrecht in der Abtreibungsfrage bildeten den Anfang einer Körperpolitik der Betroffenen, im Widerstand gegen die Biopolitik der regulierenden Kontrollen durch die Medizin. Selbstuntersuchung, Selbsterfahrung, Selbsthilfekliniken, das Studium volksmedizinischer Hausmittel und Heilmethoden, die Praxis anderer Behandlungsformen: all diese Unternehmungen waren Teil einer Suche nach einer sanften, ganzheitlichen Medizin, die es ermöglicht, Kenntnisse zu teilen, Entscheidungen selbst zu treffen, Risiken abzuwägen und einander zu helfen (Kickbusch 1979). Entkolonialisierung also als ein Selbsthilfe-Lernprozeß, als langsame (oft mühsame) Entdeckung der Körper und Köpfe, verlorener und neuer Kompetenzen, als unverwaltete Erfahrung in einer verwalteten Welt. Der Wunsch, etwas zu schaffen, das nicht nur Freiraum ist, nicht nur Experimentierfeld, sondern die un-faßbare Form der Politik, die sich so leicht nicht dingfest machen läßt.

Die Praxis der Ausführung und gegenseitigen Hilfe wurde begleitet von der Forderung nach dem Definitionsrecht: Was ist krank? Was ist gesund? Was ist normal? Was ist weiblich? Die feministischen Gruppen betonen, daß Schwangerschaft, Menstruation, Älterwerden, Geburt keine Krankheiten sind, sondern Lebensereignisse, deren Inhalt durch Experteninterventionen vertrieben und deren Erleben dadurch verhindert wird. Bewußt wählten die Frauen für ihre Treffpunkte den Namen »Gesundheitszentrum«, insbesondere auch weil sie der Gesunderhaltung besonderes Augenmerk schenken wollten. Da aber inzwischen die Experten dazu übergehen, ihre Begrifflichkeit zu ändern, und statt von Krankheit verschleiernd von »Gesundheitsproblemen« reden (und die Ärzteschaft besonders gemüht ist, ihren Einfluß auf Gesundheitserziehung auszudehnen), gerät der Kampfbegriff »Gesundheit!« in eine Zweideutigkeit, deren wir uns bewußt sein müssen. Impliziert der professionelle Begriff der Gesundheit zunehmende Normierung und Kontrolle, so wollen die feministischen Frauengesundheitszentren versuchen, das Prinzip des »lernen – lehren – wieder lernen« auf der Basis gemeinsamer Erfahrungen durchzuhalten und nicht unter der Hand zu einem Dienstleistungsbetrieb für die Ware »Gesundheit« zu werden. Selbsthilfe soll mehr sein als nur eine alternative Erbringung von medizinischen Dienstleistungen:

»Wir wollen keine Vermittler sein zwischen den Ärzten und den Patienten. Wir wollen den Frauen zeigen, wie sie es selber machen können. Wir wollen Frauen nicht untersuchen. Wir zeigen Frauen, wie sie sich selber untersuchen können. Wir verkaufen keine Selbsthilfe und wir verschen-

ken sie nicht: Wir teilen sie.« (Aus einer Broschüre der Detroit Women's Clinic, 1974.)

Mit diesem Anspruch sind viele Probleme verbunden, wie die Beiträge zu unterschiedlichen Frauen-Selbsthilfegruppen in diesem Buch verdeutlichen. Die Utopie einer authentischen Selbsthilfe aber bleibt die treibende Kraft.

Kategorisierungs-Brüche

Die Selbsthilfegruppen der Frauenbewegung und ihre radikale Absage an die medizinischen Helfer und Experten sind aber nur ein Teil – wenn auch der, dem lange Zeit die meiste Öffentlichkeit zukam – des vielgesichtigen Phänomens der »Selbsthilfe«, das sich mit Beginn der 70er Jahre zuerst in den USA, dann in anderen westlichen Industriestaaten immer mehr ausbreitete. Die *New York Times* nennt in ihrer Neujahrsausgabe 1980 die 70er Jahre *»das Jahrzehnt der Selbsthilfe«.* Kaum ein Lebensbereich, kaum ein medizinisches Problem, für das es nicht entsprechende Gruppen gäbe. Für viele Beobachter ist dieses schillernde Spektrum das Anzeichen einer neuen Gesundheitsbewegung, die Auflehnung gegen eine Expertokratie und eine Versorgungsdiktatur. Die Ausprägungen umfassen ein Spektrum, das von Gruppen mit einem klar formulierten Anspruch auf gesellschaftliche Veränderung reicht bis hin zu solchen, die sich nur einem speziellen Krankheitsproblem zuwenden und keinen expliziten Anspruch auf Alternativen in der Gesellschaft oder im Versorgungssystem formulieren. Versuche der Kategorisierung und Zuordnung hat es, besonders in der amerikanischen Literatur, viele gegeben, und sie werden an anderer Stelle angesprochen (vgl. S. 258ff in diesem Buch).

Ich habe in einem anderen Artikel (Kickbusch 1980) versucht, Selbsthilfegruppen im Hinblick auf ihre Stellung zum professionellen System zu charakterisieren und zeige auf, wie Gruppen *im* Versorgungssystem, *neben* dem Versorgungssystem oder *gegen* das Versorgungssystem arbeiten können. Dabei wird, wie bei ähnlichen Zuordnungsversuchen, zweierlei nicht genug betont:

- *Erstens verändern sich einzelne Gruppen in ihrem zeitlichen Ablauf.* So gibt es Rückzüge von vormals offensiven Gruppen wie z. B. in der Frauenbewegung, oder es erfolgt die zunehmende Orientierung auf gesellschaftliche Probleme hin wie zur Zeit bei vielen Behinderten-Gruppen (Klee 1980). Um die Kategorien von *Reimer Gronemeyer* (1980) zu gebrauchen: Eine kommunikative Selbsthilfegruppe kann in ihrem Verlauf zu einer sozialen Selbsthilfegruppe werden, eine politische Selbsthilfegruppe kann zur Kommunikationsgruppe werden usw. Ebensogut kann die Gruppe vieles gleichzeitig sein oder für verschiedene Mitglieder Unterschiedliches bedeuten. Selbst wenn sich die Gruppen auflösen, werden unterschiedliche Erfahrungsreste in den Individuen verbleiben. Das wird z. B. im Bericht einer alten Frau über eine Bürgerinitiative gegen den Bau eines Parkhauses deutlich:

»Wir treffen uns nicht mehr gemeinsam, aber wenn wir uns sehen, unterhalten wir uns noch über die schöne Zeit, die wir zusammen erlebt haben.« Und wenn das Problem wieder akut werden sollte, *»dann gehen wir wieder auf die Barrikaden! Dann ging's sofort wieder los, dann würden wir wieder mitmachen, das ist so sicher wie nur was«.* (Gronemeyer/Bahr 1980, S. 200)

Ebenso ist für viele Frauen, die in Gruppen der Frauenbewegung mitgearbeitet haben, derzeit nicht eine »neue« Selbsthilfegruppe das wichtigste, sondern die gemeinsame Erfahrung und das Netzwerk, das sich durch die Gruppenarbeit gebildet hat. Etwas qualitativ Neues ist entstanden, das aber noch in enger Beziehung mit der ehemaligen Gruppenarbeit steht und sie zum gegebenen Zeitpunkt wieder reaktivieren wird.

- *Zweitens tendieren Kategorisierungsversuche dazu, über der Einzelbetrachtung den Blick fürs Ganze zu verlieren,* also vor lauter Bäumen den Wald nicht mehr zu sehen. Mögen einzelne Gruppen völlig unterschiedliche Konzepte vertreten, von lockerer Gegenseitigkeit bis hin zu starren Verhaltensregeln und strengen Hierarchien (wie z. B. bei Synanongruppen), mögen sie sich selber als explizit politisch sehen oder nicht, *ihre Gesamtheit macht den realen Unterschied zur bisherigen expertenorientierten Versorgung aus.* Die Mitglieder von Selbsthilfegruppen helfen einander auf der Grundlage gemeinsamer Erfahrungen, sie haben etwas, das sie sich gegenseitig geben können und geben wollen. Sie sind damit als Individuen nicht mehr dieselben. *»Wir sind nicht mehr dieselben«,* ist auch das Fazit der Teilnehmer an Nicaraguas großangelegter Alphabetisierungskampagne, die auf den Gedanken Paolo Freires aufbaute. Und das Versorgungssystem kann aufgrund des massenhaften Auftretens von Selbsthilfegruppen und Patientenorganisationen auch nicht mehr das gleiche bleiben. Die Professionellen wehren sich, passen sich an, biedern sich an und wollen den Gruppen helfen, die beste Selbsthilfegruppe, die es je gab, zu werden. Die Probleme und Möglichkeiten von Zusammenarbeit zwischen Selbsthilfegruppen und Professionellen werden in Abschnitt 4 dieses Buches beschrieben. Auch hier gilt der eingangs zitierte Satz von Freire, daß nur in einer Praxis, in der die

Helfer und die, denen geholfen wird, sich gleichzeitig gegenseitig helfen, sich der Akt der Hilfe nicht in Herrschaft verkehrt.

Soziologische Entdeckungen

Bei aller notwendigen Betrachtung des Verhältnisses und des Machtkampfes zwischen den sogenannten Laien und den professionellen Helfern sollten wir nicht aus dem Auge verlieren, welchen Stellenwert die Selbsthilfe innerhalb der gesamten gesundheitsrelevanten Versorgungsleistungen des Laiensystems hat. Wenn wir das duale System der Gesundheitsversorgung betrachten, stellen wir fest, daß ca. 60–85 % aller Gesundheitsleistungen außerhalb des professionellen Systems erbracht werden. Diese Selbstversorgung (self care) umfaßt Selbstdiagnose, Selbstbehandlung, Selbstmedikation, Pflege in der Familie, nachbarschaftliche Hilfeleistungen und verschiedene Formen von Prävention und Gesundheitserziehung. Der englische Mediziner J. M. Last hat für dieses Phänomen das Bild vom medizinischen Eisberg verwendet. Dieses Bild ist um so treffender, weil Professionelle aller Art – Ärzte wie Sozialwissenschaftler – den verdeckten Teil des Eisbergs, die Versorgung im Laiensystem, zwar selbstverständlich voraussetzen, aber sich lange Zeit nicht wissenschaftlich damit beschäftigt haben.

Die Medizinsoziologie hatte sich ihrem Namen gemäß erst einmal auf die Versorgungsleistungen im professionellen System beschränkt. Die Denkweisen der Soziologen waren die der Mediziner: Die Leute sollten zum Arzt, wenn ihnen irgend etwas fehlte, deshalb wurde (mit entsprechend in die Untersuchung eingebauten Vorurteilen gegenüber der Laienversorgung) untersucht, wer warum nicht zum Arzt ging. Natürlich waren diese Forscher guten Willens und haben wichtige Ergebnisse zu schichtenspezifischem Krankheitsverhalten vorgelegt, aber sie hielten am Glauben an die professionelle Lösung der Probleme fest. Die andere wichtige Forschungsfrage beinhaltete, ob die Patienten den Anforderungen des Arztes Folge leisten (compliance-Forschung). Auch hier wurde vorausgesetzt, daß die Anweisungen des Arztes die richtigen sind, die Reaktionen der Patienten die falschen.

Erste Ansätze einer Selbstversorgungs-Forschung beginnen Mitte der 60er Jahre, aber erst zehn Jahre später fällt es den Soziologen wie Schuppen von den Augen: Sie »entdecken« das Laiensystem der Gesundheitsversorgung, ebenso wie sie einige Jahre zuvor die Armut in reichen Ländern »entdeckt« hatten.

Plötzlich sieht das verbildete Auge des professionellen Forschers mit Erstaunen Dinge, die sich die ganze Zeit vor seiner Nase abgespielt haben: in seiner Umgebung, in seiner Familie, in seinem eigenen

Bd. 4o5o (Mai '81)
Kickbusch/Trojan
Gemeinsam sind wir
stärker

Autor · Titel

3-596-24o5o-6	1.
ISBN	Aufl.

ISBN 3-596-24o5o-6

fischer alternativ

Reihe

Fischer Taschenbuch Verlag GmbH 6 Frankfurt am Main	11942
Verlag	Verkehrs.-Nr.

TASCHENBUCH-
LAUFKARTE

ML:1

Verhalten. So sind es auch die feministischen Forscherinnen, die den männlichen Wissenschaftlern ihre Blindheit gegenüber dem alltäglichen Lebenszusammenhang (z. B. Hausarbeit), der vornehmlich das Leben und die Arbeit von Frauen beinhaltet, vorwerfen. In ihrer Blindheit treffen sich Soziologie und Medizin: Sie haben sich vorzugsweise mit Abweichungen von einer durch ihre jeweiligen Disziplinen konstruierten Normalität beschäftigt. Das zeigt sich beispielsweise in der medizinischen Sichtweise der Geburt, die nur fähig ist, Risikogeburten wahrzunehmen, und die Möglichkeit einer »normalen« Geburt völlig aus dem Blick verliert (Kickbusch/Schafft 1980). Das Plädoyer für eine neue Sichtweise der Medizin war in voller Vehemenz von Ivan Illich eingeleitet worden, indem er konstatierte, daß die Medizin nicht mehr heilt, sondern krank macht. Dieses Wort von der »Nemesis der Medizin« (Illich 1976) ist inzwischen zum Allgemeingut geworden. Während ich diesen Artikel schreibe, erscheinen im »SPIEGEL« die ersten Folgen einer Serie zur Krise der Medizin, hat vor wenigen Monaten der Gesundheitstag in Berlin 12000 Leute auf die Beine gebracht, gibt es kaum ein Pädagogen-, Sozialarbeiter- und Psychologenfachblatt, das sich nicht mit Selbsthilfegruppen auseinandergesetzt hätte, erleben die professionellen Helfer die Verunsicherung durch ihr »Helfer-Syndrom«, gibt es kein Massenmedium, das sich nicht ausführlich mit den kernigen Sätzen von Julius Hackethal beschäftigt hätte. Die Krisenstimmung läßt sich am besten mit Hackethals Ausruf *»Vorsicht! Arzt!«* kennzeichnen oder einreihen in die vielen *»nein, danke«*-Bewegungen: *»Medizin, nein danke!«* Die Infragestellung professioneller Leistungen und die Suche nach Alternativen hat vielfältige Ursachen und Beweggründe: die Explosion der Kosten im Gesundheitswesen, ohne daß noch spürbare Verbesserungen eintreten, eine sogenannte »Dehumanisierung« der Medizin, die ihr Heil lieber in der Technologie als in der Mitmenschlichkeit sucht, die veränderten Krankheiten, insbesondere die Zunahme von chronischen Leiden, die Professionalisierung und Medikalisierung von immer mehr Lebensbereichen.

»Ein Problem zu medizinieren heißt, es eher zu verschieben als zu lösen, heißt, eine seiner Dimensionen zu verselbständigen und technisch anzugehen und auf diese Weise seine gesamte soziopolitische Bedeutung auszuschalten, um es zu einer ›rein‹ technischen Frage zu machen, die unter die Kompetenz eines ›neutralen‹ Spezialisten fällt.« (Castel, 1979, S. 216)

Die medizinische Kompetenzanmaßung erfolgt in immer weiteren Bereichen: Verhaltens- und emotionalen Schwierigkeiten, Selbstmord, Drogenkonsum, Sexualität, mangelhafte Anpassung, Abtreibung, Menopause usw., usw. Eine solche Ballung von Definitionsmacht muß bewußt demontiert werden, und die vielfältigen Selbsthilfegruppen haben mit dieser Arbeit begonnen, ohne daß sie die Anleitung durch bewußte Gesellschaftsveränderer gebraucht hätten, sie ließen sich schlicht etwas einfallen und handelten. Daß Professionelle inzwischen Gruppen initiieren und auf deren Hilfepotential verweisen, macht diese Entdeckung nicht weniger wertvoll. Daß viele Gruppen weiterhin einen »medizinischen Blick« haben und auf die große medizinische Entdekkung hoffen, die auch ihnen die Rettung verheißen wird, zeigt nur, wie weit die Kolonialisierung schon fortgeschritten ist, und wie mühsam sie abzuschütteln ist.

Laienversorgung

Welche Erkenntnisse hat nun die Soziologie der Versorgung im Laiensystem hervorgebracht? Hier nur einige kurze Hinweise, die hauptsächlich auf den Ergebnissen amerikanischer und englischer Untersuchungen beruhen. Weiteres findet sich in einem Themenheft zur Laienmedizin der Zeitschrift »Medizin, Mensch, Gesellschaft« (1979). Schon die ersten Zahlen relativieren Vorwürfe der Überbenutzung medizinischer Dienstleistungen: Nur eine von fünf morbiden Episoden wird einem Arzt gemeldet, die anderen vier werden selbst versorgt. Wenn wir dieses Ergebnis mit den Aussagen Illichs verbinden, daß ca. ¾ der tatsächlich erfolgten Arztbesuche überflüssig bis schädlich sind, so wird deutlich, in welche Widersprüche sich die Diskussion über das Nutzungsverhalten verwickelt hat und wieviele Aspekte es zu berücksichtigen gilt: Die »Konsumenten« verbrauchen einerseits weniger Dienstleistungen als ihnen nachgesagt wird, zugleich werden sie gerügt, weil sie bestimmte medizinische Dienste (z. B. Vorsorge) nicht genug nutzen.

Einerseits schüren die Professionellen bestimmte Krankheitsängste (z. B. bei Krebs), um sich dann über die unzähligen Trivial-Konsultationen zu beklagen. Einerseits verlassen sich wohlfahrtsstaatliche und professionelle Versorgung auf die unteren Teile des Eisbergs, andererseits desavouieren sie die Laienversorgung als unverantwortliche Quacksalberei. Zugleich wissen wir, daß Arbeiter und Arme auch dann keine guten Gesundheitsleistungen bekommen, wenn sie sie brauchen, und daß die Professionellen bestimmte Gruppen und bestimmte Probleme (z. B. Alkoholiker und Alkoholismus) am liebsten gar nicht zu Gesicht bekämen. Warum also in ein Versorgungssystem eintreten, von dem man nichts oder Schlimmes zu erwarten hat? Warum sich die Definitionsmacht nehmen lassen und die Geduld: Die häufigste Reaktion beim Auftreten einer Befindlichkeitsstörung ist die Inaktivität, das Abwarten: »Erst mal sehen, ob ich krank bin.«

Drei große Bereiche der Gesundheitsversorgung werden im Laiensystem bewältigt:

erstens kleinere Verletzungen und »Trivial-Krankheiten« wie Erkältungen, Kopfweh, Verdauungsstörungen. Hier wird durch Selbstbehandlung und Selbstmedikation das Symptom zum Stillstand gebracht. Wem das zu trivial erscheint, der bedenke, daß die zweithäufigste »Krankheit« in der Allgemeinpraxis ebenfalls Erkältungen sind.

zweitens der große Bereich chronischer Erkrankungen, z.B. Venenentzündungen, Rheumatismus, Bluthochdruck, einige psychische Störungen. Hier steht die Pflege im Vordergrund, denn das Symptom ist oft dauerhaft und kann in vielen Fällen nur an der massiven Verschlechterung gehindert werden.

drittens der kaum faßbare Bereich des gesundheitsfördernden und präventiven Verhaltens. Dieser Bereich der positiven Gesundheitshandlungen ist noch kaum erforscht.

Befragte Personen sehen die Selbstbehandlung als durchaus sichere Methode der Versorgung an. Laut Angaben waren nur 5% der vorgeschlagenen Behandlungen wirkungslos oder falsch, und diese waren meist aufgrund von Falschinformationen in den Massenmedien versucht worden. Der gesicherte Fundus eines Laienbehandlungswissens scheint demnach vorhanden. Ein Teil der hohen Zufriedenheit mit der Selbstbehandlung mag auf das Zusammenfallen von Definitionsmacht und Ausführungsmacht zurückzuführen sein: eventuell birgt das Gefühl der eigenen Kontrolle über die Lage in sich einen Heilerfolg.

Die bisher vorliegenden Forschungen zeigen, daß im Selbstversorgungsverhalten wenig Schichtunterschiede vorhanden sind (im Gegensatz zum Nutzungsverhalten), dafür aber deutliche Unterschiede im Alter und Geschlecht der Betroffenen, z.B. greifen alte Menschen und Frauen häufiger zu Tabletten, wenn sich ein Symptom bemerkbar macht.

Von Bedeutung scheint mir bei dieser Forschung, daß ihre Kategorien von Gesundheit/Krankheit stark den medizinischen Sichtweisen angeglichen sind. Wir wissen noch wenig, wann sich Leute krank und wann sie sich gesund fühlen und (so schreibt Valentina Borremans) *»es ist doch wirklich ganz offensichtlich, daß es mehrere Arten von Gesundheit gibt, so wie es mehrere Arten von Schönheit, von Lächeln, von Körpern gibt. Diese radikale Verschiedenheit des Lebendigen ist nur für Bürokraten und Missionare schwierig zu begreifen.«* Diese Forschung erzählt uns auch wenig darüber, *wie* sich die Menschen behandeln: wie wichtig das Maß an Zuneigung ist, an persönlicher Betroffenheit, an emotionaler und sozialer Unterstützung für den Leidenden. Sie sagt uns wenig über Wohlbefinden und wenig über subjektive Belastungen und subjektive

Verarbeitung. Ausnahmen, wie die Arbeiten von Elisabeth Kübler-Ross (1978) über die Empfindungen von Sterbenden, verfallen am Ende doch wieder der Kategorisierungssucht. Zugleich bestehen berechtigte Zweifel, ob dieses totale Ausleuchten der Empfindungen und damit die totale Erfassung des Laiensystems für die Betroffenen von Nutzen sein werden, oder ob – wie *Castel* (1979) vermutet – mit Hilfe der Sozialwissenschaft der totale Zugriff der Professionellen in die familiale Intimität vorbereitet wird.

Unterstützen läßt sich diese Vermutung durch das Konzept der *»chronischen Krankheit«*, das ein Traumkonzept für Mediziner und Sozialwissenschaftler darstellen muß: Endlich ist sie da, die lebenslange Pathologisierung, die auf Dauer verwaltbare Krankheit, die stete Kontrollen, intimste Überwachungen und vielfältige Forschungen ermöglicht und zugleich vom Anspruch auf Heilung befreit ist. Für jede konstruierte Stufe des Krankheitsverlaufs werden sich neue Experten finden. Die Zwiespältigkeit dieser Laienforschung zeigt sich aber auch bei den Laien selbst: Sie beweist, daß die Menschen zwar eine viel höhere Kompetenz haben, sich selbst zu versorgen, als ihnen die Professionellen jemals bereit waren zuzuschreiben (und als sie selber es wahrhaben wollen) – aber sie zeigt auch, daß die Laien in den meisten Fällen ebenfalls nur die Symptome ihres gestörten Wohlbefindens kurieren und nicht deren Ursachen angehen. Vom »Valium-Zeitalter« kann *Robert Jungk* nur sprechen, weil wir die Ärzte schon gar nicht mehr brauchen, um uns Pillen einzugeben: Wir sind konditioniert (und oft durch äußere Anforderungen gezwungen), zur kürzesten Lösung zu greifen: Tablette rein, Problem verschoben. Hier liegt die subtilste Macht der Kolonisatoren.

Unbezahlte Arbeit

Die Forschungen zur Versorgung im Laiensystem machen bisher auch nicht deutlich, wieviel der Selbstversorgung im Laiensystem gleichzeitig extreme Belastung ist (z. B. das Ausmaß an Kraft und Zuwendung, das ein chronisch krankes Familienmitglied erfordert), und sie vermeiden die Diskussion über bezahlte und unbezahlte Arbeit (eine Ausnahme: Hegner 1980). Viele progressive Verfechter einer besseren Gesundheitsversorgung verweisen auf die Belastungen im Laiensystem und möchten, daß den Individuen und Familien diese Last durch professionelle Hilfen erleichtert wird. Deshalb sind Vertreter eines sozialistischen Versorgungsansatzes für die Verlagerung der Dienstleistungen in professionelle bezahlte Arbeit in staatlicher Zuständigkeit. Sie sehen die staatliche Lösung als notwendige Grundlage eines gerechten und humanen Versorgungssystems. Diese

Kritiker sehen auch zu Recht, daß Tendenzen bestehen, die Laien zu »professionalisieren« und sie zu mehr unbezahlter Arbeit für die Reproduktion der Gesellschaft zu erziehen.

Auch die feministische Bewegung hat sich in der Diskussion über Hausarbeit intensiv mit den unbezahlten Dienstleistungen beschäftigt, die Frauen für die Gesellschaft erbringen. Nicht zuletzt sind es die Frauen, die den überwiegenden Teil der Gesundheitsleistungen im Laiensystem erbringen. Um den gesellschaftlichen und ökonomischen Wert von Hausarbeit zu verdeutlichen, faßten erste feministische Ansätze fast alles unbezahlte Handeln in der Familie als Arbeit auf (Kickbusch 1979a). An seine Grenzen stößt dieses Konzept, wenn es um Handlungen für das eigene Wohlbefinden geht, um Handlungen also, die freiwillig und autonom erbracht werden. Ivan Illich hat einen Weg aus diesem Dilemma aufgezeigt, der auch wichtige Möglichkeiten bietet, Selbstversorgungsleistungen im Gesundheitsbereich zu unterscheiden. Er trennt nicht nur die bezahlten von den unbezahlten Dienstleistungen, sondern er führt den Unterschied zwischen »Schattenarbeit« und »Eigenarbeit« im Bereich der unbezahlten Dienstleistungen ein.

Um diesen Unterschied zu verdeutlichen, möchte ich nochmals auf die Selbsthilfekonzepte der verschiedenen gesellschaftspolitischen Positionen zurückkommen:

Die technokratische wie die konservative Forderung nach Selbsthilfe und Selbstbehandlung sehen diese als gerechtfertigte, unbezahlte Arbeit. Den Technokraten liegt der Spareffekt am Herzen, und sie forcieren Aspekte wie Selbstüberwachung, Selbstkontrolle und Selbsterziehung vorrangig aus Effizienzerwägungen; die Laien sollten ihren Teil gesellschaftlicher Arbeit dazu beitragen. Die Konservativen fügen diesem Konzept noch weitere ideologische Verzierungen hinzu: Das Individuum soll bestraft werden, wenn sein/ihr Verhalten nicht dem aufgestellten Gesundheitskodex entspricht, Restriktionen werden moralisch begründet und unbezahlte Arbeit wird grundsätzlich als Liebesdienst verbrämt. Beide Positionen wollen unbezahlte, standardisierte, verwaltete, erzwungene Mitarbeit an der Produktion der gesellschaftlichen Verhältnisse. Diese entfremdete Form von Arbeit in der Reproduktionssphäre nennt Illich *Schattenarbeit.* Ohne sie könnte die kapitalistische Gesellschaft nicht überleben. Sie ist die notwendige Ergänzung der Lohnarbeit. Sie lebt vom Prinzip der begrenzt zugestandenen Ausführungsmacht unter der Kontrolle und Definitionsmacht von Professionellen. Deshalb spielt in diesen Konzepten die Erziehung zur Selbsthilfe eine so große Rolle, Erziehung durch Experten bis hin zur Selbsterziehung (Kickbusch 1979b).

Dagegen setzt Illich die *Eigenarbeit, »die soziale Subsistenz im Erleben, Erfahren und Erleiden der Gegenwart«.* Dieses Subsistenzmoment ist auch vielen wohlgemeinten progressiven Positionen abhanden gekommen. Sie sehen durch ihre Brillen immer zu schnell die Absichten der Gegner, das »selbst« in vielen der Wortkonstruktionen (von Selbsthilfe bis Selbstverantwortung) sehen sie zwar unter dem Aspekt der von außen aufgezwängten Schattenarbeit, aber nicht unter dem der selbstverantwortlichen, selbstbestimmten Eigenarbeit.

Selbsthilfe»förderung« kann in der Tat ein Versuch sein (auch ein unbewußter), die Bevölkerung zu unbezahltem Hilfsdienst zu mobilisieren. Zwar erhalten die Betroffenen ein klein wenig mehr Ausführungsmacht, aber die Definitionsmacht bleibt weiterhin in den Händen der Professionellen und den Vertretern der Apparate. Authentische Selbsthilfe setzt aber die Definitionsmacht voraus, ebenso wie Neugier und Vitalität. Ein Beispiel für die Definitionsmacht der Betroffenen ist die in diesem Buch dargestellte Bürgerinitiative *Moorfleet,* die für sich definiert, was gesundheitsschädigend ist und ihre Handlungen von dieser Eigendefinition leiten läßt.

Politische Anspruchsspirale

Für diejenigen von uns, denen die politische und gesellschaftsverändernde Komponente von Selbsthilfegruppen und Selbstbehandlung besonders am Herzen liegt, kann die Unterscheidung von Schattenarbeit und Eigenarbeit eine Hilfestellung sein. Die Wohlfahrtsstaatsdiskussion hat die Selbstinitiativen meist unter dem Aspekt der Schattenarbeit analysiert, ohne Möglichkeit der Eigenarbeit. Das ist ein Konzept, das wenig Hoffnung läßt. Wenn in dieser Tradition argumentiert wird, nützt fast alles letztendlich dem System. Im Extrem kann dies natürlich für jede Arbeit gelten, bezahlt und unbezahlt, und sicher auch für die Arbeit als Wissenschaftler – selbst wenn wir meinen, für die richtige Seite zu sprechen. *Franco Basaglia,* dem wir dieses Buch gewidmet haben, hat das Dilemma des gutwilligen Experten beschrieben:
»Für uns heißt es weiterhin, die Widersprüche des Systems, das uns konditioniert, leben und ertragen; eine Institution verwalten, die wir ablehnen; therapeutische Arbeit leisten, von der wir nicht überzeugt sind, und dagegen angehen, daß unsere Institution – die ja durch unsere Aktion genauso zu einer Institution subtiler und verschleierter Gewalt wurde – für das System weiterhin nur funktional ist.«

Ich meine, daß wir uns tatsächlich in einer Periode der Neuverhandlung der Machtanteile zwischen Laien und Experten, aber auch zwischen verschiedenen Expertengruppen befinden. Castel (1979) wählt für diesen Prozeß den Begriff Metamorphose. Und wir müssen uns wahrscheinlich erst daran gewöhnen, daß dieser Prozeß ähnlich lange dauern mag, wie der Aufstieg der Experten. Wir werden mit unseren Urteilen vorsichtiger und lebensnäher werden müssen – ohne zugleich in kritikloses Bejubeln jeder noch so kleinen Selbsthilfegruppen zu verfallen oder in totale Ablehnung jeden professionellen Handelns. Wir kommen nicht umhin, aufgrund des Anwachsens lokaler, begrenzter und problemorientierter Bewegungen die bisher leitenden all-umfassenden Politikkonzepte zu überdenken. In vielen Gesellschaftsgruppen hat das Vertrauen in konzeptionelle Politik abgenommen, staatliche Lösungen werden skeptisch beäugt, Aussteigen ist ein ernsthaft diskutiertes politisches Verhalten geworden (Huber 1980).

Bescheiden werden wir anerkennen müssen, daß, ebenso wie es viele Arten von Gesundheit gibt, es viele Arten von Gegenwehr gibt. Wichtig scheint mir in diesem historischen Prozeß das Anschaulichmachen von Veränderungsmöglichkeiten (sozialistische Brutkästen hat Peter Marcuse die vielen Alternativmodelle und Projekte genannt), das selber Ausführen und das selber Definieren. Das Fühlen, daß es bessere Wege des Lebens, des Arbeitens, des Politikmachens und des Heilens gibt. Für die Professionellen (ob Mediziner oder Sozialwissenschaftler) bedeutet es den Verzicht auf den Heilsanspruch. Sicher stehen wir da erst am Anfang und neigen dazu, vor unseren eigenen hohen Ansprüchen zu resignieren. Alternative Projekte sehen sich besonders der Kritik aus den eigenen Reihen ausgesetzt, weil die Erwartungen an sie so hoch sind: Sie sollen gute Ware preiswert und gute Dienstleistungen möglichst umsonst produzieren, sie sollen intern demokratisch sein und keine zwischenmenschlichen Konflikte aufweisen, und sie sollen die herrschenden Institutionen herausfordern und dabei möglichst Teil einer größeren, schon definierten Bewegung sein. Da muß einem ja Mut und Spucke ausgehen, wie wir aus vielen Selbsthilfeprojekten wissen. Viele der alternativen Kunden sind so konsumorientiert wie sonst auch: Die alternativen Projekte sollen ihnen noch mehr noch besser bieten.

Selbsthilfegruppen und selbstorganisierte Initiativen aller Art können viel sein: Modell für Selbst- und Sozialveränderung, Felder für politisches Erfahren und lokalen Widerstand, Freiräume des Un-Erzogenen, die Bewegung selbst. Sie können Inseln des Rückzugs sein, Bewältigungsgruppen, letzte Zuflucht und letzter Ausweg, wenn das Leiden am Selbst und an der Gesellschaft zu groß geworden ist. Sie können aber auch Anpassungsstrategien sein, Teil eines neuen medizinischen Überweisungssystems, das nun wie selbstverständlich auch die Schattenarbeit offiziell miteinbezieht und mitverwaltet.

Natürlich müssen wir wachsam sein, daß letzteres nicht geschieht, aber wir sollten als Betrachter (auch wenn wir selbst in Gruppen mitarbeiten) nicht überkritisch sein, nicht ein solches Ausmaß an Warnungen und Skepsis aussprechen, daß wir indirekt mehr zur Befriedigung des Systems beitragen, als die »un«-politischen Gruppen, die wir im Visier haben. Partizipation steht als positiver Wert weiterhin im Gegensatz zur Passivität, Apathie und Abhängigkeit. Entkolonialisierungsstrategien verlangsamen die Entwicklung des Systems und legen sich quer zu seiner Festschrcibung. Es ist sicher *ein* Weg (von mehreren notwendigen Wegen), die Transformation der Gesellschaft dadurch zu bewirken, daß viele, ganz unterschiedliche Menschen sich für ihre ureigenen Interessen einsetzen. Für meinen Geschmack haben viele Kritiker der Selbsthilfegruppen eine sehr elitäre Herangehensweise: Sie halten die Miglieder dieser Gruppen für leicht manipulierbar und problemlos für die Interessen der Herrschenden einzusetzen.

Wir Soziologen sollten sehr zurückhaltend sein und uns fragen, warum wir oft soviel mehr Vertrauen in die Wissenschaft haben als in die Aktionen von Menschen. Wir sollten fragen, was wir den Bewegungen und Gruppen denn zu bieten haben, was wir von ihnen lernen können und wie wir sie unterstützen können – vorausgesetzt, sie wollen es. Auf jeden Fall sollten wir das Theorem vom »erziehungsbedürftigen« Menschen fallenlassen und darauf hinarbeiten, daß es mehr Freiräume des un-erzogenen gibt und mehr Möglichkeiten, authentische Selbsthilfe zu praktizieren. Ich möchte mit einigen Sätzen von *Valentina Borremans* abschließen, weil sie soviel besser ausdrücken, was ich sagen möchte:

»Vielleicht haben sie von mir erwartet, daß ich ein anderes Gesundheitsmodell hinzufüge, ein weiteres ›Leitbild‹ zu jenen, die jetzt unter den Futuristen geläufig sind. Ich verweigere das. Ich weigere mich zu definieren, was Gesundheit, die für andere wünschenswert ist, enthalten sollte. Ich weigere mich, Gesundheit als Ziel zu definieren, das von einer dritten Person gesetzt werden kann.

Statt dessen schlage ich vor, daß wir eine Lehre von Netzahualcoyotl, dem Prinz-Poeten von Cuautla, der Stadt der Blumen, akzeptieren: daß wir die Zerbrechlichkeit unserer Sonne erkennen.«

Ich möchte Alf Trojan, Sabine Schafft und Ellis Huber für die hilfreichen Kommentare danken.

I. Selbsthilfegruppen für Krankheits- und Lebensprobleme

Übersicht über die einzelnen Beiträge

Die *Anonymen Alkoholiker* (S. 27ff) gelten als erste Gesundheitsselbsthilfegruppe, die mehr als nur lokale Bedeutung gewann. Ihre weltweite Ausdehnung und die Zahlen über ihr Anwachsen in Hamburg zeigen, daß auch die schon lange bestehenden Organisationen erst in den letzten 10 Jahren sprunghaft zugenommen haben. Nach dem Vorbild der Anonymen Alkoholiker sind auch andere Gruppen entstanden: Emotions Anonymous (Anonyme Neurotiker), Overeaters Anonymous (Übergewichtige), Al Anon (Angehörige von Alkoholikern) und andere mehr.

Fast alle Definitionen von Selbsthilfegruppen (vgl. S. 133ff) betonen, daß die *persönliche Betroffenheit* durch dasselbe Krankheits- oder Lebensproblem der wichtigste Anlaß ist, sich zusammenzuschließen. Bei fast allen Krankheiten gibt es jedoch mehr als einen Betroffenen: Meist ist die ganze Familie mitbetroffen. Bei Drogenabhängigen sind es besonders die Eltern, für die das Krankheitsproblem der Kinder zum Lebensproblem wird, das ihren Alltag massiv bedroht und so zum Zusammenschluß führt. Der *Elternkreis Drogenabhängiger* (S. 31ff) steht als Beispiel für zahlreiche andere Elternvereinigungen, insbesondere für Angehörigenverbände, die sich schon in den 50er/60er Jahren organisiert und 1967 in einer Dachorganisation, der Bundesarbeitsgemeinschaft »Hilfe für Behinderte« zusammengeschlossen haben.

Der Beitrag von Elke Portugall aus der *»Release«-Selbsthilfebewegung* (S. 34ff) zeigt, daß nicht nur die Angehörigen, sondern auch (professionelle) Helfer sich als Mitbetroffene fühlen können. Das Selbstverständnis als Mit-Betroffene – zumindest von den gesellschaftlichen Faktoren, die Drogenkonsum bedingen – führte zur Solidarität zwischen Helfern und Drogenabhängigen; das Ziel der Selbstbefreiung (»Release«) vereinte, weil unmittelbar Betroffene und Mitbetroffene etwa gleich weit von diesem Ziel entfernt waren. – Die Notwendigkeit einer Zusammenarbeit zwischen Mitbetroffenen und direkt Betroffenen wird in zahlreichen anderen Beiträgen dieses Buches wieder aufgenommen (vgl. besonders S. 57ff, 63ff und 205ff).

Lebensprobleme sind keine Krankheiten; sie können sich aber – besonders im Bereich psychosozialer Probleme – zu Krankheiten »auswachsen«. Die Übergänge zwischen Befindlichkeitsstörungen und Krankheiten sind fließend. Zusammenschlüsse wie *Frauengruppen* (S. 42ff) haben eine vorbeugende (präventive) Funktion, indem sie dazu beitragen, daß Lebensprobleme sich nicht zu Krankheiten auswachsen. Weitere Informationen über psychosoziale Frauengruppen auf Seite 149ff; dem Thema präventiver Gesundheitsselbsthilfe ist der gesamte Abschnitt 3 dieses Buches gewidmet.

Die beiden folgenden Beiträge behandeln die Selbsthilfe von chronisch Kranken. – Die *Selbsthilfegruppe von Anfallkranken* (S. 46ff) hat sich schon fest etabliert: Sie hat als eingetragener Verein eigene Räume gemietet; im November 1980 ist die Gruppe Gastgeber für eine Tagung der Internationalen Liga von Anfallkranken. Die »Institutionalisierung« von Selbsthilfe ist nicht ohne Widersprüche und Probleme zu verwirklichen.

Die Situation der *Herzkrankengruppen* (S. 51 ff) ist anders: Es gibt inzwischen zwar zahlreiche »ambulante Koronargruppen«, die die körperliche Wiederherstellung durch Sport fördern; die Verbesserung der psychosozialen Rehabilitation durch Gesprächsgruppen steht jedoch erst am Anfang. – Für Gruppen von Anfall- wie auch von Herzkranken spielt die Auseinandersetzung über die Art und Intensität der Zusammenarbeit mit professionellen Helfern eine entscheidende Rolle für ihr Selbstverständnis. Dies wird auch in einem Beitrag über die »Frauenselbsthilfe nach Krebs« (160ff) angesprochen. Wie sich dieses Problem aus der Sicht der Professionellen darstellt, zeigen vor allem die Aufsätze auf S. 181 ff und S. 189ff.

Im letzten Beitrag dieses Abschnitts kommt noch einmal eine Angehörigengruppe zu Wort. Ein extremeres Ausmaß an existenzieller Betroffenheit als in der *Elterngruppe hämatologisch und onkologisch erkrankter Kinder* (S. 57ff) gibt es wohl kaum. Gegenüber Krebs sind Ärzte und Angehörige zumeist in gleicher Weise machtlos. Die ihnen gemeinsame Hilflosigkeit bei diesem Problem sollte zu gegenseitiger Unterstützung führen. Dies gelingt z.Z. allerdings meistens nur sehr unvollkommen.

Team für Öffentlichkeitsarbeit der AA-Landesgruppe Hamburg

Zur Arbeit der »Anonymen Alkoholiker« (AA) in Hamburg

Entstehungsgeschichte

Als den Beginn der Bewegung »alcoholics anonymous« ist der 10. Juli 1935 zu sehen. An diesem Tage trafen sich in Akron/Ohio, USA, zwei Männer mit Namen »Bill« und »Bob«. Beide dem Alkohol verfallen und von den Ärzten nach diversen erfolglosen Entziehungsbehandlungen als hoffnungslose Trinker abgeschrieben. Sie sprachen beide über sich und ihre vielen gescheiterten Versuche, ihrer maßlosen Trunksucht Herr zu werden. Sie stellten fest, daß der Alkohol bei ihnen zum alles beherrschenden Faktor in ihrem Leben geworden war. Sie waren nicht mehr in der Lage, ihr Leben zu meistern. Während und nach dem Gespräch verspürten sie keinen Drang, Alkohol zu trinken. Das hatte es seit Jahren bei beiden nicht mehr gegeben. Ermutigt durch diese Erfahrung beschlossen sie, diese Gespräche fortzusetzen. Sie hatten etwas für sich Wesentliches erkannt – sie waren mit ihrem Problem Alkohol nicht mehr allein.

Was bei ihnen möglich geworden war, müßte auch bei anderen hoffnungslosen Trinkern möglich sein. Sie versuchten gezielt ihren Gesprächskreis zu erweitern. Das Erstaunliche geschah, immer mehr »hoffnungslose Fälle« schlossen sich ihnen an und wurden trocken. Sehr bald gründeten sich die ersten Gruppen in USA – das war der Beginn einer heute weltweiten Bewegung.

Durch die amerikanische Besatzung kam diese Bewegung auch nach Deutschland. Unter den amerikanischen Soldaten gab es etliche Alkoholiker, die in ihrer Heimat durch »AA« trocken geworden waren und auch hier auf ihre gewohnten meetings (Gesprächsgruppen) nicht verzichten wollten. Die ersten meetings auf deutschem Boden beschränkten sich nur auf Amerikaner. Erst 1953 öffneten sich die amerikanischen Gruppen, in München, auch für deutsche Alkoholiker, indem sie in einer Zeitungsannonce auf sich aufmerksam machten. Durch drei deutsche Alkoholiker, die an diesem ersten Informationsabend teilgenommen hatten, entstand die erste deutsche AA-Gruppe in München. – Erst sieben Jahre später entstand die zweite deutsche AA-Gruppe in Karlsruhe, dank eines Geistlichen, der Ende der 50er Jahre Bekanntschaft mit AA in Amerika gemacht hatte. Er hatte den Wunsch, etwas für die Alkoholiker in Deutschland zu tun. Er übersetzte die amerikanische AA-Standardliteratur ins Deutsche und machte sie damit deutschen Alkoholikern zugänglich. Es war das Jahr 1960.

Nach Hamburg kam »AA« 1961 durch einen Engländer. Dieser Engländer war Alkoholiker und hatte den Wunsch, mit einem deutschen Arbeitskollegen über sein Alkoholproblem zu sprechen. Dieser Deutsche war auch Alkoholiker – nur wußte er es noch nicht. Er brauchte noch eine lange Zeit, um zu verstehen, was sein englischer AA-Freund ihm hatte sagen wollen. Diese Begegnung war aber der Anfang von AA in Hamburg. Im Weltadreßbuch der AA von 1961 konnte man schon die Anschrift des Hamburger Freundes als Kontaktadresse lesen. Noch im gleichen Jahr entstand die erste kleine AA-Gruppe in Hamburg, mit regelmäßigen, wöchentlichen meetings. – Auch in Hamburg entwickelte sich AA nur sehr zögernd. Ende 1969 gab es in Hamburg erst 4 Gruppen – jetzt, nach 10 Jahren, bestehen in Hamburg und Umgebung über 70 Gruppen und es werden laufend mehr.

Was ist AA?

Anonyme Alkoholiker sind eine Gemeinschaft von Männern und Frauen, die miteinander ihre Erfahrung, Kraft und Hoffnung teilen, um ihr gemeinsames Problem zu lösen und anderen zur Genesung vom Alkoholismus zu verhelfen. Die einzige Voraussetzung für die Zugehörigkeit ist der Wunsch, mit dem Trinken aufzuhören. Die Gemeinschaft kennt keine Mitgliedsbeiträge oder Gebühren; sie erhält sich durch eigene Spenden. Die Gemeinschaft AA ist mit keiner Sekte, Konfession, Partei, Organisation oder Institution verbunden; sie will sich weder an öffentlichen Debatten beteiligen noch zu irgendwelchen Streitfragen Stellung nehmen. Unser Hauptzweck ist, nüchtern zu bleiben und anderen Alkoholikern zur Nüchternheit zu verhelfen.

Worin besteht die Wirksamkeit von AA?

In den Gruppen wird jeder Hilfesuchende angenommen, egal in welchem Zustand er sich befindet und wie weit er sozial abgesunken ist. Dieses Erlebnis, wieder als Mensch behandelt zu werden, ist für viele der erste Schritt zur Genesung. Die in AA garantierte Anonymität erleichtert es vielen Alkoholikern, ihre Scham zu überwinden und über ihr Problem zu sprechen. Die Tatsache, daß es in AA keine Zwänge gibt, ermöglicht es dem einzelnen, seinen ganz persönlichen Weg zur Nüchternheit zu finden. Hierbei helfen ihm die Empfehlungen der 12 Schritte. Diese 12 Schritte sowie die 12 Traditionen wurden von Alkoholikern für Alkoholiker aus eigener Erfahrung erarbeitet und bilden noch heute unverändert die Grundlage der Gemeinschaft AA.

Wie funktioniert AA?

Jede Gruppe ist selbständig. (Die Gruppenstärke schwankt zwischen 6 und 40 Personen.) Die Treffen – genannt meetings – dauern in der Regel zwei Stunden. Die Gruppen kommen regelmäßig an einem bestimmten Wochentag zusammen. Sämtliche Gruppen in Hamburg und Umgebung sind im Kontaktheft aufgeführt. Die Gruppe wählt sich aus ihren Reihen einen Freund oder Freundin ihres Vertrauens als Gruppensprecher, der etwa alle zwei Jahre wechselt. Dieser Sprecher hat keinen besonderen Rang, sondern lediglich die Aufgabe, das meeting zu leiten.

Alle Gruppen zusammen bilden durch jeweils einen Delegierten die Hamburger Landesgruppe. Diese wählen wiederum aus ihren Reihen den Landesgruppensprecher und seine Vertreter, der ebenfalls alle zwei Jahre wechselt. Die Landesgruppe hat rein organisatorische Aufgaben und trifft sich vierteljährlich zu einem Arbeitsmeeting. Es werden Anträge der einzelnen Gruppen besprochen sowie Aktivitäten geplant, die AA als Ganzes betreffen.

Die Ergebnisse gehen an die Intergruppe Nord – diese besteht aus 6 Landesgruppen. Jede Landesgruppe entsendet zwei Vertreter. Diese Arbeitsmeetings sind ebenfalls vierteljährlich. 5 Intergruppen bilden durch ihre Vertreter und jeweils einem NA (Nichtalkoholiker) den Deutschen Hauptausschuß der AA. Durch diesen werden die Verbindungen nach Amerika gehalten, die Anträge der einzelnen Gruppen koordiniert, Fragen für AA als Ganzes behandelt und überregionale Aktivitäten geplant, wie jährliches Deutschlandtreffen, Literaturübersetzungen und Versand etc.

Aktivitäten der AA in Hamburg

Zur Unterstützung der Arbeit der Landesgruppe Hamburg besteht seit 1977 ein Arbeitskreis. Dieser trifft sich monatlich. Außerdem werden ein Postfach und eine Kontaktstelle unterhalten. Die im Postfach – Hamburg 111344 – eingehende Post wird auf die Ressorts der einzelnen Mitglieder des Arbeitskreises verteilt und von diesen bearbeitet.

Die Kontaktstelle, seit 1.4.1980 Hamburg 60, Saarlandstraße 9, steht täglich in der Zeit von 18.00 bis 21.00 Uhr allen Hilfesuchenden zu einem persönlichen Gespräch offen. In der übrigen Zeit läuft Tag und Nacht ein Tonband, welches weitere Telefonkontaktnummern vermittelt. Der Dienst in der Kontaktstelle wird von den einzelnen Gruppen im Wechsel wahrgenommen.

Außer den Aktivitäten der einzelnen Gruppen nach außen, in denen sie völlig selbständig sind, findet einmal im Jahr ein Informationsmeeting der Landesgruppe Hamburg statt, das von allen Hamburger Gruppen getragen wird. Seit zwei Jahren am Bußtag im CCH – dieses soll fortgesetzt werden. Diese Informationsmeetings, die ebenfalls völlig anonym sind, stehen jedem offen, der sich über die Alkoholkrankheit informieren möchte. Hierbei gibt es keine bezahlten Referenten, es sprechen vorwiegend Alkoholiker, deren Angehörige (AL-ANON) sowie AA befreundete Ärzte und Geistliche aus ihren eigenen Erfahrungen. Außerdem werden von AA laufend Informationen an alle Institutionen gegeben, die diesbezüglich an uns herantraten. – Auf Wunsch einiger Krankenhäuser finden dort regelmäßig AA-meetings statt.

Aufgrund der AA-Traditionen werden keinerlei Spenden, Zuwendungen etc. von außen angenommen. Sämtliche Aktivitäten geschehen freiwillig und alle entstehenden Kosten werden durch die nach dem meeting stattfindenden Hutsammlungen gedeckt. Jeder gibt dann das, was ihm möglich ist.

Noch ein Wort zu den Angehörigen-Gruppen (AL-ANON). – In diesen Gruppen treffen sich ausschließlich Angehörige und Freunde von Alkoholikern, um ihr gemeinsames Problem – das Leben mit einem Alkoholiker – zu erörtern und zu meistern. Diese Gruppen arbeiten nach dem gleichen Prinzip wie AA. Für Kinder von Alkoholikern gibt es die AL-Ateen-Gruppen. Es sind z. Z. zwei in Hamburg. Nähere Informationen über diese Gruppen sind ebenfalls über das Postfach oder die Kontaktstelle der Anonymen Alkoholiker zu erhalten.

Arbeitsgruppe des Elternkreises

Aufbau und Arbeit des Elternkreises Drogenabhängiger in Hamburg

Im Oktober 1978 wurde der Elternkreis Drogenabhängiger von zwei Elternpaaren ins Leben gerufen.

Das Ziel lag darin, Eltern Gelegenheit zur Aussprache zu geben, ihnen Mut zuzusprechen und gemeinsam mit anderen Betroffenen einen Weg aus der von den Eltern als so gut wie ausweglos empfundenen, durch den Drogenkonsum der Kinder belasteten Familiensituation zu finden.

Nach einjähriger Erfahrung haben wir gelernt, daß der Elternkreis in seiner Eigenschaft als gruppentherapeutisches Element wirksame Hilfe leisten kann. In Gesprächen wird jedem – unter Mithilfe eines erfahrenen Therapeuten – die Möglichkeit gegeben, seine persönliche Situation klarer zu erkennen und Lösungsmöglichkeiten zu suchen. Auch Schuld- und Versagensgefühle können allmählich bei den Angehörigen abgebaut werden. So kann eine Stabilisierung der Familie herbeigeführt werden, die Bedingung für angemessenes Verhalten der Eltern gegenüber den drogenabhängigen oder zumindest suchtgefährdeten Kindern ist. Dieses wiederum ist die Voraussetzung, die Drogenabhängigen für die Langzeittherapie zu motivieren, eines der Hauptziele des Elternkreises.

Als eine der ersten Aufbaumaßnahmen des Elternkreises wurde ein Flugblatt entworfen, das in einer Auflage von 3000 Blättern gedruckt und verteilt wurde. Ein halbes Jahr später startete der Elternkreis eine 2. Plakataktion. Die Plakate wurden u.a. in Ortsämtern, Krankenkassen, Hauptpoststellen, öffentlichen Bücherhallen und Apotheken ausgehängt. Es stellte sich heraus, daß der Aushang in den beiden zuletztgenannten Örtlichkeiten am wirksamsten war.

Die Öffentlichkeitsarbeit wurde fortgesetzt durch Kontaktaufnahmen mit dem »Jugendfunk« und mit »Dr. Markus«, bekannt durch seine regelmäßigen Rundfunksendungen.

Diese Interviews trugen wesentlich dazu bei, den Elternkreis der breiten Öffentlichkeit bekanntzumachen und gaben den Anstoß zu einer Vielzahl von Telefongesprächen mit Rat- und Hilfesuchenden. Die Telefonberatung ist für viele zur ersten Kontaktstelle geworden. Nach

Erweiterung des Telefondienstes (innerhalb des letzten Jahres ca. 1000 Telefongespräche) erfüllt sie auch weiterhin eine wichtige Funktion im Rahmen der gesamten Beratungstätigkeit, und zwar bietet sie sowohl Information, Beratung als auch Hilfeleistung in Notsituationen. Gegebenenfalls wird den Hilfesuchenden angeraten, dem Elternkreis beizuwohnen. Dieser trifft sich regelmäßig (zur Zeit alle 3 Wochen) in einem Raum der Gesundheitsbehörde in der Tesdorpfstraße 8, der freundlicherweise kostenlos zur Verfügung gestellt wurde.

Die in großer Offenheit geführten Gespräche im Elternkreis milderten für viele Teilnehmer die Angst- und Schamsituation. Es entwickelte sich bald ein Gemeinschaftsgefühl, das dem einzelnen Stärkung und neue Hoffnung gab. Die Koordinierungsstelle für Rauschmittelfragen half wesentlich mit beim Aufbau des Elternkreises; sie gab wichtige Anregungen und tatkräftige Hilfe. Weitere Kontakte, insbesondere zu den in der Drogenberatung stehenden Institutionen, wurden aufgenommen, z.B. zu Elternkreisen anderer Bundesländer, zu der Landesstelle gegen die Suchtgefahren (Teilnahme an deren Treffen), zu therapeutischen Wohngemeinschaften, zur Schülerhilfe (Amt für Jugend), zum psychosozialen Arbeitskreis in Billstedt-Horn, zum Drogenberatungszentrum Kö 16a, zur klinischen Entzugsstation, Haus 25, AK Ochsenzoll.

In Einzelfällen konnte bereits eine erfolgreiche Zusammenarbeit mit den im Drogenbereich tätigen Personen (Psychologen, Sozialpädagogen und anderen Berufsgruppen) verzeichnet werden. So findet seit Juni 1979 jeweils an 6 Abenden einmal wöchentlich eine Gruppentherapie in kleiner Runde statt (bis zu 12 Personen des Elternkreises) unter der Leitung eines im Drogenberatungszentrum Kö 16a tätigen Psychologen.

Mittlerweile bildete sich aus dem Stamm des Elternkreises ein Arbeitskreis. Er besteht aus einer kleinen Gruppe (7 Personen) und tagt zur Zeit einmal wöchentlich. Er befaßt sich über die Arbeit im Elternkreis hinaus mit Sonderaufgaben wie z.B. die Bildung und öffentliche Anerkennung des Vereins »Förderer des Elternkreises Drogenabhängiger«, Veröffentlichungen in verschiedenen Zeitungen und Zeitschriften, die vorläufige Sicherstellung der Finanzierung zur Deckung der laufenden Kosten (bisher hatte der Elternkreis seine Arbeit durch Spenden aus dem eigenen Kreis finanziert).

Eigene Räumlichkeiten in der Max-Brauer-Allee 190 sollen zukünftig die Errichtung eines Stammsitzes für den Verein ermöglichen. Hier soll die Verwaltungsarbeit zur Entlastung der bisher Tätigen zentralisiert werden. Den neu hinzukommenden Angehörigen soll die Zentrale als erste Anlaufstelle dienen, ihnen die Schwellenangst nehmen und eine intensive individuelle Gesprächsführung ermöglichen. Für die Zukunft ist geplant, auch in anderen Stadtteilen ähnliche Anlaufstellen zu schaffen.

Jeder Einsatz erfolgt ehrenamtlich aus der erkannten Notwendigkeit, den Betroffenen – den Angehörigen und auch den Abhängigen – aufzuzeigen, daß es trotz größter Problematik doch einen Weg aus der ihnen oft als völlig hoffnungslos erscheinenden Situation gibt. Schon oft war es dem Elternkreis in manchen extremen Fällen möglich, das Schlimmste zu verhüten. Unsere Erfahrungen lassen deutlich die Notwendigkeit der Existenz des Elternkreises erkennen.

Anmerkung:

Der Beitrag gibt die Entwicklung von 1978 bis Anfang 1980 wieder. Informationen über die jüngste Entwicklung der Gruppe können von der inzwischen eingerichteten Beratungs- und Informationsstelle bezogen werden.

Elke Portugall

Drogenabhängige zwischen Hilfe, Selbsthilfe und Selbstbefreiung

Helft Euch selbst – das meinte das »Release«-Autorenteam 1971 zum Drogenproblem. Selbsthilfe war zu jenen Zeiten kein wissenschaftlicher Untersuchungsgegenstand, und Selbsthilfe-Gruppen hießen auch nicht so, sondern »release«: befreit Euch. Release-Politik kämpfte zum einen gegen die »paragraphierte Dummheit« des Gesetzes, das Haschisch und Opiate in einen großen Drogentopf warf: *»Weil man bei Learys 18jähriger Tochter auf einer Reise nach Mexiko 14 Gramm Marihuana fand, wurde der Drogenpropagandist ›wegen Beförderung von Marihuana und Hinterziehung der Marihuana-Bundessteuer‹ zu 30000 Dollar Geldstrafe und 30 Jahren Gefängnis verurteilt«* (Autorenkollektiv 1971, S. 37). Zum andern bekämpfte Release die gefährliche und für die Benutzer von Drogen folgenreiche Unwissenheit der Experten aus Medizin und Justiz mit korrekter Information, deren Grundlage die eigene Erfahrung war. Im Mittelpunkt dieser Information stand *»the cool user«,* den das Release-Merkblatt als jemanden beschreibt, der sein eigener Experte auf dem Gebiet der Drogen ist. Für ihn ist *»intelligenter Gebrauch«* von Marihuana harmlos, Trip-Drogen sind unter ungünstigen Umständen *»oder allein oder bei ängstlichen Personen genommen«* gefährlich. Opium oder opiumähnliche Drogen machen – ebenso wie »Mother's little helpers«, Amphetamine und Alkohol – süchtig. Außerdem, und das war schwerwiegend, machen diese Drogen *»impotent in jeder Hinsicht«,* nicht nur in sexueller. Darum: Der »coole user« injizierte nicht – er ließ die Finger von den harten Drogen.

Release machte Drogenberatung von Experten für Experten. Wer bereits abhängig geworden war, konnte sich nur selbst befreien. Wer bereits abhängig geworden war, konnte aber auch mit Hilfe rechnen, durch Rat und Information *»über persönliche Rechte bei Verhaftungen«* und *»über Anwälte, die Erfahrungen mit Drogenfällen haben«* (Release-Information 1). Drogenhilfe war undramatisch und effektiv: Die Experten drängten sich nicht auf, geschweige denn, daß sie über Erfahrungen anderer urteilten oder sie gar verurteilten, ohne sie selbst gemacht zu haben. Wie konnte man über Sucht sprechen, wenn man nicht selbst süchtig gewesen war bzw. den Weg aus der Sucht heraus beschreiben konnte. Wie sollte es möglich sein, jemanden auf einem »trip« zu begleiten, wenn man nicht genau wußte, was passieren konnte – Gutes und auch Schlechtes! Der ideale Helfer war der Ex-User, jemand, der seine Sucht mit eigener Hilfe oder der vom verständnisvollen und solidarischen anderen bewältigt hatte.

Release hieß auch: Mißtrauen gegenüber den professionellen Helfern, die gut- und böswillig das Problem der Abhängigkeit oder Sucht zum »Rauschgiftproblem« machten: *»Die zuständigen Stellen sind nicht in der Lage, die drogensüchtigen Jugendlichen zu verstehen, geschweige denn, sie zu heilen«* (Autorenkollektiv [1971], S. 37). Und die anderen Fachleute? *»Die Ärzte stochern mit dem Äskulapstab lustlos in der Rauschgiftwelle. Die von ihnen mahnend gehobene Hand hält: eine Schachtel Tranquilizer.«*

In einer solchen Situation der verbreiteten und gefährlichen Unwissenheit wird Selbsthilfe zur Überlebensnotwendigkeit. »Zuständige Stellen« schossen zusammen mit dem Drogenproblem aus dem Boden, um dieses zu verwalten. Um blitzschnell Stellen zu schaffen für Bekämpfer des Drogenproblems; um die staatlichen Gelder zu verteilen, die – auch ein Ergebnis der Verunsicherung, aber bereits in Ansätzen strategisch eingesetzt – zu jenen Zeiten recht locker saßen. Wir in München hatten im September 1969 für die geplante Drogenberatungsstelle, die im Frühjahr 1970 zu arbeiten begann, sechs Planstellen im Jugendamt zur Verfügung, für die die professionellen Experten erst herangezüchtet werden mußten. Es hatte sich gezeigt, daß der *»zur Scene hin offene«* Psychiater und Psychologe bei den Jugendlichen besser ankam als der im weißen Kittel. Unsere Münchner Beratungsstelle bezeichnete sich gleich nach der Eröffnung als *»Teil der Subkultur«,* dementsprechend war sie mit bequemen Sitz- bzw. Liegemöbeln und einer Stereoanlage ausgestattet. Unsere Gruppe von Drogen-Experimentatoren hatte um dieses Zentrum herum lockere Beratungsangebote gruppiert. Unter Blinden waren wir Einäugige Könige und Königinnen. Immerhin hatten wir unsere Erfahrung – auch Drogenerfahrung. Zumindest konnte uns niemand etwas erzählen: die Eltern nicht, die mit ihren Kindern unbedingt Haschisch-Entzüge in der Nervenklinik machen wollten; aber auch die Kinder ohne Eltern nicht, die uns wahre Wunderdinge von ihren Drogenerfahrungen berichten wollten. Wir blieben verfügbar: rund um die Uhr erreichbar, wie die Polizei. Wir waren des Nachts auf den Beinen, um die schlechten Trips umzuschalten, um Selbstmorde aus halluzinogen bedingter Fehleinschätzung zu verhindern. Wir wollten die Sachen passieren lassen, und wir waren da bis zum nächsten Morgen, wenn der Trip langsam in Frieden und Freude überging. Wir wollten nie jemanden allein lassen, wir wollten niemand abschieben. Die Psychiatrie existierte nicht als Lösung – wir konnten uns nur allzugut vorstellen, wie eine psychiatrische Klinik unter LSD-Wirkung aussieht. Für körperliche Entzüge bei Abhängigkeiten war die Klinik gut und manchmal die einzige Alternative, aber die Monate und Jahre, die folgten, waren das Entscheidende. Wir hätten soviel Zeit gebraucht und so viele Menschen, die einfach da waren. Beides hatten wir nicht mehr mit der Zeit und so arbeiteten wir uns auf, verbissen uns in die Strukturen, die sich uns entgegenstellten und verloren den Raum, den wir zur Verfügung hatten. Der Freiraum wurde möbliert mit allerlei Konzepten und Reaktionen. Die Anordnung des Jugendamtes, die Beratungsstelle nur tagsüber offen zu halten und nachts zu schließen, war dann der Anfang vom Ende.

Vorher aber, im Frühjahr 1970, hatten wir mitten in Schwabing ein Haus mit 14 Zimmern, sechs Planstellen sowie vielen freiwilligen Helfern. Wir lernten schnell durch die Erfahrungen der anderen – als Teil des Jugendamtes war unser Haus ein polizeifreier Raum. Dies wurde in der Drogenszene bald bekannt und hatte Vor- und Nachteile. Einerseits genossen wir das unbegrenzte Vertrauen unserer Klienten, und unsere Arbeit erweiterte sich bald um die ganze Palette problematischer Lebenslagen. Wir behandelten Läuse- und Krätzeepidemien, Syphilis und Hepatitis grassierten, und wir bekamen auch schon mal eine vollständige »Apotheke« im Karton zur Aufbewahrung. Andererseits aber war gerade dieses Vertrauen unser Problem:

Ansätze von Therapie und Behandlung wurden zur Farce, wenn die Jugendlichen fragten: *»Und wo sollen wir heute nacht schlafen?«* Es war nicht von der Hand zu weisen, wir hatten einige Zimmer zuviel für eine pure Beratungsstelle. Und nicht die haschischrauchenden Schüler waren das Problem, nicht einmal die vielen »schlechten« Trips, die uns Polizei und andere ins Haus brachten, nicht einmal jener Ausgeflippte, der – von niemandem geschickt – im ganzen Haus Bindfäden spannte und alles nach Farben ordnete und den wir uns nicht trauten, in die Psychiatrie zu überweisen. Das Problem waren die Junkies, die Schießer, die Apothekenknacker und Ritalinschlucker. Und von diesem Problem verstanden wir überhaupt nichts, denn da fehlte uns die Erfahrung vollständig. Wir wußten nur eins: Wir waren dagegen. Wir wollten es ihnen abgewöhnen.

Und so ordneten wir den Rauschgifttopf erst einmal neu. Wir hoben die Unterscheidung zwischen legalen und illegalen Drogen für unseren privaten Gebrauch auf und führten eine den jugendlichen Experten verständliche und lebensnahe graduelle Ablehnung/Zustimmung ein. Haschisch, na ja, unter den bekannten *»kontrollierten Bedingungen«* (wir führten in den Labors des Rauschgiftdezernats Analysen über die Reinheit und Dosierung der marktgängigen Trip-Drogen durch und veröffentlichten die Ergebnisse); Alkohol und Speed, bitte möglichst nicht; Morphium, Opium, Kokain, nie und nimmer. Heroin war noch nicht auf dem Markt.

Und dann kamen die ersten Treffen mit den Release-Gruppen. Wir Profis versteckten uns unter unserem Subkultur-Image, das echt war und doch schizophren. Wir wurden vom Jugendamt bezahlt, wir waren keine Selbsthilfe-Gruppe. Wir waren keine Ex-User wie die Hamburger und wir hatten kein Sozialistisches Patientenkollektiv im Hintergrund, wie die Heidelberger. Aber wir fühlten uns als Subkultur, und das war der gemeinsame Nenner. Im übrigen war unser Profi-Wissen gefragt, das wir gegen Selbsterfahrung und soziale und organisatorische Kompetenz eintauschten. Die Hamburger träumten von eigenen Institutionen, von Teestuben und Second-Hand-Läden und alternativen Handwerkskollektiven und natürlich von stadtteilübergreifenden Wohngemeinschaften. Wir träumten davon, dem Staat das Geld für eine Drogenklinik abzutrotzen und daraus eine riesige therapeutische Gemeinschaft zu machen, in der wir alle, Patienten und Therapeuten, Junkies und Doktoren, miteinander leben wollten.

Und was hat das alles mit Selbsthilfe zu tun? Helft Euch selbst – das war kein Programm, sondern schlichte Notwendigkeit gewesen. *Es gab keine Hilfe – es sei denn Selbsthilfe, auch für uns professionelle Experten.* Und erst recht nicht für die, denen wir helfen wollten und deren Hilfe wir ebenso brauchten wie sie unsere. Wir lernten von Release, was ein Fixer ist: *»Die Gallionsfigur der im Überfluß untergehenden Gesellschaft ist der Fixer. Er realisiert Kaufzwang bis zur Selbstaufgabe, er ist ein Konsument, der am Ende von seiner exklusiven Ware selbst konsumiert wird«* (Autorenkollektiv, 1971, S. 149). Und Release ließ auch keinen Zweifel, daß der Fixer ein Teil unserer Gesellschaft ist: *»Diese Gesellschaft haßt in ihren Fixern leidenschaftlich* sich selbst. *Der Fixer ist der konsequent höchstentwickelte Mensch des Spätkapitalismus. Weiter geht's nicht.«*

Release war, auch für uns, nicht nur Alternative, sondern auch Affront zur Leistungsgesellschaft – aber Release gehörte nicht zu den Verweigerern, sondern war zur Kooperation bereit. Wir lernten von Release, was ein Ex-Fixer ist und wie einer dazu wird: *»Wir gehen von der Einsicht aus, daß die Komplexität der Suchtverstrickung nur über eine adäquate kreative Komplexität aufgehoben werden kann. Nur daraus kann die notwendige Einsicht zu einer positiv engagierten Lebenshaltung resultieren«* (Arbeitspapier 1). In einem offiziellen Programm zweimal das Wort »Einsicht« – wie gibt's denn das? Die Jugendlichen, die zu Release in die Karolinenstraße, später in die Wohngemeinschaften oder auf den Therapiehof nach Otterndorf kamen, überzeugten sich selbst – durch Augenschein und Ohrenklang: *»... man müßte sich mit Leuten,* *die tatsächlich eine Ahnung haben, aussprechen können. Die einem nicht gleich die alten Sprüche auftischen: Drogen sind Scheiße, trink mal lieber 'n Bierchen oder 'nen Korn, da hast du mehr von«* (Arbeitspapier 1). Release-Sprüche waren einfach besser, die waren echt, die konnte man anfassen. Release hat damals vielen Leuten geholfen, von den Drogen wegzukommen oder intelligent mit ihnen umzugehen. Und vielen, die in keinen Statistiken auftauchen, damit erst gar nicht anzufangen. Die eigentliche Alternative war der Ex-User, der den Köder der Konsumgesellschaft wieder ausgespuckt hatte und nicht der Therapie-Krüppel späterer Zeiten, der nur die Drogenabhängigkeit gegen eine andere Abhängigkeit ausgetauscht hatte.

Aber Release war, wie wir als Angestellte des Jugendamtes, auf staatliche Gelder angewiesen. Und der Staat plante bald an Release vorbei. Das Drogenproblem wurde zu bedrohlich, als daß es den Release-Gruppen allein überlassen werden konnte. Abhängigkeit sollte nicht als gesellschaftlicher Zustand identifiziert werden, in dem sich Fernseh- oder Kaufsucht und Drogensucht nur graduell unterschiedlich zerstörerisch auswirkten; Abhängigkeit sollte eine ordentliche Krankheit werden, die man in richtigen Institutionen behandeln konnte und nicht in kreativ orientierten Bauernhöfen.

Später gab es dramatische Kehrtwendungen – mancher ehemals »coole user« schwor öffentlich ab. Auf dem Weg über die »Drogenkarriere« wurde der große Drogeneintopf, vom Gesetz eh niemals in Frage gestellt, wieder hergestellt. Auch der weiße Kittel wurde wieder hervorgeholt, den Run auf die sich vermehrenden Helferposten begann.

Um 1972 kamen dann amerikanische Konzerne ins Drogengeschäft, die den Markt schon seit 1969 beobachtet hatten. Synanon, Daytop Village und Phoenix-House ersetzten Release als »Oase der Süchtigen«, Selbsthilfegruppen immer noch, aber mit Totalitätsanspruch. *»›I need help!‹* rief das Mädchen und wand sich in Qualen« beschrieb der »Spiegel« 1971 das Aufnahmeritual im New Yorker Daytop. *»›Ich bin böse, gottverdammt, ich bin böse!‹* schreit ein Mädchen mit wutverzerrtem Gesicht«, konnte man in der »Frankfurter Rundschau« schon 1969 lesen. *»Angst, Hilfe, ich habe Angst«,* das war der Eintrittsausweis in die neuen Selbsthilfe-Gruppen mit Sektencharakter. Autoritär, hierarchisch und teilweise profitorientiert; destruktiv unserer Meinung nach für Betreuer und Betreute, aber immens erfolgreich in Propaganda und Ausbreitung. »Einsicht« wurde auch von denen gefordert, die sich – schon weniger freiwillig – in diesen Einrichtungen einer Therapie unterziehen wollten, aber mehr und mehr im Sinne von »Krankheits-Einsicht«. Im Therapiegeschäft war eine andere Generation.

Ansonsten: fast überall Resignation. Einer wurde Psychoanalytiker, ein anderer schrieb Bücher und kleidete sich später in Orange. Die

Hamburger Release-Gründer tauchten hin und wieder auf – zuerst als Musikgruppe, dann als Tai-Chi-Lehrer oder Drop-outs aus den Universitäten.

Im Therapiegeschäft waren andere. Die Therapie-»Konzerne« schluckten die therapeutischen Wohngemeinschaften, soweit sie noch nicht von der Polizei aufgelöst worden waren, die Selbsthilfegruppen wurden zum Lebensinhalt. Bei Daytop gab es noch Karrieren für Ex-User, die als kostengünstige Vorbilder in Heimleiter-Posten gehalten wurden. Aber die »Experten« waren nicht mehr die Ex-Junkies, sondern die mit der therapeutischen Zusatzausbildung. Diese orientierten sich mehr und mehr auf die Bereiche zwischen Psychoanalyse und Bhaghwan und halfen sich durch häufige Reisen nach Poona aus den drängendsten Fragen selbst heraus. Die »heilende Gemeinschaft« fand im Ghetto statt und verkam zur Gruppendynamik ohne Ausweg. Das gemeinsame Wissen, auch über die intelligente Benutzung von Drogen, ging verloren oder zersplitterte auf dem Marsch durch die Institutionen oder auf Massenaufbrüchen aus dem sich konstituierenden Modell Deutschland. Und mehr und mehr wurde »geholfen«: von Beratungsstellen und Sekten, von Kneipen und einer beginnenden Alternativ-Szene. Für die Drogenabhängigen, die es geblieben waren, tat sich die (Schein-)Alternative Knast oder Zwangstherapie auf. Das Heroin ersetzte nach und nach die »Apotheke«, die Verteilung des Stoffs wurde dicht und zentral organisiert, und auch die therapeutischen Netze wurden dichter. So wurde Drogenabhängigkeit für viele ein Lebensunterhalt, aber die Drogenabhängigen wurden (deswegen?) immer mehr.

Selbsthilfe im Drogenbereich – wie kann das heute aussehen? Sich vor den weißen und schwarzen »Sheriffs« verstecken, so gut es geht. Sich selber geholfen hat Christiane F., als sie ein Buch schrieb. Oder Hermann, als er bei Daytop abhaute, weil er endlich wieder unter normalen Menschen sein wollte; und sich einen Job suchte, statt Arbeitstherapie zu machen. Sich selber helfen tut jeder, der sich entläßt aus den umgrenzten Zonen, in denen einer dem anderen helfen will.

»Euch werden wir schon helfen«, überschrieb die TAZ vom 25.3.1980 ihren Kommentar zum »Hessischen Drogenprogramm«. Auch nur ein Beispiel unter vielen: Zehn Jahre nach Aufkommen des Drogenproblems werden *»erstaunt und erschrocken (...) in einer auf Zuwachsraten basierenden Gesellschaft die Steigerungen auf dem Drogensektor registriert: Zunahme von Rauschgiftdelikten, von Konsumenten harter Drogen, ein Überangebot an Heroin auf einem relativ niedrigen Preisniveau, die weltweite Organisation des Rauschgifthandels und die Entwicklung Frankfurts zum größten Heroin-Umschlagplatz Westeuropas – gleichsam die Widerspiegelung kapitalistischer Marktgesetze auf dem Drogenmarkt«.* Und der staatliche Versuch, dieser Lawine mit professioneller Beratung beizukommen, ist schizophren wie eh und je: *»Den 40 im Programm geforderten Beratungsstellen mit einer vorgesehenen Förderung von 9,6 Millionen Mark stehen Beratungsstellen in Fulda, Gießen und Rodgau gegenüber, die aufgrund mangelnder finanzieller Förderung geschlossen wurden bzw. vor der Schließung stehen.«* Allen drei Beratungsstellen ist gemeinsam, daß sie eigenständige Selbsthilfe-Vereine sind. Selbsthilfe 1980?

Das ist, ganz ohne Nostalgie, wie Release 1970. Helft Euch selbst, sonst hilft Euch Gott, oder – was schlimmer ist – einer seiner Stellvertreter auf Erden: Bhaghwan oder Maharishi oder Sigmund. Aber genau wie Release brauchen die heutigen Selbsthilfe-Gruppen, um sich selbst helfen zu können, staatliche Förderung. Das Ausbleiben dieser Förderung ist neben dem finanziellen (siehe Fulda, Rodgau und Gießen) auch ein vielfältig schillerndes Existenzproblem für diese Gruppen: Entziehen sie sich der »Verstaatlichung«, weil sie Kontrolle nicht mögen, so machen sie sich, gerade im Drogenbereich, nach wie vor suspekt, und die Kontrolle kommt beim Morgengrauen durch die Hintertür.

Damit öffnen sich für heutige Selbsthilfe-Gruppen im Drogenbereich drei Alternativen, die sich allerdings wie in einer Kettenreaktion auseinander entwickeln:

1. die »Verstaatlichung« der Selbsthilfe zieht die staatliche Kontrolle nach sich, welche wiederum:
2. die »Professionalisierung« des Helfens, also Hilfestellung unter Isolation des zu behandelnden Problems und der zu behandelnden Personen, mit sich bringt; was dann nicht zwangsläufig, aber doch meistens und verständlicherweise zu:
3. einer »Kommerzialisierung«, also zu einem Verkauf der Produkte und Kompetenzen auf dem Markt führt. Das ist angesichts des derzeit herrschenden Verdrängungswettbewerbs im Therapiegeschäft womöglich unumgänglich. Hier können Profi-Therapeuten von den Gurus noch einiges lernen – ein neidisches Auge haben sie ja manchmal schon.

Es wäre beschönigend zu sagen, Release hätte diese Probleme nicht gehabt, und vielleicht hat Release auch hauptsächlich sich selbst geholfen und nicht so sehr den anderen. Doch war eine staatliche Kontrolle von Release zu keiner Zeit möglich – außer durch die Polizei –, die »Professionalisierung« hielt sich in den Grenzen der individuellen Weiterentwicklung und der Weitergabe von Erfahrung, und die »Kommerzialisierung« spielte sich wohl eher auf dem Niveau von Provinz-Popgruppen ab als auf dem heutiger Therapiezentren – auch wenn Release zeitweise erhebliche Förderungsgelder erhielt. Trotzdem: Release blieb überschaubar menschlich.

Selbsthilfe als umfassender und überzeugender Versuch der Selbstbefreiung – mit dem Grundsatz, bei sich selber anzufangen und dann erst zu sehen, was andere davon brauchen können. Das Produkt stand manchmal – in Maßen – zum Verkauf, oder es wurde einfach verschenkt. Die Befreiung von der Sucht ist ein langwieriger Prozeß mit vielen einzukalkulierenden Rückfällen – Release hat den Versuch gemacht, einen Zusammenhang aufzudecken, der diese Schwierigkeiten ansatzweise erklärt: die »Fixe« als Köder der Konsumgesellschaft, die mit vielfältigen Süchten lockt, ja, darauf basiert, und uns alle schon in Abhängigkeiten gebracht hat. Spuckt ihn aus, den Köder, meinte Release, und ihr seid immun, laßt euch nicht von eurer Ware konsumieren. Und damit haben sie sich selber helfen können, denn um das einzusehen, braucht man keinen Therapeuten. Man braucht Leute, die einem zeigen, wie man das macht. Nicht viel mehr, aber auch nicht viel weniger, hat Release getan.

Anmerkung:

Außer der im Text erwähnten Literatur liegen dem Artikel Release Informationsmaterial, Release-Arbeitspapiere, Zeitschriften- und Zeitungsartikel zugrunde.

Gerda Aßmann (u.a. Mitglieder einer Frauengruppe)

Lernen, den Alltag besser zu bewältigen

Erfahrungen aus einer Frauengesprächsgruppe

Seit 1½ Jahren bin ich in einer Frauengruppe, die zur Zeit aus sechs Frauen besteht. Wir sind zwischen 33 und 53 Jahre alt und treffen uns einmal in der Woche für drei Stunden in einem Raum, um den wir uns bei einer Behörde bemüht haben. Wir haben absichtlich für unsere Gruppenabende einen neutralen Raum gewählt: Es soll sich niemand von uns in die Gastgeberrolle gedrängt fühlen.

Entstanden ist die Gruppe nach einem Vortrag, den Prof. Moeller in der Hamburger Universität hielt. Es bildeten sich schon am selben Abend einige Gruppen mit verschiedenen Interessen. Ich selbst suchte eine Gesprächsgruppe, die möglichst nur aus Frauen bestehen sollte. Als sich an diesem Abend dafür keine Teilnehmer fanden und auch einige andere Leute noch nach speziellen Gruppen suchten, ließen wir unsere Telefonnummern an die Tafel schreiben und hofften, daß sich jemand melden würde. Außerdem machte ich an das »Schwarze Brett« eines Krankenhauses einen Anschlag mit der Frage, wer Lust zur Gründung einer Frauengruppe hätte. In den ersten Tagen ging fast ununterbrochen das Telefon bei mir. Das Bedürfnis, gemeinsam nach Möglichkeiten zu suchen, um den Alltag besser zu bewältigen, war unheimlich groß. Aus dem Krankenhaus, in dem ca. 800 Frauen beschäftigt sind, kam kein einziger Anruf. Anfangs begriff ich das gar nicht, aber heute denke ich, daß viele sich wohl scheuten, mit Kolleginnen über private und berufliche Schwierigkeiten zu sprechen.

Nachdem ich zunächst alle Vorschläge und Wünsche über Ort, Zeit und Inhalt unserer Gruppenarbeit, die telefonisch bei mir eingingen, gesammelt hatte, fand nach 14 Tagen das erste Treffen statt. Ich hatte mich sehr gründlich auf den Abend vorbereitet und viele Vorschläge aus Büchern, Aufsätzen und Frauenzeitschriften zusammengetragen und hätte eigentlich enttäuscht sein müssen, als trotz vieler Zusagen außer mir schließlich nur noch drei Frauen kamen. Aber wir vier waren schon nach einigen Minuten mit soviel Schwung und Freude in der Diskussion, daß wir an andere überhaupt nicht mehr dachten. Wir versuchten erst einmal, unsere unterschiedlichen Vorstellungen von Gruppenarbeit auf einen Nenner zu bringen. Das war gar nicht einfach, denn zwischen

»geselligem Klönabend« und »gezielt an einem Thema arbeiten« war schwer eine Verbindung zu finden. Wir einigten uns darauf, zunächst jede Frau sagen zu lassen, warum sie eine Gruppe sucht und warum es gerade eine Frauengruppe sein soll.

Rückblickend bin ich überrascht, mit welcher Offenheit und Toleranz wir an diesem ersten Abend miteinander umgingen. Das ist uns später nicht immer so gut gelungen. Nachdem alle ausführlich von sich erzählt hatten, beschlossen wir vier, zwar darauf zu achten, daß die Gruppenabende nicht in leeres »Bla-Bla« abrutschten, aber sie uneingeschränkt für alle möglichen Themen und alle möglichen Leute mit allen möglichen Problemen offen zu lassen, mit einer einzigen Ausnahme: Es sollen ausschließlich Frauen in unserer Gruppe sein. Wir erinnerten uns daran, daß wir uns eigentlich immer anders verhalten, wenn im privaten oder beruflichen Kreis Männer dabei sind.

Bei mir selbst ist mir oft aufgefallen, daß ich mich zu verschiedenen Themen nicht zu äußern wagte, weil die Männer ja viel mehr davon zu verstehen schienen. Oder ich versuchte, besonders freundlich und liebenswürdig zu sein, und es war mir wichtig, ordentlich angezogen und frisiert zu sein. Dabei blieb eigentlich immer das, was ich wirklich sagen oder tun wollte, auf der Strecke. Wenn ich mit Frauen zusammen war, hatte ich das Gefühl, ehrlicher und mutiger zu sein.

Den Beschluß des ersten Abends haben wir nie bereut, denn auf diese Weise konnte jede von uns immer über das sprechen, was im Augenblick für sie wichtig war und brauchte sich an keine Zeit- oder Themaregel zu halten. Aber einfach ist es nicht immer gewesen, denn wenn jemand sehr viel und ausführlich von seinen Problemen redete, war das oft für die anderen sehr anstrengend. Trotzdem, glaube ich, haben wir viel dabei gelernt. Zum Beispiel, daß es oft viel wichtiger ist, geduldig und mitfühlend anzuhören, womit sich jemand quält, als »gute Ratschläge« zu erteilen.

Oder: Daß Probleme, wenn sie erst einmal ausgesprochen sind, viel von ihrem Schrecken verlieren. Oder: Daß es Schwierigkeiten gibt, mit denen sich eigentlich viele Frauen herumplagen und von denen wir glaubten, ausschließlich unsere persönliche Unfähigkeit ließe uns an ihnen scheitern.

Inzwischen haben einige Frauen die Gruppe verlassen und neue sind hinzugekommen. Wir sind jetzt seit etwa einem Jahr immer die gleichen sechs Frauen und kennen uns ziemlich gut. Unsere Vertrautheit und unser Mut sind im Laufe der Zeit soweit gewachsen, daß wir es aushalten, Aggressionen, die wir gelegentlich gegeneinander haben, bewußt auszutragen. Das ist manchmal sehr schmerzlich, denn wir können es noch nicht immer gut und sind oft viel zu heftig. Aber noch schlechter fühlen wir uns, wenn wir uns wie früher verhalten, d.h. den Ärger und die Enttäuschung herunterschlucken und schweigen.

Daß oft gar nicht die Frau, mit der wir streiten, die eigentliche Ursache unserer Wut ist, habe ich einmal selbst ganz deutlich gemerkt. Nach einer Auseinandersetzung dachte ich plötzlich: Ich kann es nicht leiden, wenn sie wie meine Mutter reagiert.

Überhaupt scheinen fast alle Probleme – Ehe, Beruf, Kinder – mit unserer eigenen Erziehung zusammenzuhängen. Die meisten Gespräche jedenfalls drehen sich um unsere Erziehung. Wir erkennen, daß wir als Mädchen dazu erzogen wurden, immer freundlich und geduldig zu sein, selbst dann, wenn uns etwas störte oder ärgerte, und daß die Wünsche und Bedürfnisse anderer immer wichtiger zu sein haben als unsere eigenen.

In der Gruppe lernen wir, Protest sofort anzumelden, möglichst bevor wir wütend sind. Und wir lernen auch, nicht immer zwanghaft freundlich zu sein, es auszuhalten, daß uns die anderen nicht immer als nett, hilfsbereit und harmonisch erleben. Wenn wir es geschafft haben, uns auch außerhalb der Gruppe ehrlicher, mutiger und selbstbewußter zu verhalten, berichten wir uns ganz stolz davon.

Mit zunehmendem Mut werden aber auch die Beziehungen zwischen uns komplizierter: Die Phase der vorsichtigen Schonung und der absoluten Toleranz scheint vorbei zu sein. Ich habe manchmal Angst davor, daß wir alle enttäuscht wieder auseinanderlaufen. In solchen Augenblikken wünsche ich dann, daß wir eine fachliche Leitung hätten, die – weil selbst unbeteiligt – uns zusammenhielte und uns erklärte, was da zur Zeit eigentlich mit uns geschieht. Wenn wir es aber dann selbst erkannt haben, bin ich froh, daß wir es allein geschafft haben, da Selbstbewußtsein und Mut bei uns wieder ein Stück gewachsen sind.

Am unbehaglichsten fühle ich mich, wenn jemand die Gruppenarbeit zornig oder verletzt aufgibt. Ich denke dann immer, ich bin nicht verständnisvoll und freundlich genug gewesen. Das setzt mir sehr zu. Aber einer der Gründe, warum ich Gruppenarbeit für mich sehr wichtig finde, ist, mich nicht immer für alles verantwortlich zu fühlen. So lasse ich also ziemlich zwiespältig die Frauen allein, wenn sie gehen wollen.

Dreimal ist es vorgekommen, daß Frauen eine konkrete Schwierigkeit in relativ kurzer Zeit für sich befriedigend geklärt haben und dann weggeblieben sind. Andere fanden uns nach einem Versuchsabend zu wenig emanzipiert oder zu wenig intellektuell. Mehrere hätten lieber etwas geselligere Kontakte – Wandern, Tanzen, Theaterbesuche gehabt.

Manchmal kommen Frauen, die sich mit schweren Depressionen quälen. Wir hören ihnen zu, aber wir können keine Ratschläge und keine konkrete Hilfe geben. Wir fühlen uns an diesem Punkt überfordert, und das ist sicher sehr enttäuschend für uns alle. Aus diesem Grund haben drei Frauen unsere Gruppe wieder verlassen.

Warum finden wir sechs Frauen die Gruppe für uns wichtig?

Monika (33 J.):
In der Gruppe habe ich Menschen getroffen, zu denen ich Vertrauen haben kann und die ehrlich zueinander sind. Ich finde es wichtig, daß manches einfach einmal ausgesprochen wird, weil es sich dadurch besser übersehen und klären läßt.

Karen (43 J.):
Die Gruppe hat mir durch Anhören von Sorgen und Nöten anderer geholfen, von eigenen Problemen Abstand zu gewinnen, so daß es mir jetzt – nach fast einem Jahr Zugehörigkeit – möglich ist und in mir das Verlangen wächst, mich selbst zu erkennen und an meinem Verhalten zur Umwelt zu arbeiten.

Gerda (53 J.):
Ich hatte nach einer schweren Erkrankung mein ganzes Selbstvertrauen verloren und merke nun in der Gruppe, daß ich durch die Wärme und Anteilnahme wieder mutiger werde und mich besser mit meinen Schwierigkeiten auseinandersetzen kann.

Inge (47 J.):
Ich brauche die Gruppe, um über meine Probleme sprechen zu können. Durch die verschiedenen Meinungen kann ich mich dann selbst besser verstehen. Weil ich in der Gruppe Anerkennung finde, wächst mein Selbstbewußtsein.

Josi (53 J.):
Für mich ist die Gruppe wichtig, weil ich da ehrlich über persönliche Dinge reden kann. Ich finde es gut, daß wir Konflikte, die wir miteinander haben, so schnell wie es geht, zu klären versuchen und daß wir lernen, mit unseren Aggressionen umzugehen.

Traute (42 J.):
Ich hatte Eheprobleme. Ich fühlte mich plötzlich, trotz meiner Kinder, allein. Ich hatte niemanden, mit dem ich sprechen konnte. Dann fand ich die Gruppe. In der Gruppe habe ich gelernt, zum erstenmal offen über meine Probleme zu sprechen. Später dann wagte ich es, in er Gruppe auch über meine Ängste und Schwächen zu sprechen. Ich weiß, hier in der Gruppe werde ich gehört und angenommen, so wie ich bin.

Manchmal fühle ich mich in der Gruppe nicht wohl. Aber ich weiß: Der Grund dafür liegt allein bei mir. Und eines kann auch die Gruppe mir nicht nehmen: Das Gefühl der Einsamkeit.

Trotzdem: Ich bin froh, daß ich die Gruppe habe.

Eva Grahnert und Franz-Peter Menge

Drei Jahre Mitarbeit in einer Selbsthilfegruppe von Anfallkranken

Mit diesem Artikel möchten wir die Entwicklung unserer Mitarbeit in einer Selbsthilfegruppe von Anfallkranken aufzeigen: wie sich unser Selbstverständnis innerhalb unserer dreijährigen Mitarbeit verändert hat und warum wir Mitte Juni 80 ausgetreten sind. Wir halten es für sinnvoll, die Entwicklung und die Schwierigkeiten der Gruppe ansatzweise zu thematisieren, um einige grundsätzliche Schwierigkeiten dieser Selbsthilfegruppenarbeit aufzeigen zu können. Wir vermuten, daß sich ähnliche Prozesse in anderen Gruppen wiederholen.

Gruppengründung: Die Selbsthilfegruppe von Anfallkranken wurde von zwei Betroffenen und zwei Nichtbetroffenen (ein Soziologe und ein Medizinstudent) 1977 als informelle Gruppe gegründet. Unsere anfängliche Motivation, der Gruppe beizutreten, war die Überwindung unserer sozialen Isolation und die Möglichkeit eines Erfahrungsaustausches mit anderen Epileptikern. Daß wir gerade in eine Epileptikergruppe eingetreten sind, zeigt deutlich, welche Bedeutung die Epilepsie für uns hatte: Sie war unsere Gemeinsamkeit. Anfänglich war es folglich wichtig, über unsere Krankheit alles mögliche zu erfahren, wie Diagnose und Therapie der einzelnen und die sozialen Auswirkungen und Erfahrungen mit dieser Krankheit. Die Anfangsgruppe bestand aus ca. 12 Epileptikern und zwei nichtbetroffenen Mitgliedern.

Arbeitsweise: Anfänglich trafen wir uns in den Privatwohnungen, um unsere Erfahrungen auszutauschen und uns gegenseitig Hilfe und Unterstützung zu gewähren. Unsere Arbeitsschwerpunkte entwickelten sich in Richtung auf allgemeine Fragestellungen, die direkt und indirekt die Krankheit betrafen, wie berufliche Probleme: z. B. Epilepsie als Kündigungsgrund; Partnerschaftsprobleme: z. B. Verschweigen der Krankheit, Partnerfindungsprobleme; Behandlungsprobleme: Nebenwirkung der Medikation z. B., und andere soziale Probleme. Mit anderen Worten: Uns interessierten zwei Schwerpunkte, nämlich einmal *epilepsiespezifische Fragestellungen* und die *Reaktion der Umwelt* auf unsere Krankheit.

Unsere Arbeit zeigte schnelle Erfolge in dem Sinne, daß wir endlich, trotz unserer Krankheit, Verständnis und Anerkennung fanden. Es entstand ein Gefühl von Gemeinsamkeit und Solidarität, das wir bisher weitgehend vermißt hatten. Wichtig dabei scheint uns die Gruppengröße zu sein. Die Gruppe war anfangs noch so klein, daß wir auch private Probleme besprechen konnten.

Im Laufe der Diskussionen zeigte sich, daß wir zwar etwas gegen die Diskriminierung von Epileptikern tun wollten, aber über den Weg waren wir uns nicht einig. Die Mehrheit der Gruppe hatte sich zur Aufgabe gemacht, Öffentlichkeitsarbeit in der Weise zu leisten, daß einerseits allen Epileptikern ein Organisationsrahmen geboten wird und andererseits Aufklärungsarbeit für die Öffentlichkeit stattfinden kann. Bestehende Vorurteile gegenüber unserer Krankheit mit Hilfe von Informationen abbauen zu helfen und Hilfestellungen für andere Betroffene zu leisten war unser Ziel. Es ging hauptsächlich darum, unsere Umweltbedingungen zu verändern und damit bessere Lebensbedingungen für uns zu schaffen.

Unser Arbeitsprinzip läßt sich überspitzt wie folgt darstellen: Wir wollten unsere Lage verbessern, indem wir die Bedingungen unserer *Umwelt* veränderten, d.h. *wir* veränderten unser Verhalten nicht, um Rücksicht wegen unserer Krankheit zu verlangen. Diskriminierung und Vorurteile schienen für uns nur Probleme der schlechten öffentlichen Information über Epilepsie zu sein. Eine Auseinandersetzung mit uns und unserer Krankheit, d.h. mit unseren psychosozialen Problemen schien noch ausgeschlossen. Für uns war zunächst entscheidend, Kontakte und Aktionsmöglichkeiten in der Gruppe zu suchen.

Der spezifische Gruppencharakter »Wir sind alle Betroffene« ermöglichte, daß wir unseren Zustand als unüberwindbar und unbestreitbar ansahen. Wenn überhaupt eine Möglichkeit bestand, dieser Krankheit näher zu kommen, so schien dies nur über Information von außen, d.h. von Fachkräften – insbesondere Ärzten – und der sonstigen Umwelt, möglich. Wir waren es so gewöhnt, uns über andere zu definieren, daß wir uns damit abhängig machten und abhängig gemacht wurden.

Irgendwann tauchten bei uns (d.V.) Bedenken gegen eine solche Gruppenarbeit auf. Für uns rückte die *persönliche Auseinandersetzung* immer mehr in den Mittelpunkt unseres Interesses.

Wir konnten uns mit unserem Interesse an dieser Auseinandersetzung nur bruchstückhaft durchsetzen. Uns andere Möglichkeiten zur Erarbeitung unserer Vorstellungen zu suchen, schien uns damals noch nicht möglich. Vorrang für die Mehrheit der Gruppe hatte die Öffentlichkeitsarbeit und der Austauch von Informationen.

Gründung eines Selbsthilfevereins: Unsere Außenaktivitäten, wie Informationsveranstaltungen, Radiosendungen, Presseveröffentlichungen und Gespräche mit Experten bewirkten nicht nur die Verbreitung von Information über Epilepsie, sondern auch die Verdreifachung der Mitgliederzahlen. So wurden die privaten Wohnungen als Treffpunkte zu klein. Es entstand das Bedürfnis nach einem Laden, wo sich die mittlerweile verschiedenen Gruppen treffen konnten. Damit hatte sich der informelle Charakter der Gruppe verändert, d.h. wir gründeten einen Selbsthilfeverein. Weniger die Vereinsgründung, als vielmehr die Anmietung einer Ladenwohnung hatte z.T. fatale Folgen. Organisatorische Aufgaben haben uns vereinnahmt und sich schnell in einen verselbständigten Sachzwang verwandelt. Die Vereinsgründung, insbesondere die Ladenanmietung, hat sehr viel Kraft und Aufwand gefordert und damit die persönliche Auseinandersetzung immer mehr in den Hintergrund gedrängt. Solche Auseinandersetzungen liefen, wenn überhaupt, außerhalb der Gruppe und blieben damit die persönlichen Probleme der einzelnen. Gleichzeitig implizierte der Mitgliederzuwachs noch einen anderen Nachteil, mit dem wir nicht gerechnet hatten und mit dem wir nicht fertig wurden. Durch unsere Außenaktivitäten wurden wir auch bei den medizinischen Institutionen bekannt.

Veränderungen durch die Vereinsgründung: Ein Teil der Mitglieder kam nun auf »Anordnung« des behandelnden Arztes in die Gruppe, weil der Arzt die Mitgliedschaft und die Mitarbeit für den Patienten als sinnvoll und nützlich erachtete. Die ärztliche Verordnung löste bei vielen die Erwartung aus, in der Gruppe neue bzw. zusätzliche Hilfsangebote erwarten zu können. Die Selbsthilfegruppe (SHG) wurde von vielen als ein weiterer und notwendiger Behandlungsschritt gesehen.

Als Gruppe waren wir damit vor das Problem gestellt, wie wir die neuen Mitglieder integrieren konnten. Unser Anspruch war ja, einen Organisationsrahmen für alle Epileptiker zu bieten, d.h. wir fühlten uns für alle Epileptiker verantwortlich.

Die neuen Mitglieder zeigten eine deutlich andere Bedürfnisstruktur, denn sie erwarteten Hilfe und wir fühlten uns aufgrund unserer Erfahrungen verpflichtet, »Entwicklungshilfe« zu leisten, indem wir unsere Erfahrung als Gruppenleiter zur Verfügung stellten.

Unsere (d.V.) bisherige ca. 2jährige Mitarbeit ließ uns als qualifiziert erscheinen, die neuen Mitglieder zur Selbsthilfe anzuleiten. Prompt stellte sich eine Hierarchisierung ein, die für uns schließlich den Ausschlag für den Gruppenaustritt gab.

Die Hierarchisierung drückte sich in unterschiedlichen Erfahrungen und unterschiedlichen Erwartenshaltungen aus. Die neuen Mitglieder suchten in der Selbsthilfegruppe eine Möglichkeit, ihre Isolierung zu überwinden und erwarteten Unterstützung von anderen Epileptikern, insbesondere verlangten sie – wie wir anfänglich auch – nach Informationen. Sie wollten unsere Erfahrungen für ihren eigenen Weg übernehmen. Damit bezog sich die Delegation der eigenen Verantwortung nicht mehr nur auf den Arzt, sondern übertrug sich zusehends auf einen Teil der Gruppe. Andererseits suchten die neuen Mitglieder genau das, was wir anfänglich auch gesucht und gebraucht haben, d. h. die SHG war die erste außerfamiliäre und -ärztliche Beziehung, in der sie behindert sein konnten, ohne sich diskriminiert zu fühlen.

Diese Entwicklung hatte für uns eine merkwürdige Konsequenz, nämlich wir wurden für »quasi-gesund« gehalten und hatten eine moralische Verpflichtung, den anderen zur Seite zu stehen. Uns wurde eine Helfer-Rolle zudiktiert. Daß wir selber Probleme mit der Krankheit, mit uns selber hatten, fiel dabei unter den Tisch. Eine eigenartige Konkurrenz wurde durch den Grad des Leidensdruckes erzeugt. Da wir (d. V.) nicht zu den akut Betroffenen gehörten, sollten wir Verantwortung im Rahmen der Gesamtverantwortung für Epileptiker übernehmen und unsere Probleme hinter die Gruppenprobleme zurückstellen. Uns wurde entgegengehalten, daß unsere Probleme aus Rücksicht auf die Gruppe nicht oder noch nicht behandelt werden könnten. Diese Argumentation wurde hauptsächlich von Nichtbetroffenen vertreten. Die Zurückstellung unserer Probleme führte erst zu einer gewissen Isolation in der Gruppe und schließlich zu unserem Austritt.

Ein zweiter wesentlicher Aspekt ist in dem *Verhältnis von Betroffenen und Nichtbetroffenen* zu sehen. Während der Aufbauphase der Selbsthilfegruppe schien es völlig unproblematisch, Nichtbehinderte zu unseren Mitgliedern zu zählen. Die Nichtbehinderten haben für die Konstituierung und Konsolidierung eine wichtige Hilfestellung geleistet. Aufgrund ihrer theoretischen Vorstellungen von Gruppenprozessen war es ihnen möglich, Arbeitskonzepte vorzuschlagen und damit Impulse für die Gruppenarbeit zu geben. Positiv hervorzuheben ist das große Engagement, mit dem sie die Arbeit in Angriff nahmen. Allerdings brachten sie Impulse in die Gruppe, die einerseits die konventionellen Behandlungsrichtlinien fortsetzen und gleichzeitig von ihnen als »Gesunden« Hilfestellungen erwarten. Ihre Zielsetzung war, soziale Kontaktmöglichkeiten für Epileptiker zu schaffen, wie z. B. Gruppentreffs, gemeinsame Freizeitgestaltung etc. und gleichzeitig eine Verallgemeinerung, Vertiefung und Verbreitung von medizinischem Wissen über die Krankheit anzubieten. Unsere Selbsthilfegruppe tendierte dadurch zu einer neuen Dienstleistungsorganisation.

Für die Nichtbetroffenen war es nicht notwendig, sich mit den eigenen Problemen auseinanderzusetzen; daher konnten sie mit ihrem Wissen und ihren Fähigkeiten mit Rat und Tat zur Seite stehen. Ähnliches gilt auch für viele Betroffene, die in der Selbsthilfegruppe einen Weg sahen, Gleichbetroffenen helfen zu können und mit ihrem eigenen Weg Vorbild zu sein. Es wurde somit ein Weg beschritten, Selbsthilfe für andere zu organisieren.

Wir (d. V.) haben den Eindruck, daß damit die Behandlung auf Bereiche ausgedehnt wird, die mit bisherigen medizinischen Mitteln nicht abgedeckt werden können, aber für die angestrebte Heilung erforderlich scheinen. Damit unterliegen wir weiterhin den Kriterien einer Behandlung, die wir ablehnen. Da es uns nicht gelang, diesen Teufelskreis zu durchbrechen, haben wir es vorgezogen, die Gruppe zu verlassen.

Ausblick

(F.-P. M.): Meine Vorstellungen in bezug auf ein neues Engagement in Selbsthilfegruppen haben sich seit meinem Austritt verändert. Zunächst schien es für mich wichtig zu sein, mir neue Leute für eine andere Epilepsiegruppe zu suchen. Im Augenblick bin ich mir jedoch unsicher, ob ich eine solche Gruppe will. Mein Weg verläuft zwischen überhaupt keiner Selbsthilfegruppe mehr und dem Gedanken, eine SHG zu gründen, die sich nicht spezifisch auf eine Krankheit bezieht. Dieser letzte Gedanke bekommt immer stärkeres Gewicht, da ich mich frage, ob meine Betroffenheit als Epileptiker mit anderen Epileptikern eine Gemeinsamkeit ist. Ich glaube, daß dieses Merkmal zu allgemein und unspezifisch ist. Vielleicht ist aber gerade deshalb die Selbsthilfe von Anfallkranken wichtig für mich gewesen, um aus einer zu spezifischen und trotzdem zu allgemeinen Blickrichtung herauszukommen und die Bedeutung meiner Krankheit nicht mehr als den Mittelpunkt meiner Gedanken und meines Lebens anzusehen.

Anmerkung:

Dieser Beitrag ist in der Gruppe diskutiert worden und hat zu einer kontroversen Stellungnahme geführt, die leider nicht abgedruckt werden konnte, weil sie erst nach Drucklegung des Buches eintraf. Nähere Informationen sind über die »Selbsthilfe von Anfallkranken e. V.« (Zillestr. 102, 1 Berlin 10) zu erhalten.

Ina Alewell/Barbara Backer-Dirks/Siegfried Thiel

Selbsthilfe bei Herzkranken: Sport- und Gesprächsgruppen

Seit 8½ Jahren arbeite ich (J. A.) als Gymnastiklehrerin u.a. im Rahmen der *»Hamburger Arbeitsgemeinschaft für kardiologische Prävention und Rehabilitation«* (Hamburger Modell) in einer ambulanten Koronargruppe mit Patienten, die einen Herzinfarkt, eine Operation der Herzkranzgefäße oder eine Herzklappenoperation hinter sich haben. Das »Hamburger Modell«, das weit über Hamburgs Grenzen bekannt ist, wurde vor 10 Jahren durch die Hamburger Ärzte *Prof. Donat, Dr. Krasemann* und *Dr. Ilker* in Zusammenarbeit mit dem *Hamburger Sportbund* ins Leben gerufen und hilft Herzpatienten am Wohnort über ein dosiertes Bewegungstraining, Ernährungsberatung etc., mit ihrer Erkrankung bestmöglich zu leben und ihrer Arbeit nachzugehen.

Zunächst stand das Bewegungstraining und die Ernährungsberatung im Vordergrund dieser Arbeit. Etwa nach 2 Jahren in der Nachbetreuung von Herzpatienten mußte ich in meiner Gruppe feststellen, daß viele Trainingsteilnehmer nicht mehr ihre Schwierigkeiten am Herzen hatten, sondern daß die eigentlichen Probleme psychischer Natur, also im Hirn waren. Es wurden nach dem Infarkt und nach Wiederaufnahme einer Berufstätigkeit viele Fragen, die das tägliche Leben mit sich brachte, sehr drängend. Sie konnten auch während der wöchentlichen Trainingsstunden mit anderen Teilnehmern und den anwesenden Ärzten, mit denen man sich unterhalten hatte, nicht ausgeräumt werden. Viele Fragen blieben offen, schafften Unsicherheit und Ängste.

Mit einer Ärztin, die viele Jahre schon Erfahrungen mit dem »Autogenen Training« hatte, versuchte ich die Teilnehmer für solch einen Kurs, zusätzlich zur Bewegungstherapie, zu mobilisieren. Die Tiefenwirkung auf die Teilnehmer kam jedoch nicht so zustande, wie ich es erhofft hatte. In mir kam damals der Gedanke auf, ob das wohl mit der Persönlichkeitsstruktur etwas zu tun haben könnte.

Von Zeit zu Zeit hatten wir verschiedene gemütliche Zusammentreffen mit den Ehepartnern, und da hörte ich von vielen Seiten, wie verändert der Ehemann bzw. die Ehefrau sei. Bei dem einen wurde der »starke Mann« herausgekehrt, bei dem anderen herrschte eine depressive Stimmungslage vor. Die meisten ehemaligen Patienten waren jedoch im Beruf weiterhin überaktiv, ehrgeizig und sehr gewissenhaft. Professor *Halhuber* hat diese Menschen als *»die Leuchten der Leistungsgesellschaft«* bezeichnet.

Nach drei Jahren hörten wir dann von dem jüngsten Teilnehmer einer Sportgruppe (34 Jahre), daß er einen Termin für eine Operation der Herzkranzgefäße bekommen hatte, auf die er schon sehr lange wartete. Er konnte sich wenig Informationen holen, weil 1975 in Hamburg nur wenige Operationen dieser Art durchgeführt wurden. In unserer Gruppe war er der erste Patient. Er kam am Morgen zum Training auf den Sportplatz, völlig verängstigt, und berichtete von diesem unerwarteten Operationstermin, und wartete förmlich auf Hilfe. Nur leider waren Ärzte, Teilnehmer der Gruppe und ich völlig hilflos, da uns allen die eigene Erfahrung fehlte. Wir schickten ihn einfach wieder nach Hause, rieten nur noch, daß er seinen Hausarzt benachrichtigen sollte. Am nächsten Tage war dieser Mann tot. Im Krankenhaus hatte man noch versucht, ihm zu helfen. – Ich muß sagen, daß wir uns hinterher viele Vorwürfe gemacht haben. Vier angstvolle Tage hatte der Mann vor seiner Operation durchzustehen gehabt. Vielleicht hätte, neben einer medikamentösen Behandlung, das teilnehmende Gespräch ihm helfen können. Wir hatten aber geglaubt, daß er auf irgendeine Art und Weise schon allein mit seinen Ängsten fertig werden würde.

Eher als erwartet wurde ein anderer Patient für eine ähnliche Operation vorgeschlagen, nachdem er bereits 6 Infarkte hinter sich gebracht hatte. Die Ärzte konnten zwar die Operationstechnik beschreiben, aber wie man mit den Ängsten vor solch einem großen Eingriff fertig werden konnte, wußte auch keiner. Dieser Patient, ein ehemaliger Richter, hatte dann das Glück, einen anderen Herrn, der eine Operation bereits gut überstanden hatte, zu sprechen, und konnte auch bei den Ärzten, die die Operation durchführen sollten, Hilfe und Informationen erhalten. Dieser Patient überstand die Operation gut und konnte hinterher, auf meine Bitte, mehreren anderen Herren, denen ebenfalls eine solche Operation bevorstand, zusammen mit ihren Ehepartnern (sehr wichtig!) in vielerlei Hinsicht helfen. Die Betroffenen wurden hier zu Experten, das Gespräch war hilfreicher als die Bewegungstherapie.

Immer deutlicher wurde im Laufe der Jahre für mich, daß man die Infarktrehabilitation nur dann machen kann, wenn die Familie mit einbezogen wird. Ich erlebte immer wieder, daß der Mann den Infarkt gut überstanden hatte und sich recht wohl fühlte, daß aber die Ehefrau total überfordert war. Der Grund dafür war, daß sie dachte, sie müsse alle Probleme in der Familie von ihrem Mann abhalten, der Mann jedoch merkte, daß die Familie ihn als Außenseiter behandelte, ihn schonte. Um in einer solchen schwierigen Familiensituation eine Brücke zu schlagen, wäre das gemeinsame Gespräch sicherlich eine wesentliche

Hilfe. Andererseits bestehen aber gerade in dieser Hinsicht von seiten der Beteiligten eine Menge Vorurteile und Ängste, sich ehrlich mit solchen Fragen zu beschäftigen.

1978 lernte ich auf einer Tagung der *»Ambulanten Koronargruppen«* in Höhenried *Prof. Möller* von der Psychosomatischen Klinik *Gießen* kennen. Er sprach über die Möglichkeiten, Selbsthilfegruppen für Koronarpatienten zu gründen. Ich war von der Idee begeistert. Wir brauchten keine psychologischen Experten, es sollten keine Kosten für die Teilnehmer entstehen etc. Zunächst meinte ich, man könnte Herrn Prof. Möller für alle Hamburger Koronargruppen mal nach Hamburg einladen. Das war jedoch nicht möglich, weil ein Arzt meinte, wenn zu ihm ein Psychologe in die Turnhalle käme, dann würde er ihn hinauskatapultieren. Herr Prof. Möller kam dann mit drei Mitarbeitern im Februar 1979 zu uns nach *Rissen.* Auch hier war wieder ein Arzt, der keine Chance für die Patienten in solch einer Gesprächsgruppe sah. Ohne eigene Erfahrung auf diesem Gebiet wurde eine Selbsthilfegruppe für Koronarpatienten mit »Papperlapapp« bezeichnet. Trotz dieses schlechten Anfangs war eine Dame bereit, eine Selbsthilfegruppe für Herzpatienten ins Leben zu rufen. Sie bat bei demselben Treffen mit Prof. Möller und seinem Team Interessierte, sich bei ihr zu melden. Die anwesenden Patienten waren natürlich durch die Intervention des Arztes verunsichert, und es waren nur wenige, die sich meldeten.

Drei Beispiele von Patienten möchte ich berichten, für die ich eine Gesprächsgruppe als ideale Ergänzung zur Bewegungstherapie angesehen hätte, wenn erstens der Patient selber den Mut gehabt hätte, gegen die Überzeugung des Arztes diese Therapieform jedenfalls einmal auszuprobieren, und zweitens über das Gespräch (wo der Ehepartner auch dabei sein sollte) die eigene, veränderte Familien- und Arbeitssituation zu beleuchten und um Lösung anstehender Fragen und Probleme sich zu bemühen versucht hätte.

Patient A. erlitt seinen Herzinfarkt mit 41 Jahren. Er war Handwerker und durfte seinen Beruf nach dem Infarkt nicht wieder ausüben. Er ließ sich umschulen und arbeitete danach in der Sozialbehörde. Dort wurde er mit Schicksalen anderer Menschen konfrontiert, von denen er bis dahin kaum etwas geahnt hatte. Der Chef dieses Mannes muß ein *»sensibler Vertreter«* gewesen sein, denn er sagte immer bei komplizierten Fällen, er könne diese Arbeit nicht machen, das ginge ihm so an die Nieren. Herr A. nahm sich dann dieser Klienten an, sein Blutdruck blieb hoch. Zu Hause erzählte er wenig. Er nahm sich alles sehr zu Herzen, wie er selber es formulierte. Nach 8 Jahren bekam er seinen Re-Infarkt.

Patient B. ist 44 Jahre alt, arbeitswütig (14–16 Stunden täglich!). Er ist in allen Lebenslagen sehr ehrgeizig und versucht, nach seinem Infarkt wieder voll zu arbeiten und sein sportliches Training (»Übertraining«), was er vor seiner Erkrankung schon immer gemacht hatte, wieder durchzuführen. Immer wieder versuche ich ihm klar zu machen, daß z.B. Handball für einen gesunden Menschen gut wäre, für ihn aber ungeeignet. Beim wöchentlichen Training in der Gruppe macht er immer Extrasachen, wie z.B. kleine Sprints etc. Eines Tages bittet Herr B. um mein Anschreibebuch. Er schreibt mir da einen für mich bedrohlich klingenden Satz hinein: *»Ich bin völlig gesund. Ich habe nur* ANGST!« und unterstreicht dieses Wort viele Male. Ich schlage ihm vor, doch in der Gesprächsgruppe mitzumachen und dort seine Angst im Kreise von verständigen Mitpatienten zu äußern und sie, wenn möglich, dort abzubauen. Davor scheut er sich und meint, er brauche solch eine Gruppe nicht. In Fällen wie diesem wäre es von phantastischem Nutzen, wenn ein Arzt zu einem Versuch in einer Gesprächsgruppe raten und die Gruppe als therapeutischen Faktor anerkennen würde.

Der *Patient C.* ist beruflich erfolgreich und beschreibt mir seine Situation einmal so: *»Ich bin nicht Akademiker, habe aber fast ausschließlich mit solchen Kollegen zu tun, die eine akademische Ausbildung genossen haben. Nun bin ich die Erfolgsleiter sehr hoch geklettert, und ich kann ihnen nur sagen, daß die Luft dort oben sehr dünn ist. Immer, wenn ich abends ins Bett gehe, habe ich bereits Angst vor dem nächsten Tag.«* Der behandelnde Hausarzt verschreibt Herrn C., was sicherlich leichter ist als ein Gespräch, Valium. Die Angst bleibt weiter bestehen. Daß ein Herzpatient sehr abhängig ist von Luft, er bei jeder körperlichen und seelischen Überbelastung nach Luft ringt, erlebe ich beim Training immer wieder. Wenn Herr C. jetzt davon spricht, daß die Luft in der Firma, wo er arbeitet, »dünn« ist, dann kann das für mich nur bedeuten, daß die Angst ihm die Brust abschnürt und ein Re-Infarkt nicht mehr weit sein kann, es sei denn, er kann sich Luft machen und über seine Ängste sprechen.

Beim chronisch Kranken kommt es m.E. darauf an, die Krankheit als gegeben zu akzeptieren und dies nicht als Versagen zu sehen, sondern das »neue Leben« mit all seinen Möglichkeiten, aber auch seinen Beschränkungen zu bejahen. Eine Verleugnung des Krankheitsgeschehens macht alle körperlichen, psychischen und sozialen Umstellungen, die nach dem Infarkt nötig sind, ungeheuerlich schwer. Bleibende Einschränkungen gewinnen durch Gespräche, in die die Familie mit einbezogen werden sollte, einen anderen Stellenwert.

Nach diesem Bericht über 3 Herzinfarktpatienten, die zwar in einer Sport-, nicht aber in einer Gesprächsgruppe mitgemacht haben, folgen jetzt einige Informationen aus einer in Hamburg-Rissen bestehenden Selbsthilfegruppe:

Wir sind eine kleine Gruppe von 5–6 Patienten, die sich regelmäßig jeden Dienstag in einem Raum im Gemeindehaus Rissen treffen.

Die Erfahrungen, die wir bisher gemacht haben, sind noch sehr gering. Die Patienten, die Hilfe suchen, sind oft nur einmal gekommen und dann nicht mehr wieder. Es ist schwer, die Idee von Selbsthilfegruppen für Herzpatienten nach außen zu tragen, weil dieses Gebiet noch Neuland ist. Auch die Ärzte sind da noch unterschiedlicher Meinung. So versuchen wir im kleinen zu helfen.

Herzpatienten, die bei ihrem Arzt kein offenes Ohr für ihre Probleme gefunden hatten, kamen zu uns in die Selbsthilfegruppe, um Rat und auch Hilfe zu bekommen. Sie hatten ja gehört, da sind Menschen, die alle das gleiche Schicksal hinter sich haben und neu beginnen mußten. Ein Hauptproblem ist: Kann ich wieder 8 Stunden arbeiten, und wie werden mein Arbeitgeber und die Mitarbeiter zu mir stehen? Ein gesunder Mensch kann einen Herzinfarktpatienten nicht verstehen, unter anderem, weil die Krankheit äußerlich nicht zu sehen ist. Über seelische Probleme und den dazukommenden Druck, unter dem man steht, kann man nur mit solchen Menschen sprechen, die einen Infarkt überstanden haben. Der eine ist mit seinem Problem (Krankheit) fertiggeworden, der andere nicht. Die Hilfe kann nur aus der Erfahrung gegeben werden, wie jeder einzelne mit seinem Infarkt fertig geworden ist. Das gemeinsame Gespräch darüber kann oft schon allein Hilfe und Trost sein. Einige Patienten fühlen sich in der Gruppe geborgen und kommen immer wieder.

Die Probleme, die jeder hat, können an einem Abend nicht gelöst werden. Es ist schon wichtig, regelmäßig zu kommen, bis sich ein Vertrauen gebildet hat. Wichtig ist auch, daß jeder weiß, worüber in diesem Kreis gesprochen wird, und daß kein Außenstehender etwas davon erfährt.

Die konkreten Probleme kann man mit einem Gespräch meist nicht aus der Welt schaffen. Aber wenn man weiß, wie die Dinge zusammenhängen, sieht man klarer und kann sich selber helfen und steht in gewisser Weise über den Dingen.

Die Hilfe des Ehepartners und der Familie spielt dabei eine große Rolle. Dabei ist es auch wichtig, Gespräche regelmäßig zu führen.

Technische Probleme, die nach einem Infarkt auftreten, werden in der Regel schnell gelöst. Da ist z.B. der 8-Stunden-Tag. Viele Patienten wissen nicht, daß sie zuerst nur 4 Stunden zu arbeiten brauchen, dann 6 Stunden und dann wieder 8 Stunden. Dieses ist in Hamburg eine relativ neue Regelung, die mit den Krankenkassen ausgehandelt wurde.

Auskunft über Einzelheiten bekommt man in Hamburg bei der

»Arbeitsgemeinschaft für kardiologische
Prävention und Rehabilitation e. V.«,
Humboldtstr. 56, Ärztehaus,
2000 Hamburg.

Wir hoffen, mit diesem kurzen Bericht einen Einblick in unsere Arbeit gegeben zu haben.

Rosemarie und Fritz Groß
(und andere Gruppenmitglieder)

Selbsthilfe- und Nachsorgegruppe der Eltern hämatologisch* und onkologisch* erkrankter Kinder

Eltern von tumor- und leukämieerkrankten Kindern haben sich vor geraumer Zeit zu einer Gruppe zusammengefunden. Die Gruppe besteht jetzt seit über einem Jahr.

Auf unseren Zusammenkünften werden Erlebnisse geschildert und Erfahrungen über Krankheit, Verlauf, Behandlung, evtl. Nachwirkungen usw. ausgetauscht sowie Hinweise auf Fachliteratur, Veröffentlichungen und z. B. auch über finanzielle Hilfen von Behörden gegeben. Unser Hauptziel bleibt aber, sich gegenseitig den notwendigen seelischen Halt zu geben, den nun einmal vom gleichen Schicksal betroffene Eltern benötigen, um mit dem veränderten Leben und den besonderen Problemen fertig zu werden. Eltern, die bereits ihre Kinder verloren haben, wird versucht, das Gefühl zu vermitteln, daß sie mit ihrem Leid nicht alleine dastehen. Sie bilden einen festen Kern in unserer Gruppe. Ihre Erfahrungen, Empfindungen und Erlebnisse sind ungemein wertvoll für die Gruppe.

Weiterhin diskutieren wir auf unseren Abenden (alle vier Wochen) über Schwierigkeiten, Ängste, Unzulänglichkeiten und Mißverständnisse, die bei der Behandlung der Kinder, im familiären Bereich und bei den einzelnen selbst auftreten.

Aktivitäten unserer Gruppe, die nach außen wirken, gehen in zwei Richtungen: Wir wollen zum einen mithelfen, die Situation der Kinder während der stationären oder auch ambulanten Behandlung im Krankenhaus zu verbessern. Durch unser eigenes Verhalten und unsere Versuche, Ärzte und Schwestern zu beeinflussen, wollen wir mehr Menschlichkeit und mehr Herzlichkeit bei der Behandlung der Kinder erreichen.

Eng damit verbunden ist ein weiteres Ziel unserer Gruppe. Wir wollen versuchen, die Situation im Krankenhaus dahingehend zu verändern, daß mehr qualifiziertes Personal für die Behandlung der Kinder

* Erkrankungen des Bluts, resp. Erkrankungen durch Krebs.

zur Verfügung steht, aber auch, daß die Kinder und Eltern mehr psychologisch betreut werden.

In einigen Bereichen arbeiten wir eng mit dem Verein *»Kind im Krankenhaus«* zusammen, d.h. ein Mitglied des Vorstandes gehört zu unserer Gruppe. Einige Eltern unserer Gruppe haben eigene Erfahrungs- bzw. Erlebnisberichte über sich und die Gruppe abgegeben, die wir hier zur Verfügung stellen.

Frau B. I. R.:

Als uns von der Klinik die Tatsache offenbart wurde, daß unsere 4jährige Tochter an einem seltenen und gefährlichen Tumor erkrankt sei und ihr eine Überlebenschance von nicht einmal 30% eingeräumt wurde, brach für uns eine Welt zusammen. Eine unfaßbare Aussage! Und wir standen völlig hilflos da. Genauso hilflos wie wir waren auch unsere Freunde und Verwandten. Wir waren bestrebt, nähere Auskünfte über die Krankheit zu erhalten. Vor allem wollten wir wissen, welche Folgeschäden durch die intensive Behandlung (Operation, Bestrahlung, Chemotherapie) entstehen würden. Am meisten beschäftigte uns die Frage, ob unsere Tochter hinterher noch imstande sei, ein lebenswertes Leben zu führen. Diese Frage wurde von der Klinik sehr abstrakt und relativ beurteilt. In jedem Fall lasteten die Sorgen und die Verantwortung für dieses junge Leben auf uns, und wir hatten das Gefühl, bei jedem Eingriff und bei jeder Therapie ein Todesurteil unterschreiben zu müssen. Gern hätten wir zu diesem Zeitpunkt Kontakt mit Eltern aufgenommen, die uns mit ihrer Erfahrung einen gewissen Halt gegeben hätten.

Dankbar waren wir schließlich, als wir nach fast einem halben Jahr erfuhren, daß sich ein sogenannter Elternstammtisch gebildet hatte. Ziel des Stammtisches war es, daß jeder über seine persönlichen Probleme sprechen konnte. Der erste Abend war furchterregend und beruhigend zugleich. Furchterregend deshalb, weil andere Eltern ebenso schreckliche Erfahrungen hatten wie wir. Beruhigend wirkte, das Gefühl vermittelt zu bekommen, daß wir nicht allein mit den schwerwiegenden Problemen dastanden.

Viele Eltern der ersten Stunde blieben dem Stammtisch fern, sicherlich wohl aus dem Gefühl heraus, nicht auch noch die Probleme anderer Eltern auf sich laden zu können und sich damit auseinandersetzen zu müssen. Ein fester Stamm bildete sich langsam, der sich schließlich zu einer Selbsthilfegruppe formierte.

Uns hat die Gruppe einen sehr starken Halt geben können, nachdem unsere Tochter nach sieben Monaten des Leidens den von ihr gewünschten Frieden fand. Wir konnten in der Gruppe jederzeit offen über alle Probleme und Empfindungen sprechen. Wir haben uns fort verstanden gefühlt. Vor allem konnten wir mit der Zeit unsere Schuldgefühle abbauen, die zwangsläufig nach so einem Leidensweg unserer Tochter auftraten, und die Trauer um den Verlust unseres Kindes etwas leichter verarbeiten.

Aber nicht nur uns wurde geholfen. Durch die intensive Problemverarbeitung gaben wir wiederum anderen Eltern die Kraft, in gewissen Situationen klare Entscheidungen treffen zu können. Nun besteht die Selbsthilfegruppe schon über ein Jahr. Wir sind noch dabei und hoffen, daß wir aufgrund unserer Erfahrung mit dazu beitragen können, vielen Eltern ihr schweres Schicksal ertragen zu helfen. Den seelischen Halt geben zu können ist für uns das wichtigste Ziel.

Frau W.:

Am 5.8.1977 erkrankte mein 5jähriger Sohn Malte an Leukämie. Am 30.3.1979 hatte ich Gelegenheit, in die Selbsthilfegruppe zu kommen.

Erstmalig seit der Erkrankung meines Kindes hatte ich das Gefühl, mit Menschen zusammen zu sein, die offen sind und Zeit haben für die seelischen Probleme meiner ganzen Familie. In den 1½ Jahren medizinischer Betreuung in der Klinik waren einschneidende und schwerwiegende Erlebnisse auf Malte und damit auf mich eingestürzt: der Schock der Diagnose, die Chemo-Therapie und ein Rezidiv nach wenigen Monaten. Für die Behandlung meines Sohnes wurde Sorge getragen von einem einfühlsamen Arzt, auf meine Fragen erhielt ich selbstverständlich und zu jeder Zeit Antworten. Nur: Mit diesen blieb ich allein. Erst in der Selbsthilfegruppe spürte ich Gemeinsamkeit, fand ich meine Zweifel bei anderen wieder, dort konnte ich quälende Gedanken aussprechen und dankbar fühlen, daß ich auf einem schweren Weg begleitet werde. Es war eine von mir sehr begehrte und große Hilfe, Menschen gefunden zu haben, die sich dem gleichen Problem – nämlich ein todkrankes Kind zu haben – stellen mußten, die sich mit mir einließen auf alle damit verbundenen Fragen und Ängste. Gemeinsam suchten wir nach Möglichkeiten, den gesunden Geschwisterkindern zu helfen, sie über der Sorge um das erkrankte Kind nicht zu vergessen. Gemeinsam fragten wir danach, wie sich eine Ehe unter dieser großen Belastung entwickeln, neu gestalten und bewähren kann. Wir diskutierten mit Ärzten über Forschung und Behandlung, mit Psychologen über die seelische Situation des todkranken Kindes und über unsere persönlichen Schwierigkeiten. Mit Theologen überlegten wir, wie wir mit unseren Kindern von Gott sprechen können und welche Hoffnung wir über den Tod hinaus haben.

Durch die Selbsthilfegruppe habe ich Eltern kennengelernt, die bereit waren, über das Sterben ihres Kindes zu sprechen – die gewillt waren, mich an ihrer schmerzvollen Erfahrung teilhaben zu lassen –, die in der Lage waren, von Tod und Trauer zu erzählen. Diesen Eltern fühle ich mich tief verbunden, sie waren die größte Hilfe für mich, sie hatten entscheidend Anteil daran, daß ich Schritt für Schritt – unter Tränen und Schmerzen – an Sterben und Tod meines Kindes denken konnte. Auch jetzt – nachdem Malte gestorben ist – fühle ich mich geborgen und aufgehoben in der Gruppe und versuche, andere Menschen an dem bittersten und zugleich entscheidendsten Entwicklungsprozeß meines Lebens teilhaben zu lassen.

Ich möchte noch darauf hinweisen, daß ich die Selbsthilfegruppe nicht als Gegensatz zu der Gruppe der behandelnden Ärzte und Schwestern empfinde, sondern als Ergänzung.

Kritisieren möchte ich an der Selbsthilfegruppe, daß sie bisweilen einen moralischen Druck ausübt auf jene Menschen, die nicht bereit oder in der Lage sind, über ihre Gefühle und Empfindungen zu sprechen. Es ist zwar spürbar, daß eine Selbsthilfegruppe von der Offenheit und Spontaneität ihrer Mitglieder lebt und getragen wird – dennoch sollten sich auch und gerade die Menschen, die uns schweigend gegenübersitzen, von der Gruppe angenommen fühlen können.

Frau B. W.:

Tödlich verunglückte Kinder, Mord und Totschlag sind Schlagzeilen, die wir in jeder Zeitung finden. Fällt aber das Wort »Krebs« im Zusammenhang mit Kindern, wird nur von den sensationellen Erfolgen und Heilungen gesprochen. (In Prozenten genau berechnet!) Warum? Weil es jeden einzelnen von uns morgen treffen könnte? Ist die Angst vor Krebs bei uns allen so groß, daß wir nicht mehr frei und objektiv darüber reden können? Warum sonst wird in der Presse schon von Heilung gesprochen, wenn Kinder gerade ½ oder 1 Jahr in der Behandlung stehen? Jeder, der sich mit der Problematik befaßt hat, weiß, wie unsinnig es ist, in den ersten Jahren von Heilung zu sprechen. Sieht es so aus, daß Kinder zwar tödlich verunglücken, aber nicht an Krebs sterben dürfen?

Wir sind auch für Aufklärung, damit notwendige Behandlungen in den dafür eingerichteten Zentren durchgeführt werden. Aber ist es richtig, darüber unsachlich zu berichten? Wo bleiben all diejenigen, die ihre Kinder verloren haben und die, die ihre Kinder noch verlieren werden? Sollten wir nicht auch einmal an sie denken? Warum scheuen wir uns bei krebskranken Kindern vom Tod zu sprechen? Warum wird dieser verleugnet? Ist es so unerträglich, mit diesem Gedanken zu leben? Wir wissen, daß es nicht so ist!

Wir hatten eine Tochter, die mit 1¾ Jahren an akuter Lymphoblastenleukämie erkrankte. Vom ersten Tage an wußten wir, daß die Überlebenschancen nicht sehr hoch waren. Wir haben mit allen Mitteln, die uns zur Verfügung standen, um das Leben dieses Kindes gekämpft. Trotzdem war ein Rückfall nach fast zwei Jahren nicht zu verhindern. Auch dann haben wir nicht aufgegeben, sondern einer ganz drastischen Behandlung zugestimmt, weil wir uns eine längere Lebenszeit für unser Kind erhofften. Doch der erwünschte Erfolg blieb aus. Unsere Tochter starb 2 Monate nach Beendigung dieser massiven Therapie. Nicht an den Folgen der Behandlung, sondern an Blutkrebs.

In diesen Jahren der Erkrankung ist sie trotz Krankenhausaufenthalten, Punktionen, Spritzen und ständiger Medikamenteneinnahme zu einem fröhlichen, ausgeglichenen und aufgeschlossenen Menschen herangewachsen. Lag es vielleicht daran, daß wir den Tod akzeptierten, ohne das Leben zu verneinen?

Sollten nicht alle Eltern krebskranker Kinder die Möglichkeit haben, sich mit diesen Gedanken auseinanderzusetzen, bevor sie von der Tatsache des Todes überrollt werden?

II. Selbsthilfe durch Aktionen im Versorgungssystem

Übersicht über die einzelnen Beiträge

Während im Abschnitt 1, S. 25–60, die Bewältigung von Krankheiten durch *gegenseitige Hilfe innerhalb von Gruppen* im Vordergrund stand, geht es im Abschnitt 2 vorwiegend um *nach außen gerichtete Aktivitäten* von Selbsthilfegruppen, d.h. um die Verbesserung der modizinischen und psychosozialen Versorgung.

In vielen Zusammenschlüssen werden nach innen *und* nach außen gerichtete Ziele verfolgt. Die letzte Gruppe des Abschnitts 1 ist gleichzeitig Teil des in der ganzen Bundesrepublik verbreiteten *Aktionskomitees »Kind im Krankenhaus«. (S. 63ff).* Viele ähnliche und teilweise gleiche Ziele verfolgt der *Arbeitskreis Berliner Kinderkliniken* (S. 63ff). Aus ihrer Sicht, d.h. der Sicht von Klinikmitarbeitern, heißt das Problem: »Kinder im kranken Haus.« Die Beiträge S. 57ff und S. 63ff zusammengenommen verdeutlichen beispielhaft, was wir als eine der Kernthesen dieses Buches vermitteln möchten: Viele Probleme – hier die Probleme von Kindern im Krankenhaus – haben so vielschichtige Ursachen, daß sie entsprechend vielschichtig bekämpft werden müssen; direkt Betroffene und indirekt Betroffene (wie Angehörige und hauptberufliche Helfer) brauchen sich gegenseitig. Das Wort »gemeinsam« im Titel dieses Buches bezieht sich auf sie alle!

Der *Aktionskreis 71* (S. 68ff) ist ein weiteres Beispiel für die enge Verflechtung nach innen und nach außen gerichteter Ziele in vielen Selbsthilfegruppen. Er ist weiterhin Beispiel für einen relativ »etablierten« Zusammenschluß: eingetragener Verein, eigener Etat, eigene Räume. Der Arbeitskreis 71 hat eine wichtige Rolle gespielt bei der Entstehung von Selbsthilfegruppen in Hamburg: Als nach einem Vortrag Prof. Moellers in der Hamburger Universität eine Diskussion der Hörer über den Zusammenschluß zu Selbsthilfegruppen plötzlich abgebrochen werden mußte, war der AK 71 in der Lage, seine Räume für eine Fortsetzung dieses Vorhabens anzubieten. Als dieses Treffen stattfinden sollte, waren allerdings nochmals Solidarität und rasches Improvisieren nötig: Durch einen Hinweis im Hamburger Abendblatt waren viel mehr Selbsthilfeinteressenten (ca. 200) gekommen, als die Räume des AK 71 fassen konnten. Dank der Vermittlung von Reinhard aus dem »Schwarzmarkt« (einem Informationszentrum von und für »Alternativgruppen«) gelang es, größere Räume in der Katholischen Studentengemeinde zu bekommen. An diesem Abend entstanden zahlreiche neue Selbsthilfegruppen.

Der folgende Beitrag stammt von einem *Patientenschutzverband* (S. 75ff). In solchen Verbänden geht es meist nicht nur um die Durchsetzung der Rechte von medizingeschädigten Patienten, sondern gleichzeitig um die Veränderung der Faktoren, die »Kunstfehler« (und Kunstfehlerprozesse) bedingen.

Auch der nächste Beitrag zeigt, daß bei Selbsthilfe durch Aktionen im Versorgungssystem die Zusammenarbeit zwischen Betroffenen und Professionellen nötig ist und meist auch tatsächlich stattfindet. Wie bei der *Bürgerinitiative für die Erhaltung einer Abteilung, die »sanfte Geburt« praktiziert* (S. 83ff), sind Adressaten des Protestes von Professionellen und unmittelbar Betroffenen meistens kommunale Behörden oder andere staatliche Stellen. Vor lauter Rechtsvorschriften, Bürokratie und »Sparmaßnahmen« geraten den »Verantwortlichen« die Wünsche und Bedürfnisse der Bürger oft total aus dem Blickfeld. Eine demokratische Mitwirkung an der Planung und Durchführung der Gesundheitssicherung gibt es – im Gegensatz beispielsweise zu angloamerikanischen Ländern – in der Bundesrepublik bisher nicht. Trotz aller sonstigen Unterschiede von Gesundheitsselbsthilfegruppen liegt hierin doch ein gemeinsames Ziel; dieses gemeinsame Ziel einer Demokratisierung des Gesundheitswesens könnte die Selbsthilfebewegung vereinen und in Zukunft zu einem bedeutsamen gesellschaftlichen Einflußfaktor werden lassen.

Die beiden folgenden Beiträge behandeln *Initiativgruppen von Arbeitslosen und Sozialhilfeempfängern* (S. 87ff, S. 93ff), die ebenfalls ihre Interessen gegenüber kommunalen oder staatlichen Instanzen durchzusetzen versuchen, gleichzeitig aber auch ihre psychosoziale Situation durch gegenseitige Hilfe verbessern wollen. An diesen Beiträgen wird (besonders) deutlich, daß unsere Einteilung der ersten 3 Abschnitte etwas Künstliches hat, d.h. daß die real existierenden Gruppen oft mehreren Abschnitten zugeordnet werden könnten. Arbeitslosen- und Sozialhilfeinitiativen hätten ebensogut in Abschnitt 1 gepaßt, weil es sich um Selbsthilfe bei Lebensproblemen handelt. Auch der folgende Abschnitt 3 (S. 97–130) über präventive Gesundheitsselbsthilfe wäre geeignet gewesen: Viele Krankheiten sind Folgeerscheinungen oder Ausdruck sozialer Probleme, wie sie bei Arbeitslosen und Sozialhilfeempfängern gehäuft vorkommen. Indem Arbeitslose und Sozialhilfeempfänger ihre soziale Situation verbessern, helfen sie gleichzeitig möglichen Erkrankungen vorzubeugen.

Selbstdarstellungen einer Eltern- und einer Professionelleninitiative

Kinder im Krankenhaus

Aktionskomitee Kind im Krankenhaus (Hamburg)

Wir sind eine bundesweite Elterninitiative, die sich für die Verbesserung der Situation der Kinder im Krankenhaus einsetzt.

Einige Schritte wurden auf diesem Wege schon erreicht, wie z.B. tägliche *Besuchszeiten* auf allen Kinderstationen. Jetzt bemühen wir uns weiter, die Besuchszeiten auf den Kinderstationen so einzurichten, daß die Eltern ihre Kinder zu den von ihnen gewählten Zeiten besuchen können.

Die Möglichkeit der *Müttermitaufnahme* gibt es seit Dezember 77 in *Rothenburgsort* und seit Juni d.J. im *Altonaer* Kinderkrankenhaus. Um die Müttermitaufnahme auch in anderen und in staatlichen Krankenhäusern zu erreichen, muß die wichtige Frage der Finanzierung geklärt werden. Wir führen darüber z.Z. Verhandlungen mit den Krankenkassen.

Um die *Umwelt* der Kinder im Krankenhaus zu verschönern, versuchen wir, die Stationen kindgerechter zu gestalten. Das bedeutet, für farbige Stationen zu sorgen, in denen Kinder sich auch in gewissem Umfang selbst helfen können, z.B. dadurch, daß Installationen in Kinderhöhe angebracht werden; kinderfeindliche Technik (z.B. in der Intensivpflege) muß geändert werden.

Wir beteiligen uns an der Konzeption von Modellkrankenhäusern und werden uns an der Feinplanung des Allgemeinen Krankenhauses *Barmbek* beteiligen.

Ein Hauptschwerpunkt unserer Arbeit ist die verbesserte *Information* der Eltern. Dabei geht es um die Hilfe bei der Betreuung der Kinder, aber auch um eine intensive und korrekte Vorbereitung der Kinder vor einer Krankenhauseinweisung sowie um das Aufarbeiten des Krankenhausaufenthaltes im Anschluß. Die Eltern müssen lernen, im Umgang mit Ärzten und Pflegepersonal ein partnerschaftliches Verhältnis aufzubauen. Die Eltern sollten keine Angst davor haben, Fragen zu stellen und sich Zusammenhänge erklären zu lassen. In diesem Sinne haben wir ein Patientenheft entwickelt, das einerseits den Eltern Aufklärung gibt und andererseits für Kinder die notwendige Information in Form eines Bilderbuchs bietet.

Unser Verein besteht seit 10 Jahren unter dem Dachverband:

»Aktionskomitee Kind im Krankenhaus« e. V.

Es gibt ca. 50 Ortsgruppen innerhalb der Bundesrepublik. Unser Hamburger Verein hat z. Z. ca. 150 Mitglieder.

Dachverband:
c/o Irmgard Folkers
Vogelsbergstr. 4,
6378 Oberursel/Ts.
Tel.: 06171/3606

Hamburger Büro:
Eppendorfer Weg 271
2000 Hamburg 20
Tel.: 040/4801108

Arbeitskreis Berliner Kinderkliniken

Zur Geschichte des Arbeitskreises

Die Geschichte des Arbeitskreises *Berliner Kinderkliniken* ist eigentlich nichts anderes als die Geschichte der Auswirkungen rigoroser Sparpolitik des Senats im Gesundheitswesen. Schon lange waren die Ergebnisse des Krankenhausfinanzierungsgesetzes und Landeskrankenhausgesetzes für Personal und Patienten deutlich spürbar geworden. Starre Personal- und Belegungszahlen, die sich nicht mehr an der Realität des Krankenhausalltags orientierten und zu unzumutbaren Bedingungen führten, hatten etliche Beschwerdebriefe und Eingaben von Betroffenen an die Verantwortlichen entstehen lassen, die aber fast alle ohne Resonanz blieben.

Am 8. November 1978 schließlich trafen sich Kolleginnen und Kollegen aus den Berliner Kinderkliniken im ÖTV-Haus, um endlich über geeignete Maßnahmen gegen Mißstände zu diskutieren, die auch dem wachsenden Unmut des Personals Ausdruck verleihen sollten. Eine Arbeitsgruppe trug Zahlen und Material zusammen und erarbeitete eine Resolution für eine Unterschriftensammlung, die als Anzeige im Tagesspiegel erscheinen sollte. In kurzer Zeit unterschrieben 440 Kolleginnen und Kollegen und spendeten 6000 DM für die Veröffentlichung, nachdem die ÖTV ihre zunächst zugesagte Unterstützung zurückgenommen hatte.

Die erste Reaktion des Senators war nun nicht etwa sofortige Abhilfe durch zusätzliche Pflegekräfte. Vielmehr trommelte er die Chefärzte der Kliniken zusammen, um sich von ihnen persönlich das Gegenteil der angeprangerten Mißstände bescheinigen zu lassen. Als dieses Unternehmen scheiterte, machte Herr Pätzold eine schnelle Zusage, um die ersten Wogen zu glätten: Jede Kinderstation soll eine zusätzliche Pflegekraft erhalten. Unklar bleibt allerdings, woher die dafür notwendigen Mittel langfristig kommen sollen.

In einer Pressekonferenz am 23. Februar bestärkt die Initiative nochmals die erhobenen Vorwürfe und widerspricht auch nachdrücklich dem Argument, die Verantwortlichen hätten von allem nichts gewußt.

Nachdem dann auch die ÖTV mit halbseitigen Anzeigen in der Berliner Presse auf die Mißstände hinweist, fährt Erich Pätzold ein hier in Berlin besonders wirksames Geschütz auf. In einer Pressekonferenz am 26.2.79 schätzt er die Misere im Gesundheitswesen aus seiner Sicht ein: *»Kommunisten bereiten Klinik-Streik vor.«* Die Taktik ist offensichtlich: Auf der einen Seite versucht Pätzold die Situation zu entschärfen, indem er von saisonalen Engpässen spricht und mit spärlichen und unsicheren Zusagen das Personal abzuspeisen versucht; auf der anderen Seite wandelt er in der Öffentlichkeit das tatsächliche Ausmaß der Misere in eine Erfindung der Kommunisten um, die einen für ihre Ziele nützlichen Streik schüren wollen.

Die Empörung auf seiten des Personals und der Gewerkschaft ist groß: Beschäftigte des *Humboldtkrankenhauses* widersprechen dem Senator in einer eigens finanzierten *Tagesspiegelanzeige.* Am 7. März versammeln sich ca. 1500 Kolleginnen und Kollegen bei einer Veranstaltung zum Gesundheitswesen *»UNS REICHT'S«* in der *Hasenheide,* zu der Personalräte, Vertrauensleute und Kollegen/innen aus über 20 Krankenhäusern eingeladen hatten. Dort wird in den verschiedenen Beiträgen deutlich, daß die Auswirkungen der Sparpolitik in fast allen Berliner Krankenhäusern gleich sind.

Am 14. März beteiligen sich dann über 2000 Personen an einer Demonstration in *Neukölln* für eine bessere Gesundheitsversorgung. Der Demonstrationszug wird auf seinem Weg gut beschützt – viele gestrichene Betten sind ganz offensichtlich im Polizeietat gelandet.

Am 18. März finden schließlich die Wahlen zum Abgeordnetenhaus statt.

Pätzold wird zwar als Gesundheitssenator wiedergewählt, doch wakkelt dabei sein Stuhl etwas.

In der folgenden Zeit betreibt der Arbeitskreis *KiKli* hauptsächlich Öffentlichkeitsarbeit. So am 1. Mai mit einem Flugblatt und am 19. Mai mit einem weiteren Flugblatt und einem Spiel- und Informationsstand auf dem Info-Markt der *»Westberliner Kindertage«.* Nach der Aktionswoche der ÖTV im Gesundheitswesen im Juni 1979 gab es dann zwar nicht mehr so viele spektakuläre Ereignisse, doch die mühsame kontinuierliche Arbeit begann. Es fanden noch einige Interviews im sfb-Kinderfunk und Frauenfunk statt. Regelmäßig alle 14 Tage treffen wir uns seitdem im ÖTV-Haus und erarbeiteten als erstes Ergebnis in der inhaltlichen Auseinandersetzung mit der Misere im Gesundheitswesen die Broschüre, aus der diese Selbstdarstellung stammt.

Unser Wissen über die psychischen Vorgänge bei Erkrankungen von Kindern ist sicherlich lückenhaft. Andererseits sind die Folgen eines Krankenhausaufenthaltes in mehreren Arbeiten relativ gut dokumentiert. Hieraus resultiert die Schwierigkeit, daß wir einerseits die Notwendigkeit sehen, die bestehende Situation in den Berliner Kinderkliniken zu verändern, andererseits bei der vielschichtigen Problematik keine Idealkonzepte existieren können.

Unsere Forderungen müssen deshalb in vieler Hinsicht noch unpräzis bleiben. Wenn wir jedoch das Krankenhaus als Ursache für Verhaltensstörungen von Kindern erkannt haben, so wird es notwendig, zuallererst die Anzahl der Aufnahmen in den Kinderkliniken auf eine unumgängliche Anzahl zu beschränken. Hierbei muß allerdings die Versorgung zu Hause gesichert sein.

1. Erhöhung der Freistellungstage im Krankheitsfall des Kindes für die Bezugsperson.
2. Ausbau der Hauskrankenpflege.
3. Engere Verzahnung zwischen ambulantem und stationärem Bereich (z.B. Tageskliniken, poliklinische Einheiten). Ist eine Aufnahme in eine Kinderklinik unumgänglich, so sollte in jedem Fall der Kontakt zwischen dem kranken Kind und der Bezugsperson erhalten bleiben.
4. Ausbau des rooming-in.
5. Freizügige Besuchsregelung (schon weitgehend verwirklicht). In dem Fall, daß die Bezugsperson nicht in der Lage ist, dem Kind die notwendige Unterstützung zu geben (z.B. Arbeit, eigene Krankheit), müssen andere Personen an ihre Stelle treten. Realistischerweise muß gesehen werden, daß in absehbarer Zukunft diese Situation eine der häufigsten Bedingungen sein wird, unter der ein krankes Kind im Krankenhaus wieder gesund werden muß. In verschiedenen europäischen Ländern (z.B. Holland, England) wurden Versuche durchgeführt, im Krankenhaus bei Abwesenheit der Mutter oder des Vaters letztere durch eine Person zu vertreten, deren Aufgabe allein in der Betreuung einer kleinen Gruppe von kranken Kindern besteht. Uns erscheint es jedoch viel dringender, die natürliche Kontaktperson im Krankenhaus – die Kinderkrankenschwester – zu entlasten und ihr die Möglichkeit zu geben, wieder intensive Kontakte zu den Kindern herzustellen. Der bestehende Personalmangel in den Berliner Kinderkliniken läßt dies z. Z. nicht zu. Ganz eindeutig handelt es sich bei dem herrschenden Personalmangel und dem weiteren Abbau von Stellen um ein Hauptproblem, das eine humanere Krankenversorgung nicht zuläßt.

6. Abbau des bestehenden Personalmangels. Erhöhung des Schwesternschlüssels. Die psychischen Probleme kranker Kinder müssen ein anderes Gewicht in der Ausbildung des gesamten Krankenhauspersonals bekommen.
7. Einrichtung je einer Stelle für Erzieher(innen) oder Beschäftigungstherapeuten pro Station. Ein großer Teil der in den Kinderkliniken aufgenommenen Kinder leidet schon an Verhaltensstörungen. Eine entsprechende Versorgung dieser Kinder existiert z.Z. nur ansatzweise.
8. Einrichtung von Stellen für Pädagogen, psychosomatisch geschultem Personal und Psychotherapeuten in den Berliner Kinderkliniken.

Martin Kopp

Der Aktionskreis 71, Verein für Sozialpsychiatrie

Unsere Gesellschaft bewertet einen Herzinfarkt, einen Gipsverband und drei schwarze Punkte auf gelbem Grund mit der nötigen Objektivität. Einer bestimmten Krankheit gegenüber hat die Umwelt jedoch noch keine angemessene Einstellung gefunden: der psychischen Erkrankung. Unverständnis, Mißtrauen und sozialer Abstieg bis hin zum Ausschluß aus der Gesellschaft bedrohen den, der aus einer psychiatrischen Klinik oder Anstalt zurückkehrt. Für die meisten schließt sich damit ein Teufelskreis. Denn mit seiner Entlassung hält den ehemals psychischen Kranken seine Umgebung noch lange nicht für gesund. Sie akzeptiert ihn nicht, obwohl sich doch gerade in ihr seine Gesundheit und Wiedereingliederung vollziehen muß. Die Isolation treibt ihn in die Krankheit zurück. Erneut wird ärztliche Behandlung unumgänglich, und Mitarbeiter, Freunde und Familie ziehen sich von ihm zurück. In den Krankenhäusern können Ärzte und Schwestern nur Voraussetzungen zu einer Neueingliederung schaffen. Die entscheidende persönliche Hilfe steht in den meisten Fällen aus.

Gründung des ak 71

Im Februar 1971 griffen einige Patienten des fünften Stocks der *Eppendorfer* Psychiatrie dieses Problem auf. Ausgehend von der Frage *»Wo ist der Standort des psychisch Kranken in der Gesellschaft?«* begannen sie nach Wegen zu suchen, wie Vorurteile abzubauen seien und den Betroffenen wirksame Hilfe geleistet werden könnte.

Der entstehende Patientenkreis gliederte sein Aufgabengebiet in zwei Gruppen:

1. *Direkte Hilfe,* die sich auf Hilfe bei Arbeits- und Wohnbeschaffung, bei der Freizeitgestaltung, in sozialen Fragen und anderen Gebieten bezog.
2. *Indirekte Hilfe,* die als *»steter Tropfen verstanden (wurde), der den Stein, unsere Umwelt, unsere Konsumgesellschaft mit dem Leistungsprinzip, höhlt, um eines fernen Tages der Problematik eines psychisch Kranken sich aufgeschlossen zu zeigen«.*

War die Intention zunächst mehr darauf gerichtet, sich theoretisch mit den oben genannten Problemen auseinanderzusetzen, was zu einem Rückgang der Gruppe führte, so sind die grundlegenden Fragestellungen kurze Zeit darauf wieder aufgegriffen worden.

Der Schwerpunkt der zukünftigen Arbeit sollte neben der kritischen Reflexion gesellschaftlicher Verhältnisse und deren Auswirkungen in der Psychiatrie vor allem in der praktischen Arbeit, der sinnlich erfahrbaren Hilfeleistung liegen.

Um die Voraussetzung für ein verbindlicheres Arbeiten innerhalb der Gruppe und nach außen zu schaffen, als Gesprächspartner akzeptiert zu werden und damit den Forderungen mehr Nachdruck zu verleihen, haben Gespräche über mögliche Organisationsformen stattgefunden mit dem Ergebnis, daß im September 1971 die Gründungsversammlung des ak 71 stattfand und im September 1972 die Vereinseintragung als Verein für Sozialpsychiatrie erfolgte.

Mit der Satzung haben sich die Mitglieder des ak 71 eine basisdemokratische Verfassung *erarbeitet,* die Eigenmächtigkeiten einschränkt und die Verantwortung des einzelnen fördert.

In den wöchentlich stattfindenden Mitgliederversammlungen werden alle wesentlichen Entscheidungen getroffen; die aus vereinsrechtlichen Gründen gewählten Vorstandsmitglieder sind weisungsgebunden und den Mitgliedern gegenüber rechenschaftspflichtig. »Erarbeitet« meint, daß die basisdemokratische Verfassung nach dem Modell des Rätesystems in einem längerfristigen Prozeß entwickelt wurde. Hatte der Vorstand und der damals existierende Beirat noch weitergehende Entscheidungsbefugnisse (der Beirat wählte z.B. den Vorstand), so sind diese nach und nach modifiziert und reduziert worden.

Dokumentiert wird dies in den verschiedenen Fassungen der Satzung, vom ersten Satzungsfragment vom August 1971 bis zur – vorläufig – letzten Satzungsfassung vom Februar 1976.

Die in der Satzung skizzierten Aufgaben und Ziele sind in den nachstehend aufgeführten Arbeitszirkeln konkretisiert und weiterentwickelt worden:

- Werbung, Presse, Archiv, Literatur
- Bestehende Modelle (Kontaktaufnahme z.B. mit Release; Ochsenzoll; AA; Club 70 u.a.)
- 1. Wohnungs- und Arbeitssuche
  2. Freizeitgestaltung und Patientenprobleme
- Satzung, Finanzen, Beiträge

Konsolidierung

In der praktischen Vereinsarbeit erfuhr der ak 71 als kleiner Verein sehr schnell die Grenzen seiner Möglichkeiten. Die Idee einer *»reinen Patientenselbsthilfe«* wurde bald zugunsten des Konzepts eines gleichberechtigten partnerschaftlichen Zusammenarbeitens mit Ärzten, Schwestern, Pflegern, anderen Fachleuten wie Psychologen, Sozialarbeitern und nicht zuletzt engagierten Bürgern aufgegeben. Die Erwartungen der Mitglieder des ak 71 wurden nur teilweise erfüllt.

Solidarität durch gesellschaftskritische Fachleute blieb begrenzt und kurzfristig, Unterstützung durch eine sozial eingestellte Öffentlichkeit fehlte weiterhin weitestgehend. Dabei hatten die ak-Mitglieder recht früh erkannt, daß *»die Menschen, die mit ihren seelischen Angelegenheiten nicht alleine zurechtkommen, nur die Spitze eines Eisberges sind, die man sieht, während doch der ganze Eisberg aus demselben Stoff besteht. Die Neurotiker und Psychotiker leiden unter denselben Verhältnissen wie viele oder alle«* (ak-info Nr. 2, Sept. 72;/vgl. auch SPK-Dokumentation).

Welche Erwartungen an alle Mitglieder im ak 71 gestellt wurden und werden, geht aus einem Artikel im ak-info Nr. 4 vom Juni 1973 hervor:

»Der ak 71 betreut sich selber. Wer sich uns anschließt, muß nur bereit sein, seine Macht draußen zu lassen und seine Freundschaft und sein jeweiliges Wissen und Können partnerschaftlich einzubringen. Dann ist es unerheblich, ob derjenige mal Patient genannt wurde oder nicht.«

Hauptsächlich auf sich allein gestellt, haben die Mitglieder des ak 71 versucht herauszufinden, was sie brauchen, versucht, ihre gesellschaftliche Rolle zu begreifen und darüber hinauszukommen, sich untereinander zu helfen und durch positive zwischenmenschliche Beziehungen Selbstvertrauen zu gewinnen und ein Zusammengehörigkeitsgefühl zu entwickeln.

Aktivitäten des ak 71

Die Arbeit der Mitglieder des ak 71 ist von den in der Satzung und der Konzeption festgelegten Aufgaben und Zielen bestimmt worden. Sämtliche Aktivitäten in diesem Bericht darzustellen würde die vorgegebene Seitenzahl um ein Vielfaches überschreiten. Es werden daher nur einige subjektiv ausgewählte Tätigkeiten kurz dargestellt.

Helfende und beratende Betreuung
Arbeitsgruppen über Rehabilitation und Rechtshilfe; Besuchergruppen in Kliniken;

Kontakte und Hilfen der ak-Mitglieder untereinander, z.B. Hausbesuche von Mitgliedern/Nichtmitgliedern untereinander, besonders in Zeiten persönlicher Krisen. (In einem Fall konnten wir mit einem Minimum an Psychopharmaka, einem Maximum an persönlichem Einsatz und geeigneten Räumlichkeiten eine Zwangseinweisung in die Psychiatrie verhindern.)

In Zusammenarbeit mit der Humanistischen Union soll in Hamburg ähnlich dem SSK-Köln ein Beratungs- und Beschwerdezentrum aufgebaut werden.

Der als fester Termin – täglich zwei Stunden von 18.00 h bis 20.00 h – eingerichtete Telefondienst im ak 71 wird bisher wenig in Anspruch genommen, er hat – noch – nicht den nötigen Bekanntheitsgrad erreicht.

Öffentlichkeitsarbeit

Podiumsdiskussionen mit Politikern und Fachleuten über Themen wie »Herkömmliche Psychiatrie und Sozialpsychiatrie; Ist die Psychiatrie noch zu retten?«

Vorträge über Psychopharmaka; Sucht und Abhängigkeit; Wohngemeinschaften...

Diskussionsveranstaltungen wie der Fragenzyklus:

Warum ist der einzelne in der Psychiatrie gekommen? / Welche Bedeutung hat es für den einzelnen, in Behandlung zu sein (gesellschaftlich)? / Welche Diagnose und/oder welche Behandlungsmethoden wurden und werden angewandt? / Warum werden Diagnosen gegeben? / Welche Bedeutung und Folgen hat die Diagnose für den einzelnen? oder der Fragenzyklus:

»Familie, Gesellschaft und seelische Krankheit«

In einem Thesenpapier wurde von Mitgliedern des ak 71 Kritik an den Patientenvorstellungen im Rahmen von Psychiatrievorlesungen und Kritik an der psychiatrischen Ausbildung geübt. Der Aufruf »Solidarisiert Euch mit den Forderungen des ak 71, stimmt gegen Patientenvorstellungen« fand die Unterstützung von Studenten und Patienten und führte trotz widersprüchlichen und verwirrenden Verhaltens einiger ak-Mitglieder zur Abschaffung der Patientenvorführungen. An ihrer Stelle wurde in selbstorganisierten Arbeitsgruppen von Patienten und Studenten über folgenden Themen gearbeitet:

1. Krankheitsbegriff
2. Antipsychiatrie
3. Veränderung der Gesundheitsversorgung
4. Kritik der sog. »Klinischen Psychologie«.

Von der Öffentlichkeitsarbeitsgruppe wurden Informationspapiere über den ak 71 und dessen theoretische und praktische Arbeit herausgegeben. Nach einer längeren schöpferischen Pause sind jetzt (1979/80) zwei Ausgaben der Patientenzeitschrift »Signale« erstellt worden

Arbeitsgruppen (AG)

Im ak 71 hat es eine Fülle unterschiedlicher Arbeitsgruppen gegeben. Mitglieder des ak waren an der Gründung von vier Wohngemeinschaften beteiligt (z. B. das Großkollektiv Kuddewörde); ein neues Wohngemeinschaftsprojekt ist geplant. Im ak-centrum gab es so unterschiedliche AGs wie Film-, Frauen-, Gesprächs-, Laienspiel-, Öffentlichkeits-, Selbsterfahrungs-, Theater-, Theorie-Arbeitsgruppen und viele andere mehr.

Stellvertretend für die oben genannten und für die nichtgenannten Arbeitsgruppen folgt jetzt eine kurze Darstellung zweier AGs:

Die *Theoriearbeitsgruppe »Angst im Kapitalismus«* hat folgende Schwerpunkte in ihrer Arbeit gesetzt:

1. Theoretische Arbeit (gesellschaftliche Analyse; Begriff des »Normalen« und des »seelisch Kranken«);
2. Politische Öffentlichkeitsarbeit am Beispiel Release, SPK-Heidelberg; Informationsarbeit; Wohngemeinschaften;
3. Erarbeiten eines Konzepts für ein linkes Patientenkollektiv;
4. Lernziel Solidarität (dazu gehört der Aufbau einer Selbsterfahrungsgruppe).

Während einer Plenumssitzung im Januar 1977 ist auf Initiative einiger ak-Mitglieder die Konzeption für eine neue »Gesprächsgruppe« diskutiert worden. Als gemeinsame Grundlage wurde gefunden:

- Ziel und Inhalt soll das Gespräch über persönliche Erlebnisse und Probleme sein (keine themenbezogene Diskussion);
- die Gruppenmitglieder führen gleichberechtigt die Gespräche, es gibt keine Gruppenleiter;
- zum besseren Kennenlernen sollen weitere Gruppenaktivitäten entwickelt werden wie Ausflüge, Feiern u. ä.;
- nach einem bestimmten, noch festzulegenden Zeitpunkt hat die Gruppe vor, evtl. Patenschaften von Patienten der Psychiatrie oder ähnliche Aufgaben zu übernehmen;
- die Gruppengröße soll 12–15 Personen umfassen;
- die Gruppendauer etwa 6 Monate betragen (Verlängerung möglich).

Die Gruppe hat 18 Monate existiert. Aus dem Erfahrungsbericht geht hervor, daß die Anfangsschwierigkeiten, wie sie auch bei anderen Gruppen beschrieben werden (z.B. unstrukturierte Gespräche, nicht auf eigene Probleme bezogen diskutieren, Machtkämpfe) vor allem durch die Offenheit einzelner Gruppenmitglieder überwunden wurden und eine Vertrauensbasis entwickelt werden konnte, die für die weitere konstruktive Gruppenarbeit wesentliche Voraussetzung war. Rückschläge im Gruppenverlauf ergaben sich hauptsächlich dadurch, daß die Gruppe grundsätzlich »offen« für jeden Interessierten war, einige Gruppenteilnehmer Schwierigkeiten hatten, ihre Probleme ihnen fremden Menschen gegenüber zu äußern und sich nicht so schnell auf »Neue« einstellen konnten und/oder wollten.

Das »centrum« des ak 71

Ein wichtiger Abschnitt in der Geschichte des ak 71 ist die Eröffnung des Kommunikationscentrums im Februar 1976 gewesen. Von Anfang an postuliert, scheiterte zunächst die Realisierung hauptsächlich an der Unmöglichkeit, geeignete Räume zu finden und die Finanzierung sicherzustellen. So mußten bis Anfang 1976 auch weiterhin die Untergruppen in Privatwohnungen tagen, was als Notlösung empfunden wurde. Erst nach intensiven Bemühungen, verstärkter Öffentlichkeitsarbeit und einer gut besuchten Podiumsdiskussion wurden dem ak 71 von der Sozialbehörde aus dem Titel »Zuschüsse für Hilfen an psychisch Kranke« Mittel zur Fehlbedarfsfinanzierung gewährt.

Die Erfahrungen in dem centrum schließen Intensivierung der Beziehungen von Mitgliedern, das Entstehen eines Gemeinschafts- und Solidaritätsgefühl untereinander, bei dem der einzelne akzeptiert wird und sich unabhängig von »Diagnosen« oder stigmatisierenden lebensgeschichtlichen Erfahrungen einbringen kann, ebenso ein wie Kontroversen und Auseinandersetzungen, die, wenn auch sehr selten, mit handgreiflichen Methoden geführt werden. Der von einigen ak-Mitgliedern neuerdings verwendete Begriff des »Aggressionscentrums« beinhaltet auch die Erfahrung, Aggressionen auszuagieren und durch gemeinsames Aufarbeiten der dahinterstehenden Ursachen neue Einstellungen und Verhaltensweisen zu entwickeln.

Statt eines Resümees und der Darstellung von Perspektiven:

»Ein Hauptziel unserer Existenz und Öffentlichkeitsarbeit liegt darin, immer wieder Fragen aufzuwerfen, die bestehenden Behandlungsformen und Lehrinhalte in Frage zu stellen und unserer Umwelt nachdrücklich zu zeigen, daß sie unmenschlich mit ihren Minderheiten umgeht. Als kleine Gruppe... können wir nur Bewußtsein wecken für die Strukturen, die die

Bürger eines Staates in Normale mit Menschenrechten und Abweichler ohne Menschenrechte einteilt.

Das andere Hauptziel ist davon untrennbar, nämlich daß wir untereinander gleichberechtigt miteinander umgehen lernen und unsere Selbstachtung und die Achtung der Gesellschaft erlangen wollen.« (ak-info Nr. 4, Juni 1973)

Dietmar Stutzer

Patienten-Hilfe

Wer Patientenhilfe zu betreiben versucht, der hat Betroffenheit nötig, Betroffenheit im doppelten Sinne: Er muß Betroffener sein, was nichts anderes bedeutet, als daß er nicht nur zum Schadensopfer des Medizinprozesses geworden ist, sondern daß ihm das auch bewußt werden konnte, was keineswegs immer zusammenfällt. Zugleich muß er aber auch betroffen sein, es muß ihn betroffen, ja erschrocken gemacht haben, nicht nur, daß bei der Medizin etwas passiert, sondern wie es passiert, und vor allem, wie es dann aufgearbeitet wird. Dieser soziale Status des Betroffenen ist offenbar unerläßliche Voraussetzung, denn die bisherigen 40 Monate der Arbeit der »Patientenhilfe« haben gezeigt, daß das sonst so üppig entwickelte Vorsorge- und Versicherungsdenken in unserer Gesellschaft dem Phänomen des Medizinschadens gegenüber völlig aussetzt.

Wenn nicht gerade ein Behandlungsschaden an den Gliedmaßen eingetreten ist, der allerdings keineswegs selten ist, dann benötigt nach den Beobachtungen der Patientenhilfe e. V. der Betroffene etwa zwei Jahre, bis er aus einer Art von Betäubungszustand wieder zu sich gekommen ist und erkennen kann, daß bestimmte Folgen einer Behandlung nicht schicksalhaft sein können, sondern mit Fehlleistungen des medizinischen Apparates zusammenhängen müssen.

Die Patientenhilfe konnte feststellen, daß es in unserer Gesellschaft keine einzige Institution gibt, weder ein Parlament noch eine Regierung, weder eine Partei noch eine Fraktion, weder eine Gewerkschaft noch einen Verband, weder eine Kirche noch eine karitative Einrichtung, weder ein Gericht noch einen Juristenverband, die bereit wären, die ja im Grunde doch naheliegende Tatsache anzuerkennen, daß bei dem nur allzu hoch entwickelten und mit viel zuviel finanziellen Mitteln gespeisten sogenannten Gesundheitsprozessen unserer sozialversicherten Gesellschaft ein bestimmter Teil derer, die diese Segnungen in Anspruch nehmen, zu Schaden kommt.

Die Gesellschaft hat deshalb ganz bestimmte Methoden entwickelt, um denjenigen, der an diese Sachverhalte erinnert, sei es, daß er von ihnen spricht, sei es, daß er materielle Folgen geltend macht, sei es, daß er einfach den Anblick eines körperlich Geschädigten bietet, zum Schweigen zu bringen. Diese Mittel bestehen in der Forderung z.B. nach *»Objektivität«*. Einer durch völlig unnötige Operationen (die nur mit dem Bedürfnis nach Übungsoperationen zu erklären sind) schwer verstümmelten Frau z.B. wird abverlangt, ihrem Schicksal gegenüber *»objektiv und streng sachlich zu sein, denn wenn man selber betroffen ist, dann sollte man sich ganz besonders um Sachlichkeit und Leidenschaftslosigkeit bemühen«*. Das sind Rezepte – man könnte auch sagen *»dumme Politikersprüche«* –, mit denen Abgeordnete Wähler bedienen, die so töricht waren, sich in ihrer ausweglosen Verzweiflung an diejenigen zu wenden, die sich ihnen vor Wahlen mit zuverlässigster Regelmäßigkeit als Wohltäter empfehlen. Die Zeiten von 1945 und später leben hier also weiter, als man den Überlebenden der Konzentrationslager gegenüber ihrem eigenen Schicksal ebenfalls *»strengste Objektivität und Sachlichkeit«* empfohlen hat, *»denn wenn man selber betroffen ist, dann...«*

Die Vertreter der Regierungen und der Parteien, die sie bilden, von heute sind auf diesem Gebiet bruchlose Träger der Verhaltensweisen der damals noch gar nicht so alten Nazis von 1945, die mit solchen Sprüchen der Gesellschaft die Rezepte dafür geliefert haben, wie sie sich der Kenntnisnahme des Unglaublichen entziehen konnte, das sie gerade eben angerichtet hatte.

Freilich handeln nicht nur Institutionen so, Privatpersonen machen es nicht anders. Wer zum Medizinopfer geworden ist, wer das weiß, wer sich um Rehabilitation, vielleicht sogar auch um Revanche – denn auch das ist verständlich – bemüht, und wer davon spricht, was mit ihm geschehen ist, der muß sich auf viel Einsamkeit einrichten können. Er wird nämlich feststellen, daß er in diesem Teil seines Schicksals auf einmal keine Kollegen, keine Freunde, vielleicht auch keine Familie mehr hat: von dergleichen hört man lieber nicht. Der Fall des jungen Ehepaares, das sein 10 Monate altes Baby nach einem medizinisch völlig harmlosen Säuglingsdurchfall durch ein unvorstellbares Unvermögen der behandelnden Ärztin verloren hat, ist exemplarisch: Nach etwa einem halben Jahr meldeten sich im sozialen Umfeld die ersten Stimmen zu Wort, die den Eltern empfahlen, die Sache doch nun langsam zu vergessen, sie sei ja auch schon eine Weile her und machen könne man sowieso nichts mehr. Nach etwa einem Jahr fand dann ein Bruder der betroffenen Mutter die richtigen Worte:
»Jetzt hört doch endlich auf, die Sache liegt doch schon ein ganzes Jahr zurück, macht Euch eben ein neues Kind!«

Das ist etwa repräsentativ für die Verhaltensformen, die die Gemeinschaft für den Medizingeschädigten in Bereitschaft hält. Wer das nicht ertragen kann und wer auch nicht bereit ist, durch eigene kämpferische Leistung sich selbst und seinen Anspruch auf Achtung und Wahrung seiner Rechte geltend zu machen, der sollte versuchen, das etwa entstandene Bewußtsein, ein Medizingeschädigter zu sein, so schnell wie möglich wieder zu verdrängen. Er wird nämlich die Feindseligkeit nicht ertragen, mit der ihn seine Umwelt behandelt, wenn er dieses Bewußtsein ausspricht.

Diese Erfahrung, die jeder der Gründer der Patientenhilfe gemacht hat, führte u. a. zur Gründung dieser Vereinigung im März 1977, die sich als Selbsthilfevereinigung, aber auch als Gruppenverband versteht. Sie wollte und will das Ziel verfolgen, durch Verbandsbildung nicht nur die Vertretung und Durchsetzung bestimmter Interessen und Forderungen, sondern auch den Schutz zu liefern, der in den aggressionsgeladenen verfaßten und organisierten Gesellschaften für jede Einzelperson nötig ist, wenn sie ihre Rechte wahren will. Es ist nun einmal so: Der einzelne Metallarbeiter, Bauer oder Rentner kann zutiefst berechtigte, ja sogar Forderungen von einer fast trivialen Selbstverständlichkeit stellen, er wird dafür bestenfalls einen kräftigen Fußtritt, u. a. auch sozialdemokratisch orientierter politischer Institutionen, in der Regel aber nur völlige Nichtachtung ernten. In dem Augenblick, wo aber ein Verband mit Briefkopf, 1. und 2. Vorsitzenden, Statuten, Geschäftsadressen, Betreff und Bezug über der Anrede und dem mit Recht so berüchtigten Amtsstil irgendwelche abenteuerlichen oder völlig unbegründbaren Forderungen erhebt, wird man ihn anhören.

Diese Erfahrungen haben einige Gründer der Patientenhilfe e. V. aus ihren beruflichen Biographien mitgebracht, etwa aus der Gewerkschafts- oder der Bauernverbandsarbeit. Ganz bewußt wurde deshalb eine Organisationsform gewählt, die diese Defizite ausgleichen soll. Es ging auch darum, den Patienten eine Adresse zu geben, sie ansprechbar für den Dialog mit anderen Gruppen zu machen, letztlich also die Konsequenz aus der Tatsache zu ziehen, daß nur der, der sich einer Organisation anschließt, in der organisierten Gesellschaft Aussicht auf Selbstbehauptung hat.

Es soll nicht verschwiegen werden, daß diese Gründung von Anfang an von zwei Hypotheken belastet wurde. Die erste führt an den Anfang dieser Betrachtung zurück. Dort wurde gesagt, daß für den Gedanken der Patientenhilfe nur Betroffene ansprechbar sind, also Leute, die es bereits erwischt hat. Dies ist der rote Faden durch alle bisherigen Erfahrungen, die Adresse der Patientenschaft finden nur die, die bereits geschädigt sind. Fast jede Zuschrift – und es waren seit März 1977 etwa 5000 – enthält einen Schadensfall. Die Patientenhilfe e. V. benimmt sich daher so unsinnig wie eine Versicherung, die nur Schadensfälle aufnimmt, die bereits eingetreten sind, aber nur so ist diesem Phänomen des Medizinschadens überhaupt auf die Spur zu kommen, und zwar sowohl quantitativ wie qualitativ, und vor allem statistisch.

Jeder Anfrager hat also ein ganz persönliches Problem, und zu diesem Problem hat er keine innere Distanz. Er ist von dem vermuteten oder wirklich zugefügten Schaden so bedrängt, daß er in der Welt weder Sonne, Mond noch Sterne sieht, völlig vergißt, daß es ja die Parteien sind, die er bei der letzten Wahl gewählt hat und die er bei der nächsten wählen wird, die ihm den größten Teil seiner in der Regel fast ausweglosen Lage ganz bewußt eingebrockt haben, weil ihnen nun einmal 145000 straff organisierte Ärzte weit wichtiger sind als 60 Mill. Wähler in ihrer Patientenrolle. Er vergißt auch, daß er eine Gewerkschaft hat, die vor diesem seinem Problem die Augen ebenso verschließt wie seine Kirche, sein Verband oder auch seine Familie. Er will nur eines, nämlich Aufklärung, und dann nach Möglichkeit auch Recht bekommen. Daß für den Patienten auch öffentlich gesprochen werden muß und daß ohne politisches Denken hier nicht auszukommen ist, interessiert ihn ebensowenig wie die Tatsache, daß er nicht allein auf der Welt ist, sondern in der gleichen Woche gleich ihm durchschnittlich noch 139 andere Leute an die Patientenhilfe geschrieben haben.

Es geht also um Sachverhaltsaufklärung und vor allem um die Beantwortung der Frage: Liegt nun ein *Behandlungsschaden* vor oder nicht. Dann sollen nach Möglichkeit auch die Folgerungen dargestellt werden, die dann zu ziehen sind, wenn sich diese Frage mit Ja beantworten läßt, und außerdem soll das alles wo möglich wenig oder nichts kosten. Man sieht, bei diesem Geschäft sind alle Beteiligten auf der Suche nach der Quadratur des Kreises. Gefunden wurde sie selbstverständlich nicht.

Immerhin hat die Patientenhilfe e. V. eines ihrer größten Probleme, nämlich die Gewinnung ausreichenden und zuverlässigen ärztlichen und juristischen Sachverstandes für die Prüfung und Klärung der Fallschilderungen, die sie erreichen, finden können. Die Lösung besteht in der Zusammenarbeit mit dem 1979 entstandenen *Institut für Kunstfehlerbegutachtung* in *Tübingen.* Dort arbeiten hauptberufliche Leute, sie prüfen die Fallschilderungen vor, die die Patientenhilfe erreichen, und geben dann in einer Kurzform dem Ratsuchenden Auskunft darüber, ob sein Fehlerverdacht begründbar ist, und wenn ja, machen sie ihm ein Gutachtensangebot, das auch eine Beschreibung der juristischen Folgerungen enthält. Der Betroffene kann dann bei geringstem Kostenrisiko selber entscheiden, wie er sich verhalten will.

Die Arbeit dieses Institutes erfolgt nicht kostenfrei, und das ist wohl nötig. Auch das gehört zu den Erfahrungen der Patientenhilfe e. V. Es gibt eine zahlenmäßig kleine, aber dafür um so aktivere Gruppe, die nichts lieber tut, als Gutachten zu bestellen und aufwendige Korrespondenzen zu führen, in massivster Form Forderungen zu stellen, und die auch den Betrug nicht verabscheut, solange sich das alles durch Ausbeutung anderer und auch der kleinsten und schwächsten Solidargemeinschaft kostenlos durchführen läßt. Diese Zeitgenossen, die oft nicht einmal ganz unberechtigte Anliegen haben, beruhigen sich sehr schnell, wenn sie merken, daß die Inanspruchnahme anderer von einem bestimmten Punkt ab etwas kostet. Den Prozentzahlen nach ist das eine äußerst kleine Gruppe, aber der Schaden, den sie auch in der Selbsthilfebewegung angerichtet hat, ist hoch genug, um es zu begrüßen, daß die Kostenpflichtigkeit individueller Leistungen solche Zeitgenossen nunmehr davon abscheckt, auf Kosten anderer ihr Süppchen zu kochen.

Die zweite Hypothek, mit der die Patientenhilfe angefangen hat, fand sich in dem Umstand, daß es schon andere solcher Versuche gegeben hatte, die einen recht unrühmlichen Verlauf genommen haben. Die Ursachen waren leicht auszumachen: Vorherige Selbsthilfeeinrichtungen von Patienten waren nicht von Betroffenen, sondern von Enttäuschten gegründet worden. Leute gingen ans Werk, die mit den Geschädigten so wenig im Sinn hatten wie der gesamte medizinische Apparat, die aber mit diesem Apparat einen ganzen Stall voll Federvieh zu rupfen hatten, weil er sie nicht zu dem hatte werden lassen, was sie nach ihrer Meinung eigentlich verdienten. Der größte Feind des geschädigten Patienten ist nicht so sehr sein ärztlicher Schädiger, sondern vor allem sein Helfer, und zwar dann, wenn er sich als Arzt in einer Patienteneinrichtung betätigen will. Man kann mit fast absoluter Sicherheit annehmen, daß dieser Arzt noch eitler, noch geltungssüchtiger, noch unkritischer gegen sich selbst und noch hierarchischer orientiert ist als der Kollege, den er jetzt kritisiert und dem er es zu besorgen gedenkt. Solche Typen haben sich im Anfang der Selbsthilfeversuche der Patienten nur allzu reichlich betätigt und haben die ganze Sache erst einmal kräftig in Mißkredit gebracht. Sie mußten hart und schließlich sehr hart angefaßt werden, bis sie ihre Finger von einer Sache gelassen haben, die zu ernst ist, um sie enttäuschten Weißkitteln zu überlassen. Nicht verschwiegen sei, daß die Patientenhilfe unter diesem Problem schwer gelitten hat. Die Außenseiter des medizinischen Apparates können eben nicht besser sein als dieser Apparat selber.

Nun ein paar Arbeitsergebnisse. Vorab sei gesagt, daß es kaum etwas Schwierigeres gibt als den Versuch, den Medizinschaden zu quantifizieren. Es gibt nämlich so gut wie überhaupt keine verwertbaren statistischen Grundzahlen. Niemand weiß, wieviel Behandlungen, wieviel Eingriffe, wieviel Medikationen vorgenommen werden, und wie sie ausgehen. Noch viel weniger ist die Fehlerquote bekannt. Die Übernahme einer Zahl, die in der *Tschechoslowakei* gefunden wurde, oder *amerikanischer* Zahlen, die von Fehlerquoten von 2,5–4% sprechen, ist deshalb im Grunde sinnlos, weil man nicht weiß, auf welche absolute Zahl man diese Relativzahl beziehen soll. Das alles ist natürlich nicht etwa deshalb so, weil auf irgendeinem Berge Sinai aus feurigen Wolken Gesetzestafeln überreicht worden wären, die eine medizinische Schadensstatistik bis ans Ende aller Zeiten verbieten. Es ist vielmehr deshalb so, weil man Erkenntnisse auf diesem Gebiet nicht wünscht und Gesetzgeber und Regierungen es eilig und immer eiliger haben, den Wünschen der organisierten Ärzteschaft nachzukommen.

Die einzig verwendbare statistische Grundlage für die Patientenhilfe e. V. ist daher der subjektive Fehlerverdacht eines Betroffenen, mag er nun berechtigt sein oder nicht. Auf diese Grundzahl, und nicht etwa auf die Zahl aller Behandlungsfälle, beziehen sich daher die folgenden Daten: Seit März 1977 hat die Patientenhilfe etwa 5000 Zuschriften bearbeitet, von denen etwa ⅔ Fallschilderungen waren, die einen subjektiven Fehlerverdacht zur Grundlage hatten. Eine Auswertung ergibt dabei unter quantitativen Gesichtspunkten – dies sei deshalb betont, weil gesagt werden muß, daß es sich um Zählungen, noch nicht um Gewichtungen handelt – einen überaus interessanten Befund:

Der Medizinschaden ist ebensowenig wie der Arztfehler ein medizinisches Problem, sondern fast ausschließlich ein soziales Phänomen. 85% derer, die sich an die Patientenhilfe gewandt haben, gehören zur Arbeiter- und Rentnergruppe. 11% waren Handwerker, Gewerbetreibende und Landwirte, 3% Selbständige in freien Berufen und Beamte, 0,1% Akademiker, bei 0,6% ließ sich die Gruppenzugehörigkeit nicht erkennen. Rentner sind mit einem Anteil von 36% stark überrepräsentiert, unter den Arbeitnehmern stehen die Angehörigen der Industriearbeiterschaft stark im Vordergrund. 5% der Zuschriften kamen von Gastarbeitern.

Nimmt man nun die Geschlechtszugehörigkeit zum Merkmal einer Zählung, dann kommt man zu dem Schluß, daß der Medizinschaden einmal ein Schichtenproblem ist, nämlich der Grundschichten, und zum anderen ein Geschlechtsproblem. 63% der Patienten, die sich geschädigt fühlen, sind Frauen. Damit sind Frauen gegenüber ihrem Bevölkerungsanteil mit fast 12% überrepräsentiert. Am höchsten ist ihr Anteil bei der Rentnergruppe.

Zugegeben – das sind alles noch dürftige Zahlen. Man kann darüber spekulieren, warum das alles so ist, und ob sich nicht vielleicht die Ärzte die geringe Verbalkompetenz, die größere Vertrauensbereitschaft und die niedrigere Prozeßbereitschaft bei Frauen und Angehörigen der Grundschichten zunutze machen, um ihr Handwerk durch Übung zu lernen und es auch einmal dabei auf einen Fehler ankommen zu lassen. Man könnte auch darüber spekulieren, ob nicht ein großer Teil der Behandlungsschäden, die als sogenannte Kunstfehler erschienen, in Wirklichkeit gar keine Fehler sind, sondern absichtlich gesetzte Schäden, z.B. aus dem Bedürfnis nach Experimenten heraus. Solche Spekulationen haben einstweilen noch wenig Sinn, weil trotz eines beachtlichen Umfangs die Qualität des Materials zur Klärung dieser Fragen nicht ausreicht.

Die Patientenhilfe e.V. ist auf das angewiesen, was der Patient wahrgenommen, im Gedächtnis behalten und dann niedergeschrieben hat. Die Lücken im Material sind beträchtlich und meistens nicht zu schließen. Auch das ist kein Zufall. Es gibt keine brauchbaren Rechtsvorschriften über Art, Umfang und Inhalt der medizinischen Dokumentationspflicht, die Aufbewahrungszeiten und vor allem die Einsichtsrechte des Patienten in seine eigenen Unterlagen. An diesen Lücken scheitert ein großer Teil der Aufklärungsarbeit der Patientenhilfe, ein wesentlicher Teil der Fallschilderungen endet gewissermaßen mit drei Punkten, weil die zentralen Fragen wegen dokumentarischer Mängel einfach nicht zu klären sind.

So sagt auch die Erfolgszahl der Patientenhilfe noch nicht allzuviel. Sie ist nämlich in etwa 40% der von ihr überprüften Fälle zu dem Ergebnis gekommen, daß die Vermutung eines schuldhaft verursachten medizinischen Behandlungsfehlers bestätigt werden muß. Ob daraus Folgerungen gezogen werden können, ist freilich eine ganz andere Frage, denn wegen der dokumentarischen Mängel gelingt in diesen Fällen, vor allem aber bei den 60% der anderen der Nachweis eines Behandlungsschadens mit letzter Schlüssigkeit sehr oft nicht.

Natürlich ist auch das nicht zufällig so. Irgend jemand wird es schon gegeben haben, der den Gesetzgeber oder die Regierung oder beide davon überzeugt hat, daß nichts so überflüssig ist wie klare Rechtsvorschriften, die zur Verwirklichung der Rechte des Patienten beitragen könnten. 1978 hat der *Deutsche Juristentag* ein klares rechtspolitisches Programm zum Ausgleich der Rechte von Ärzten und Patienten verabschiedet und der Bundesregierung Vorschläge gemacht, wie gerade das Dokumentationsproblem und das Einsichtsrecht geregelt werden können. Hinzu kommen weiterreichende Schutzvorschläge für den Patienten. Weder die Bundestagsparteien noch die Bundesregierung haben sich dazu entschließen können, dieses Programm auch nur zur Kenntnis zu nehmen. Inoffiziell war freilich zu erfahren warum: Die Vorsitzenden der Regierungsparteien hatten darum gebeten, vor der Wahl 1980 unter keinen Umständen auch nur kleine Konflikte mit den Ärzteorganisationen zu riskieren.

Jede Gesellschaft braucht ihre Getretenen, ihre »Juden, Hexen, polnischen Untermenschen« oder was sonst. Irgend jemand muß es geben, den man treten darf. Ein Teil der Patienten gehört dazu. Seine Tragik besteht freilich vor allem darin, daß er das erst merkt, wenn er bereits geschädigt ist, und erst dann erfahren kann, daß die Veranstaltung des Rechts- und Verbändestaates für ihn nicht stattfindet.

Anmerkung:

Ein weiterer ebenso eindringlicher Bericht über den Allgemeinen Patientenverband Marburg, Autor C. Zimmermann, ist in der Dokumentation des *Gesundheitstages 1980* in Berlin, Band 5 nachzulesen (s. Bibliographie S. 262ff).

Autorenteam

Bürgerinitiative für die Erhaltung der Geburtshilfe im Krankenhaus Alsterdorf

Bekanntlich ist die geburtshilfliche Abteilung des ev. Krankenhauses *Alsterdorf*, entgegen anderslautenden Meldungen und Äußerungen verschiedener Krankenhäuser, zur Zeit die einzige Klinik in *Hamburg* bzw. im norddeutschen Raum, die eine intensive psychoprophylaktische Geburtsvorbereitung betreibt, Gymnastik-Massage-Entspannungsübungen nach Lamaze anbietet und eine natürliche (sanfte), familiennahe Geburt anstrebt.

Diese seit 1977 etablierte Arbeit hat sich bewährt und kommt dem Wunsch vieler Frauen bzw. Paare nach einer Humanisierung der Geburtshilfe entgegen, was sich in der steigenden Nachfrage (1977: 165 Entbindungen, 1978: 250, 1979: 410 und 1980: voraussichtlich 500) und somit langen Wartezeiten (Anmeldung im zweiten Schwangerschaftsmonat) spiegelt.

Anfang Mai 1980 wurde dem Chefarzt der gynäkologischen Abteilung, *Dr. Claus Jürgens,* vom Leiter der Alsterdorfer Anstalten, in die das Krankenhaus eingegliedert ist, *Pastor Schmidt,* eröffnet, daß die Geburtshilfe zum 31. Dezember 1980 geschlossen wird. Dies war der letztmögliche Zeitpunkt, da, entsprechend der langen Anmeldezeiten, die Entbindungstermine bereits im Dezember lagen. Eine Anhörung der betroffenen Bediensteten fand nicht statt. Für alle Beteiligten kam die Schließung völlig überraschend, nicht zuletzt deshalb, weil man auf einem Empfang im Herbst 1979 Dr. Jürgens öffentlich zugesichert hatte, bis 1985 weiterarbeiten zu können.

Die Initiative, die sich spontan nach dem Bekanntwerden der Schließung aus betroffenen Frauen, Eltern und Hebammen bildete, schaffte bald Klarheit in dem den Betroffenen nicht bekannten Kompetenz- und Verwaltungswirrwarr. So hatte man bei der Aufstellung des Krankenhausbedarfsplanes 1977 die Geburtshilfe in Alsterdorf aufgenommen, aber in einem Feststellungsbescheid, der zur öffentlichen Einsicht und Einspruchnahme offenlag, die Schließung zum 31. Dezember 1980 festgelegt.

Da niemand der Betroffenen des Krankenhauses hiervon wußte, konnte auch niemand Einspruch erheben. Die Anstaltsleitung willigte notgedrungen in die Streichung der Entbindungsstation ein, um nicht die Zuschüsse für das gesamte Krankenhaus zu verlieren, was als Alternative zur Debatte stand.

Die erste wichtige Aufgabe der Initiative war, über die Schließung zu informieren; es wurde ein Rundschreiben verfaßt und alle Teilnehmer der Vorbereitungskurse angeschrieben, mit der Bitte, die Aktion durch ihre Unterschrift zu unterstützen, weiter zu informieren, Unterschriften zu sammeln sowie einen persönlichen Protestbrief an die Gesundheitssenatorin, *Frau Elstner,* zu schreiben. Ferner bekamen alle einschlägigen Gruppen, Organisationen, Geschäfte etc. Informationsschreiben und Unterschriftenlisten.

Als nächstes wurde ein Gespräch mit der Gesundheitssenatorin, Frau Elstner, ins Auge gefaßt, das Ende Mai stattfand und an dem auch Pastor Schmidt und Dr. Jürgens teilnahmen. Man wollte ihr die Gelegenheit geben, ohne öffentlichen Druck die Sache noch einmal zu überdenken. Fazit: In Hamburg gäbe es einen geburtshilflichen Bettenüberhang, der abgebaut werden müsse, d.h. gemäß der verfolgten Politik würde die unterste Versorgungsstufe geschlossen, also die kleinen Krankenhäuser. Es interessierte Frau Elstner überhaupt nicht, wie in Alsterdorf vorbereitet und entbunden wird und daß damit die freie Krankenhauswahl eingeschränkt wird. Sie blieb bei dem Beschluß.

Daraufhin wurde ein Offener Brief an die Senatorin verfaßt, der allen Medien, der fortschrittlichen Ärzteschaft, Parteien etc. zugeschickt wurde. Ein Pressegespräch wurde anberaumt, an dem ein Teil der Geburtshelfer von Alsterdorf, der Chefarzt, ein Kinderarzt, Hebammen, Kinderschwestern, die Kursleiterinnen und Eltern teilnahmen, die in Alsterdorf entbunden haben. Dazu standen ein Papier und Fotos über die Alsterdorfer Arbeit zur Verfügung. Insgesamt fand eine intensive Presse- und Medienarbeit statt, die sich in verschiedenen Beiträgen niederschlug. So zum Beispiel in der *Hamburger Morgenpost, Bild-*Zeitung, *NDR II Hörfunk, NDR Fernsehen* 1. Programm, *Spiegel* (Titelgeschichte »Sanfte Geburt«), *Szene Hamburg, Bella, Stern* etc.

Als weitere wichtige Aktion wurde eine Kinderwagen-Demonstration organisiert, die sehr erfolgreich war, laut NDR ca. 1000 Personen. Am 5. Juli 1980, einem verkaufsoffenen Samstag, zudem Literatrubel, zog der Demonstrationszug von der Gesundheitsbehörde in der Tesdorpfstraße durch die Colonnaden, über den Jungfernstieg zum Gerhart-Hauptmann-Platz, wo gleichzeitig ein Stand der Initiative Passanten informierte, Hebammen und Ärzte als Gesprächspartner zur Verfügung standen und die Unterschriftenaktion weitergeführt wurde. Zur Demonstration gab es ein Flugblatt, den Offenen Brief, Aufkleber gegen die Schließung sowie Luftballons. Transparente im Demonstrationszug verwiesen auf die wichtigsten Argumente.

Zwischenzeitlich setzte der Rücklauf der Unterschriftenaktion ein; bis heute wurden ca. 5000 Unterschriften abgegeben. Eine Menge Unterstützungs- und Solidaritätsschreiben gingen ein, u.a. von *Frédéric Leboyer* und *pro-familia.*

Die Gesundheitssenatorin antwortete auf den Offenen Brief mit vielen Ausflüchten, mit widerlegbaren Behauptungen und ging unserer Meinung nach nicht auf den Kern der Sache ein. Eine Entgegnung mit umfangreichen, begründeten Richtigstellungen und der Bitte, ihren Beschluß zu überprüfen, wurde von der Senatorin als Eingang bestätigt.

Inzwischen hatten sich die Parteien der Sache angenommen, zum Teil intern diskutiert, und die CDU wollte in der letzten Sitzung der Bürgerschaft vor der Sommerpause einen Antrag auf die Erhaltung einbringen. Es gelang, eine Abstimmung über dieses Politikum zu verhindern (denn die SPD-Gesundheitspolitik geht weg von den individuellen, kleinen Krankenhäusern, sie verlangt *»leistungsstarke Einheiten«* bezüglich der Geburtshilfe: mindestens 1000 Entbindungen pro Jahr) und die Beratung über den Antrag an den Gesundheitsausschuß zu verweisen.

Pastor Schmidt stellt nach diesen zahlreichen Aktionen endlich einen offiziellen Antrag bei der Gesundheitsbehörde auf Erhaltung der geburtshilflichen Abteilung (d.h. auf eine weitere Förderung).

Die Initiative ermittelte die Höhe des Förderungsbetrages, den der Senat für die Geburtshilfe in Alsterdorf aufbringt: 25000 DM jährlich. Daraufhin wurde die Bildung eines Förderkreises diskutiert, der diesen Betrag aus privaten Mitteln aufbringt. Die Bereitstellung von Spenden in Höhe dieses Betrages wurde der Initiative zugesichert. In Gesprächen mit den Krankenkassen sicherten diese eine weitere Finanzierung bis zum Ablauf des gegenwärtigen Krankenhausbedarfsplanes 1985 zu. Dies wurde Pastor Schmidt in einem Schreiben mitgeteilt. Die Antwort steht aus (Ende Oktober 1980).

Informierende Kontakte zu anderen interessierten Initiativen fanden statt (Gesundheitsladen, Grüne Gesundheitsgruppe, Leitstelle zur Gleichstellung der Frau).

An dieser Stelle muß gesagt werden, daß seitens der Behörde im Einvernehmen und unter Mitwirkung der staatlichen Krankenhäuser immer wieder der massive Versuch unternommen wurde, unsere Argumente zu verwässern, indem behauptet wurde und wird, daß in mindestens zwei staatlichen Hamburger Krankenhäusern nach der gleichen Methode entbunden werden könne (und somit die Wahl der Art der Entbindung auch nach der Schließung von Alsterdorf der einzelnen Frau nicht genommen sei).

Ein Zitat aus der öffentlichen Selbstdarstellung einer der beiden Kliniken: *»... bemühen wir uns schon seit langem um eine familien-*

freundliche, natürliche Geburtshilfe, wobei wir uns jedoch nicht einseitig auf eine einzige Methode der Geburtsvorbereitung festgelegt haben...«, an anderer Stelle: *»Geburtsvorbereitung nach Read, Lamaze, autogenes Training, Yoga u. a. sind Wege, eine natürliche und sanfte Geburt vorzubereiten und zu ermöglichen.«*

Nachweisen, wo die Hebammen für diese Methoden ausgebildet wurden, können die Chefärzte nicht. Indes erklärten Hebammen anderer Kliniken, die in Alsterdorf hospitierten, übereinstimmend, in ihrer Klinik wäre dies weder praktikabel noch würden die Ärzte darauf eingehen. Richtig ist, daß in gerade diesen Kliniken die Regelentbindung mit der rückenmarksnahen Anästhesie durchgeführt wird.

Dies ist der gegenwärtige Stand der Dinge, es bleibt die Entscheidung des Gesundheitsausschusses der Bürgerschaft und die Reaktion von Pastor Schmidt abzuwarten. Die formal-juristische Bildung des Förderkreises wird zwischenzeitlich zu erarbeiten sein. Die letzte Möglichkeit, Klage zu erheben, steht natürlich auch noch offen.

Wir hoffen, daß über 1980 hinaus die Geburtshilfe in Alsterdorf erhalten bleibt.

Hier noch die Kontaktadresse:
Initiative für die Erhaltung der Geburtshilfe
im Alsterdorfer Krankenhaus c/o M. Faber
Bismarckstraße 98
2000 Hamburg 20

Peter Henkel*

»Die große Angst, die einen fertig macht«

Eine Arbeitslosen-Initiative kämpft gegen Resignation und sozialen Abstieg

»Das ist unser Künstler«, ruft einer zu uns herüber, *»das ist unser Lebenskünstler.«* Mein Nachbar zur Rechten hat sich beide Titel verdient. Wenn man sich abends mal zu einer geselligen Runde trifft, dann bringt er vielleicht ein Gedicht mit oder einen Sketch, Hausgemachtes jedenfalls. Früher, aber das ist schon sehr lange her, war er Kaufmann. Nach dem Krieg ging er zum Theater, machte sich da und dort in praktischen Dingen nützlich und pflegte auf diese Weise sein Verhältnis zur Kunst.

Kreativität braucht er heute auch für anderes, fürs Überleben zum Beispiel. Er schafft es, ohne zu verzweifeln. Er lebt allein und ist arbeitslos. Sein monatliches Einkommen beträgt 550 Mark, davon gehen 400 Mark für fixe Kosten weg. *»Wie kann man davon leben?«* Die Antwort ist kurz und klar: *»Indem man etwas von Geld versteht. Und das tue ich.«* Mein Nachbar zur Rechten, ausgestattet mit einer beneidenswert rosigen Gesichtshaut, macht einen munteren Eindruck.

Er strahlt eine Gelassenheit aus, die ihn dennoch nicht daran hindert, über seine Erfahrungen zu klagen. *»Über das Gerede vom sozialen Netz, durch das wir x-mal gesichert sind«,* sagt er, *»kann ich nur lachen.«* Noch als er in Lohn und Brot stand, war er skeptisch bei solchen Lobsprüchen auf Vater Staat. Seit es ihn selbst erwischt hat, weiß er es endgültig aus eigener Erfahrung besser.

Kniebisstraße 29 in einem ruhigen Wohnviertel im *Stuttgarter* Osten. Hierher kommt er jeden Mittwoch, um neuen Mut zu fassen in einem Kreis von Leuten, die seine Lage kennen, weil sie selbst darin sind. So gegen zehn Uhr schon trudeln sie ein, nicht nur aus der Landeshauptstadt. Sie kommen aus *Ulm* und *Pforzheim,* ja sogar aus *Karlsruhe* und *Freiburg.* Ihr Treffpunkt sind Räume, die der Evangelischen Akademie in *Bad Boll* gehören, und für einen Tag haben sie hier die Rechte eines Hausherrn, kostenlos und ohne am Gängelband der Kirche zu sein.

* Aus: Frankfurter Rundschau vom 13. Oktober 1979.

Im März 1977 wurde die Arbeitsloseninitiative Stuttgart gegründet, sozusagen als Abfallprodukt eines Projekts »Arbeitslosigkeit«, das noch heute bei der Evangelischen Akademie Bad Boll läuft. Pfarrer *Klaus Fütterer* meinte damals, mit Reden allein sei es nicht getan. Einige Betroffene taten sich zusammen und formieren damit die älteste, zahlenmäßig stärkste, vor allem aber politisch einflußreichste Arbeitsloseninitiative in der Bundesrepublik.

Vorher war Fütterer zu rebellischen Einsichten gelangt: *»Es mangelt auf Arbeitgeberseite... leider beträchtlich an Mobilität und Flexibilität«*, schrieb er zur Taufe der Initiative den Unternehmern ins Stammbuch, *»sich auf die Bedürfnisse und die Gegebenheiten des Arbeitsmarktes einzustellen. Dafür gibt es genügend Beispiele: Man will keine älteren Arbeitnehmer (über 40jährige!) einstellen. Man will niemanden, der längere Zeit krank war, der öfter seinen Arbeitsplatz gewechselt hat; man will keinen Hauptschüler ohne Abschluß; man will niemanden, der bereits einen Arbeitsprozeß geführt hat, usw... Man glaubt, das, was man jahrelang den ausländischen Arbeitnehmern zugemutet hat, jetzt auch den Arbeitslosen zumuten zu können, nämlich schlechteren Lohn, Schmutz, Lärm, Monotonie, höchstes Arbeitstempo, entwürdigende Behandlung durch Vorgesetzte – kurz, man glaubt, sich nicht mehr anpassen zu müssen an heutige Vorstellungen von einem menschenwürdigen Arbeitsplatz. Da ist doch wirklich zu fragen: Wer ist hier eigentlich ›nicht mobil genug‹?«*

Peter Luther ist einer der beiden »Manager« der Stuttgarter Gruppe, die zur Zeit knapp 30 Leute zählt. Dem 52 Jahre alten gelernten Versicherungskaufmann hat das Schicksal übel mitgespielt, und wenn er über sich selbst spricht, ist die staunende Erleichterung darüber zu hören, daß es ihn nicht aus der Bahn warf. 1971 erwischte den vorher schon Zuckerkranken alles auf einmal: Scheidung, Nervenzusammenbruch, Kreislaufstörungen, Autounfall. Zeitweise hatte er nicht einmal ein Dach über dem Kopf, und sogar die Mitteilung, seine Krankenversicherung bestehe nicht mehr, wurde ihm im Bett eines Hospitals eröffnet.

So wie heute konnte Peter Luther nicht immer über sein Los sprechen. Die Angst, die ihn, als er wieder eine Wohnung hatte, täglich befiel, wenn er in den Briefkasten sah und neue Rechnungen und Mahnungen befürchten mußte, hatte ihn von anderen Menschen isoliert. Er erinnert sich, wieviel Geld er bekam: *»Zuerst 72 Mark sechzig die Woche, dann 128 Mark, schließlich 144.«*

Es gab Pfändungen und Krieg mit den Behörden, einschließlich eines Prozesses gegen das Arbeitsamt. Wenn er wieder einigermaßen bei Kräften war, lernte er bei Bewerbungen die Zwangslage kennen, in die Arbeitsuchende in schwierigen gesundheitlichen oder finanziellen Verhältnissen geraten: *»Sagt man die Wahrheit, hat man keine Aussicht auf den Job. Sagt man sie nicht, liefert man den Grund für eine Entlassung, wenn sie herauskommt.«*

Aber noch mehr als an Geldnot hat Peter Luther an den seelischen und gesellschaftlichen Erfahrungen gelitten, die er in den vergangenen Jahren machen mußte. In dem Dorf in der Nähe von Ulm, in dem er lebt, wurde er anfangs geschnitten. *»Wenn man als Arbeitsloser bekannt ist und mal ein Bier trinken geht, wird man sofort angemosert.«* Das gehört zu den vielen unerfreulichen Erlebnissen, die er mit Menschen machte, die eigentlich froh sein sollten, daß es nicht sie getroffen hat. *»Die Beschäftigten sehen auf uns Arbeitslose herunter«*, sagt Peter Luther, *»sie machen es sich einfach und sagen, da stehen doch so viele Stellenangebote in den Zeitungen, da müßte doch jeder Arbeit kriegen, wenn er nur will.«* Peter Luthers Bilanz des Jahres 1976 hieß: 700 Bewerbungen mit 300 persönlichen Vorstellungen.

Heute weiß Peter Luther, daß *»automatisch in einen persönlichen Notstand hineinkommt, wer zwei Jahre arbeitslos ist«*. Jedenfalls dann, wenn er nicht auf größere Summen von Erspartem zurückgreifen kann. Dabei ist der Notstand nicht nur materieller Natur, sondern beginnt schon bei der Angst, auch nur nach wenigen Monaten Arbeitslosigkeit den Anforderungen des Berufsalltags an die Selbstdisziplin nicht mehr gewachsen zu sein. Peter Luther hat, um sich gegen Angst und Resignation zu schützen, in den ersten Jahren planmäßig Veranstaltungen besucht, Bücher gelesen, sich intensiv mit Politik beschäftigt. Sogar Fahrpläne stellte er auf, um sich nicht vom Nichtstun unterkriegen zu lassen.

Peter Luther ist immer noch arbeitslos. Es winkt ihm das Dasein eines Frührentners, aber er scheint ein voll ausgelasteter Mann zu sein. Für die Arbeitsloseninitiative organisiert er Treffen und Seminare, spricht mit Behörden und Politikern. Er hat Kontakt zu Bundestagsabgeordneten, und beim Kirchentag in Nürnberg gehörte er zu einer kleinen Delegation, die mit dem Präsidenten der Bundesanstalt für Arbeit, *Josef Stingl,* zusammenkam und ihm die Probleme der längerfristig Arbeitslosen vortrug. Mit einschlägigen Paragraphen jongliert Peter Luther virtuos. Daß die berühmt-berüchtigte Zumutbarkeitsklausel aus dem Hause des Ministers Ehrenberg schließlich doch wieder in die Schubladen zurückkehren mußte, das schreibt Peter Luther nicht zuletzt auch der Arbeit der Stuttgarter Initiative zu.

Zu den nächsten Zielen dieser Tätigkeit gehört, Mitstreiter dafür zu gewinnen, daß die Arbeitslosenhilfe nicht noch um zehn Prozent niedriger ausfällt als das Arbeitslosengeld, das man ein Jahr lang bezieht und das 68 Prozent vom letzten Nettolohn beträgt. *»Das ist völlig unsinnig«*, erregt sich Luther, *»daß man, wenn man schon zwölf Monate weniger* *einnahm als sonst, danach mit noch weniger leben soll.«* Auch auf die Beamten hat er es abgesehen, die gleich zweierlei Privilegien genießen: erstens ihren Arbeitsplatz sicher zu haben und zweitens nicht jene 1,5 Prozent Arbeitslosenversicherung abführen zu müssen, die andere Erwerbstätige entrichten. 400 Mitarbeiter der Evangelischen Landeskirche in Württemberg machen übrigens inzwischen vor, daß damit zu helfen ist: Sie geben freiwillig 1,5 Prozent ihres Gehalts her und bringen so monatlich 18000 Mark auf, mit denen bisher 30 Arbeitslose im Bereich der Kirche angestellt werden konnten.

Klaus Breitenfeld, ein anderer »Vater der Stuttgarter Arbeitsloseninitiative, der sich ebenfalls inzwischen zum Sozialexperten entwickelt hat – auch bei ihm steht persönliches Betroffensein durch Krankheit und langjährige Arbeitslosigkeit Pate –, visiert ein weiteres Ziel an, mit dem für Zehntausende neue Chancen entstünden: die freie Wahl des Rentenalters. *»Der Staat, der kein einklagbares Recht auf Arbeit gewährt, verlangt aber eine Pflicht zur Arbeitsbereitschaft bis ins hohe Alter. Freiheit, die ich meine, wäre es, den Beginn des Rentenbezugs selbst zu bestimmen und selbst zu entscheiden, ob ich auch mit einem geringeren Rentenbetrag meinen Lebensabend beschließen will. Die besondere Ungerechtigkeit der jetzigen Regelung wird besonders erkennbar bei der Situation der 50000 schwerbehinderten und schwerkriegsbeschädigten Arbeitslosen, denen entgegen allen medizinischen Erkenntnissen zugemutet wird, neben ihren persönlichen und körperlichen Leiden auch noch die Stationen eines sozialen Abstiegs eines Arbeitslosen durchzumachen«,* schreibt Breitenfeld in »arbeitslos«, dem alle zwei Monate erscheinenden Mitteilungsblatt der Stuttgarter Initiative.

Peter Luther hat eine Zahl parat, die diesen Abstieg illustriert. 60 Prozent aller Arbeitslosen in der Bundesrepublik liegen mit ihrer Unterstützung unter den Sozialhilfesätzen. Das jedenfalls hat Arbeitsminister *Georg Gölter* (CDU) von der Landesregierung *Rheinland-Pfalz* ermitteln lassen.

Aber die Untiefen der Sozialpolitik sind nicht das Steckenpferd von allen, die da mittwochs in die Kniebisstraße kommen. Das Gespräch ist für sie wichtiger. Die meisten von ihnen sind schon mehrere Jahre arbeitslos, alle übrigens mehr oder weniger gesundheitlich angeschlagen. In das Lachen mischt sich Verbitterung, wenn ein redegewandter früherer Speditionskaufmann, seit fünf Jahren auf Stellensuche, von den entwürdigenden Prozeduren erzählt, die er bei Ärzten und Ämtern über sich ergehen lassen muß. *»Auf einem Fragebogen mußte ich mit Ja oder Nein antworten, ob ich mich einsatzfähig fühle. Als ich ›jein‹ geschrieben und noch ein paar erklärende Sätze hinzugefügt habe, wurde mir mit Überweisung zur Psychiatrie gedroht.«*

In seine Klage über das Mißtrauen stimmen alle ein. Den Arbeitslosen, sagt er, wird alles nur Denkbare unterstellt: *»Die wollen doch nur wieder kassieren.«* Er lebt, mit Frau und Kind, von 1140 Mark.

Heile Welt gibt es natürlich auch mittwochs nicht. Dafür sorgen schon die Spannungen innerhalb der Gruppe, die gelegentlich auch lautstark ausgetragen werden. *»Der Druck«*, sagt Peter Luther, *»den die meisten von uns wegen ihrer privaten und beruflichen Situation empfinden, der entlädt sich natürlich auch hier.«* Aber das fängt die Gruppe auf, auch wenn manche schon nach dem ersten Besuch wieder wegbleiben und überhaupt die laufende Fluktuation der Mitglieder eines der Probleme der Gruppenarbeit ist.

Andererseits ist jeder, der nicht mehr kommt, weil er eine neue Arbeit gefunden hat, ein Erfolg. Zumal nach den bisherigen Erfahrungen fast nur solche Menschen zur Gruppe stoßen, die schon mindestens ein Jahr arbeitslos gewesen sind, also längst zu den schwer Vermittelbaren gezählt werden müssen. Auffallend ist auch, daß es fast ausschließlich Angestellte sind, die in der Arbeitsloseninitiative mitmachen, Arbeiter dagegen kaum. Das gilt für die meisten der rund 30 Gruppen im ganzen Bundesgebiet, die sich im Laufe der letzten Jahre gebildet haben und für die Stuttgart so etwas wie ein Vorbild ist.

Aber die Stuttgarter scheuen davor zurück, über eine gelegentliche Koordination hinaus so etwas wie die Federführung der Arbeitsloseninitiativen zu übernehmen. Das hat auch mit ideologischen Differenzen zu tun. Die Stuttgarter haben mit Blick auf einige andere Initiativen bemerkt, *»daß die einen zur politischen Veränderung der Gesellschaft aufrufen, während die anderen von der menschlichen Betreuung und Beratung, von der fördernden Öffentlichkeitsarbeit und von der Erarbeitung von kurzfristigen, problembezogenen Lösungen ausgingen«*. Die Stuttgarter Gruppe zählt sich selbst zu den letzteren und meint, *»daß es dem Betroffenen nichts nützt, langfristige ideologische Kämpfe zu führen, an deren Endausgang neue Fragen stehen, sondern daß jetzt und heute etwas getan werden muß, um den Menschen zu helfen«*.

Nicht mehr gefragt

»Als ich 1975 mit 49 Jahren infolge des Konjunkturrückgangs meine Arbeitsstelle verlor – ich bin gelernter Industriekaufmann der metallverarbeitenden Industrie –, brach für mich eine Welt zusammen ... Nimmt man die Arbeit weg, kommt man sich vor wie amputiert, und schon versinkt man in die Abgeschiedenheit. Man verkriecht sich, damit ja niemand etwas von der Misere merkt, die einen betroffen hat... Die ganze prekäre Lage ging dermaßen an die Nerven, daß ich in ärztliche Behandlung mußte und anschließend in eine Kur. Die Kur verschaffte etwas Abstand von der Sache. Doch wie bitter ist das Erwachen, wenn man wieder zurückkommt und dann nach vielen Bewerbungen sehen muß: Du bist nicht mehr gefragt, du bist zu alt. Man steht einfach draußen vor der Tür...

Um unseren Besitzstand kümmert sich niemand; wir haben nicht – wie die Arbeitenden – eine Gewerkschaft, die für uns spricht. Im Gegenteil, auf uns Arbeitslosen wird nur noch herumgehackt: Drückeberger, Faulenzer usw. Das haben wir nicht verdient, das tut weh. Wir haben doch auch unser Scherflein dazu beigetragen, daß es mit unserem Vaterland wieder aufwärtsging...

Aus sogenannten ›Drückebergern‹ sind inzwischen ganz schön Unterdrückte geworden. Man ist der Willkür der Arbeitsämter ausgesetzt, wenn man von Arbeitslosengeld und anschließend Arbeitslosenhilfe leben muß... Und obwohl man – so traurig das ist – seines Alters wegen in seinem Beruf nicht mehr ›in‹ ist, versucht man, uns mit ganz miesen Tricks fertigzumachen, und das kostet ganz schön Nerven. Ohne Beruhigungspillen schaffe ich persönlich das nicht mehr...

Wenn es dann aber so ist wie kürzlich bei einer vom Arbeitsamt angebotenen Stelle, daß die Abstriche fast bei 50 Prozent liegen und man nicht weiß, wie man mit dem kleinen Rest, der nach Abzug der fixen Kosten... übrigbleibt, existieren soll, kommen einem schwere Bedenken. Und da ist sie wieder, die große Angst, die einen fix und fertig macht...«

Arbeitsloseninitiative
Kniebisstr. 29
7000 Stuttgart 1

Autorenteam

Interessengruppe Sozialhilfe Duisburg

1977 erschien in *Duisburg* unter dem Titel: *»Sozialhilfe in Duisburg«* eine Sozialhilfebroschüre. In der Broschüre stehen wichtige Hinweise über die Rechte der Sozialhilfeempfänger und wie man sich gegen die Bürokratie zur Wehr setzen kann. Diese Broschüre war Ausgangspunkt zur Gründung der *Interessengruppe Sozialhilfe in Duisburg.*

Die Gründung der Interessengruppe Sozialhilfe

Im November 1978 lud eine Sozialhilfeempfängerin aus Duisburg, die sich nicht mehr mit der schlechten Lage von Sozialhilfeempfängern abfinden wollte, andere Gleichgestellte zu einem gemeinsamen Erfahrungsaustausch ein.

In der hiesigen Presse richtete sie einen Aufruf an alle Mitbetroffenen, zu dieser Aussprache zu kommen. Weil sie auch wußte und am eigenen Leib erfahren hatte, daß man ohne juristische Hilfe gegen den Machtfaktor Sozialamt nicht ankommt, lud sie wohlweislich einen Rechtsanwalt zu diesem Treffen ein. Dieser Rechtsanwalt kam und kommt auch noch heute zu fast jeder Zusammenkunft der Interessengruppe. Diesem Rechtsanwalt verdanken viele Sozialhilfeempfänger heute, daß sie ihre berechtigten Forderungen beim Sozialamt durchsetzen konnten und können. (Dieses nur nebenher.) Das erste Treffen der Sozialhilfegruppe war ein voller Erfolg. Es kamen viele mit einem Paket von Sorgen.

Bei der Aussprache wurde vielen klar, daß man sich nur gemeinsam gegen das Sozialamt zur Wehr setzen und seine Rechte erkämpfen kann. Die Treffen wurden dann alle 14 Tage wiederholt und so ist es heute noch.

Zu diesen besagten Treffen kamen viele Leute auch aus den weiter entfernten Stadtteilen, wie z.B. aus *Hamborn.* Auf die Dauer war der Fahrtweg für viele zu lang und zu teuer. Deshalb überlegten wir, auch in Hamborn eine Interessengruppe aufzubauen. Die AWO (Arbeiterwohlfahrt) in Hamborn-Kopernikusstraße war bereit, uns die erforderlichen

Räumlichkeiten zur Verfügung zu stellen. Am 19. Februar 1979 gründete sich dann die Interessengruppe Sozialhilfe in Hamborn. Getroffen wird sich auch hier bis heute noch alle 14 Tage im Gemeinschaftszentrum der AWO, Kopernikusstraße 110. Unterstützt werden wir auch hier durch den Rechtsanwalt.

Wie arbeitet die Sozialhilfegruppe?

In Duisburg bestanden also im Februar 1979 zwei Stadtteilgruppen, die gemeinsam eine Interessengruppe bilden. Es können sich durchaus auch noch neue Stadtteilgruppen in Zukunft entwickeln, aber alle werden gemeinsam planen und Aktionen durchführen.

Nun, Vorrang hat natürlich die Aussprache untereinander, d.h. wir finden uns 14tägig zusammen und diskutieren, wie wir uns und dem einzelnen helfen können, unsere Forderungen gegenüber dem Sozialamt durchzusetzen. Wir gehen mit zu den Sozialämtern, wir reden über Widersprüche gegen die Bescheide des Sozialamtes und helfen bei der Formulierung. Einzelberatung ist ebenso möglich durch den Rechtsanwalt wie auch mit Sozialarbeiterinnen der AWO oder auch mit Mitgliedern der Interessengruppe. Wir geben dabei Erfahrungen weiter, die wir selber gemacht haben oder die uns von anderen Gruppen aus anderen Städten übermittelt werden. Wir helfen bei Anträgen für das Sozialamt sowie auch bei Anträgen für einmalige Beihilfen (Kleiderbeihilfen, Kohlengeld, Möbelbeihilfen usw.). Kurzum: Wir informieren über alle Fragen, die ein Sozialhilfeempfänger hat.

Wir haben eine Kontaktadresse, an die sich jeder Sozialhilfeempfänger wenden kann. Die Personen der Kontaktadresse helfen selber so gut sie können. In dringenden und eiligen Angelegenheiten vermitteln sie an Rechtsanwalt oder Sozialarbeiter (die das Vertrauen der Interessengruppe haben).

Eine sehr wichtige Angelegenheit ist auch die Öffentlichkeitsarbeit. Von Anfang an wurde dieses von der Interessengruppe Sozialhilfe erkannt. Es wurden Zeitungsartikel verfaßt, Reporter wurden eingeladen, die über das Los der Sozialhilfeempfänger in dem jeweiligen Presseorgan berichteten. Auch das Westdeutsche Fernsehen war auf der Kopernikusstraße und hat Aufnahmen von der Sozialhilfegruppe gemacht.

Die Interessengruppe hat mehrere Informationsstände zum Thema: *»Situation der Sozialhilfeempfänger«* gemacht, um die Öffentlichkeit auf ihre Probleme aufmerksam zu machen.

Beim 60jährigen Bestehen der AWO haben wir in der Mercatorhalle in Duisburg ebenfalls einen Infostand gemacht. Dort haben wir plastisch dargestellt, mit was ein Hilfeempfänger auskommen muß. Bei jeder Öffentlichkeitsarbeit haben wir vom Sozialamt, dem Land und Bund gefordert:

1. Gebt uns endlich kostendeckende Regelsätze.
2. Gebt uns unser Kindergeld.
3. Laßt uns menschenwürdig leben.

Dabei wurden in Duisburg ca. 1400 Unterschriften für die Nichtanrechnung des Kindergeldes auf die Sozialhilfe gesammelt. Das *Kindergeld* wird den Sozialhilfeempfängern von der Sozialhilfeleistung abgezogen, so daß sie also als einzige Bürger der BRD kein Kindergeld erhalten. Damit ist die Sozialhilfegruppe nicht einverstanden. Wir waren zweimal in Bonn und haben dort demonstriert. Am 20. Oktober 1979 zusammen mit rund 2000 Sozialhilfeempfängern auch aus anderen Städten.

Wie soll es weitergehen?

Wir werden uns nach wie vor alle 14 Tage im Gemeinschaftszentrum der AWO Kopernikusstraße 110 in Duisburg-Hamborn um 20.00 Uhr treffen. Darüber hinaus kommt jede Woche dienstags die Arbeitsgruppe der Interessengruppe Sozialhilfe zusammen, die übrigens Anfang 1980 gebildet wurde. Sie hat die Aufgabe, Briefe zu beantworten, Infostände vorzubereiten usw.

In den einzelnen Stadtteilen sollen Informationsabende stattfinden, bei der die Interessengruppe Sozialhilfeempfänger über allgemeine Fragen der Sozialhilfe informieren möchte. Erstmals fand das am 25. Januar 1980 in Duisburg-Neumühl im Bürgerhaus statt. Wir haben diese Form der Information gewählt, um auch die Sozialhilfeempfänger, die bisher nicht in die Gruppen kamen, anzusprechen. Zu der Öffentlichkeitsarbeit gehört auch, daß wir den engeren Kontakt zu anderen Sozialhilfegruppen in anderen Städten verstärken. Dabei werden gemeinsame Aktionen geplant und durchgeführt, ebenso wird ein intensiver Informationsaustausch gepflegt.

Interne Aktionen der Gruppe stehen auch noch an. Z.B. soll über eine Vereinsgründung der Interessengruppen weiter nachgedacht werden und eventuell noch in diesem Jahr verwirklicht werden.

Uns beschäftigt schon seit längerem die Frage der Vereinsgründung. Wir überlegen, ob es andere Möglichkeiten gibt, eine rechtliche Körperschaft zu verwirklichen oder ob unsere derzeitige Arbeits- und Gruppenform nicht eine Alternative ist. Die Gruppe legt auch keinen Wert auf Funktionärstum, so wie es sich manchmal in Vereinen herausentwikkelt.

Neue in der Gruppe haben es oft schwer, bis sie genauestens über die Arbeit und Aktionen der Gruppe unterrichtet sind. Die älteren Gruppenmitglieder haben meistens einen gewaltigen Informationsvorsprung. Um dies auszugleichen, planen wir ein Wochenendseminar, was gleichzeitig dazu dienen soll, sich besser kennenzulernen.

Interessengruppe Sozialhilfe Duisburg
Kontaktadresse:
Erna Colligno
Am Kreyenbergshof 51
41 Duisburg 11
Telefon: 0203/596365

III. Präventive Gesundheitsselbsthilfe

Übersicht über die einzelnen Beiträge

In diesem Abschnitt geht es um Gruppen, die im Vorfeld von Krankheit wirksam sind. Gesundheitsselbsthilfe setzt im Idealfall ein, *bevor* das »Kind in den Brunnen gefallen« ist!

Der erste Beitrag über das Feministische Frauen Gesundheits Zentrum (S. 99ff) geht von dem Aspekt der Gesundheit und Gesunderhaltung aus und kritisiert den engen Krankheitsbegriff der herrschenden Medizin. Die Mitarbeiterinnen des Gesundheitszentrums kommen vorwiegend aus sozialen und medizinischen Berufen. Die Ausrichtung auf präventive Arbeit verhindert, daß das Gesundheitszentrum seine Leistungen über die Krankenkassen bezahlt bekommt: Über die Krankenversicherungen lassen sich nur Hilfen in eng und medizinisch definierten Krankheitsfällen abrechnen. Das Feministische Frauen Gesundheits Zentrum ist ein Beispiel für »institutionalisierte« Selbsthilfe von Frauen, wo Selbsthilfe mit Kritik an herrschenden Berufsbildern des Gesundheits- und Sozialbereichs verbunden wird. In diesen Berufen werden Professionelle gezwungen, sich vorwiegend kurativ (heilend) zu betätigen, während sie sich im Projekt vor allem auf präventive Aufgaben konzentrieren können. Die folgenden Beiträge dieses Abschnittes zeigen, daß Prävention sich ganz überwiegend nicht in Institutionen, sondern im Arbeits- und Lebensbereich der Menschen abspielt.

Das Konzept der *Arbeitermedizin* (S. 109ff) geht davon aus, daß Personen, die den gleichen Arbeitsbedingungen ausgesetzt sind (sog. »homogene Gruppen«), am ehesten die Macht und die Motivation haben, sich gegen Gesundheitsgefährdungen am Arbeitsplatz zu wehren. Ausgangspunkt wissenschaftlicher Untersuchungen sind die subjektiven Erfahrungen der Arbeiter. Dieses von den Gewerkschaften unterstützte Konzept einer Selbsthilfe am Arbeitsplatz wurde von italienischen Arbeitern entwickelt und zuerst praktiziert. Ein Versuch, diesen Ansatz auch in der Bundesrepublik (Werftarbeiter) anzuwenden, ist in einem Bericht von Adolf Brock u.a. im Jahrbuch für kritische Medizin, Bd. 6 (Argument-Verlag 1980) nachzulesen.

Die Gesundheitsschädigungen des Produktionsbereiches wirken nicht nur auf die dort Beschäftigten, sondern beeinträchtigen in immer größerem Umfang die Lebensräume der allgemeinen Bevölkerung. Die *Bürgeraktion Moorfleet* (S. 115ff) ist nur ein Beispiel von vielen möglichen für den Zusammenschluß von Bürgern, die der Umweltverschmutzung durch die Industrie nicht mehr tatenlos zusehen wollen, weil sie darin einen unmittelbaren Angriff auf ihre Gesundheit erkennen. Auch die Anti-Atomkraftwerks-Bewegung, die mächtigste Bürgerbewegung der vergangenen Jahre, resultiert bei vielen Menschen aus einer direkt empfundenen Bedrohung von Leben und Gesundheit.

Die Gruppe *»Schöne Holstenstraße«* (S. 121 ff) ist ein weiteres Beispiel der Gegenwehr von Bürgern in ihrem Lebensbereich. Anlaß dieser Bürgerinitiative waren die Verbreiterung einer Straße und die dadurch massiv erhöhte Lärm- und Abgasbelästigung der Anwohner. Der Beitrag zeigt eindrücklich, daß viele Beeinträchtigungen auch im Lebensbereich nur verstanden und bekämpft werden können, wenn man ihre Hintergründe kennt. Im vorliegenden Beispiel werden die Konturen eines gigantischen Industrialisierungsplanes geschildert, der allein von ökonomischen Profitinteressen, nicht aber durch die Bedürfnisse der Bürger gesteuert wird.

Die allgemein beobachtbare Zerstörung der Lebens- und Arbeitsräume hat bei manchen – meist jüngeren Leuten – zu grundsätzlich neuen Ausbruchsversuchen aus dem »alles beherrschenden System« geführt. Da die Hauptansatzpunkte für Prävention im Lebens- und Arbeitsbereich der Menschen liegen, umfaßt eine ganzheitliche Selbsthilfe konsequenterweise die Neugestaltung aller Aspekte des Lebens und Arbeitens. Der letzte Bericht dieses Abschnitts, über die Ziele und Probleme einer *Landkommune* (S. 127 ff), steht als Beispiel für einen umfassenden Ansatz, Gesundheit im Sinne der Weltgesundheitsorganisation zu verwirklichen: Gesundheit beinhaltet nach dieser Definition völliges körperliches, seelisches und soziales Wohlbefinden.

Barbara Marewski

Frauenselbsthilfe – Macht über den eigenen Körper

Feministisches Frauen Gesundheits Zentrum e. V. – Berlin

Es ist unser Anliegen, uns für die Gesunderhaltung von Frauen einzusetzen. Wir haben dabei unsere gesellschaftliche Situation und unsere Unterdrückung bewußt vor Augen und arbeiten deshalb parteilich für Frauen. In diesem Sinne ist Prävention der Schwerpunkt unserer Arbeit. Um genauer auszuführen, was wir unter Gesundheit und Prävention verstehen, greife ich auf die Arbeitsergebnisse der Gruppe »Frauengesundheitsforschung« zurück, in der ich das *Feministische Frauen Gesundheits Zentrum* (FFGZ) vertrete.

Was verstehen wir unter Prävention?

»In der herrschenden Medizin geht es bei Prävention um Früherkennung, bzw. Verhinderung von Krankheit.« Die Begriffe Gesundheit und Krankheit unterstellen eine klare Unterscheidung zwischen beiden; in der Realität sind die Grenzen jedoch fließend. Für uns bedeutet Gesundheit nicht die bloße Abwesenheit von Krankheit. In Anlehnung an die Definition der *Weltgesundheitsorganisation* (WHO) verstehen wir unter Gesundheit einen *Zustand körperlichen, seelischen und sozialen Wohlbefindens*. Uns allen ist bekannt, daß ein solcher Zustand nicht häufig und auch kaum von langer Dauer ist und daß er immer wieder durch Anforderungen und Konflikte im Erwerbs- und Privatleben gestört wird. Wir folgern daraus, daß Wohlbefinden, bzw. Gesundheit, ein prozeßhaftes Geschehen ist und daß wir, wenn wir nach Präventionsmaßnahmen fragen, herausfinden müssen, unter welchen Bedingungen unser Wohlbefinden verlorengeht oder aber wiedergewonnen werden kann. Im Unterschied zur Krankheitssituation können nur wir selbst darüber entscheiden, ob wir uns wohlbefinden. D.h. also, daß die Entscheidung über Gesundheit, Wohlbefinden keine Entscheidung von Ärzten oder sonstigen Professionellen sein kann, sondern in unserem eigenen Ermessen liegen muß.

Wir setzen den herrschenden Begriffen von Gesundheit und Krankheit den des *Befindens* entgegen, weil er das prozeßhafte reale Geschehen besser erfaßt. Befinden läßt sich in mehrere Stufen einteilen:

- Wohlbefinden
- Unzufriedenheit
- Befindensstörungen (z. B. Schlafstörungen)
- stärkere funktionelle Störungen ohne somatischen Befund
- medizinische diagnostizierbare Krankheiten.

Aus dieser Sichtweise ergeben sich Konsequenzen für unser Verständnis von Prävention. Für uns beginnt Prävention nicht mit der Frage: Wie können Krankheiten verhindert werden, oder welche *»Doppel- oder Dreifachbelastungen«* machen Frauen krank? Wir fragen uns: Was brauchen wir, um uns wohl zu fühlen?

»Nach unserer Ansicht und Erfahrung liegt bereits in der gesellschaftlichen Funktionalisierung der Frau als Sexualobjekt, als Mutter und Hausfrau, als Mitverdienerin usw. ein grundlegendes Hindernis für unser Wohlbefinden; d. h. daß Prävention für Frauen das Vorgehen gegen die Funktionalisierung der Frau und die daraus abgeleitete Diskriminierung der Frau beinhaltet. Prävention in unserem Sinne zielt ab auf die Erhaltung des Wohlbefindens bzw. die Verbesserung des Befindens. Wohlbefinden ist ohne ein gewisses Maß an Selbstbewußtsein und Selbstbestimmung nicht möglich. Im Idealfall soll Prävention einerseits auf die Veränderung der Persönlichkeit im emanzipativen Sinne und andererseits auf die Veränderung der Lebensumstände hinwirken, so daß objektiv ein größerer Handlungsspielraum entsteht.«[1]

Geschichte des FFGZ – im internationalen Zusammenhang der autonomen Frauenbewegung

Die Gründung des FFGZ-Berlin geht auf die amerikanische Selbsthilfebewegung zurück, die Anfang der siebziger Jahre begann und mit dem Kampf gegen die Abtreibungsgesetze zusammenhing. In *Los Angeles* entstand die erste Frauen-Selbsthilfe-Gruppe, in der Frauen mit einem Plastikspekulum Vaginaluntersuchungen machten und sich durch regelmäßige Selbstuntersuchungen Wissen über ihren Körper, speziell über die gynäkologischen Vorgänge, aneigneten, die sie selbstbewußter und von Gynäkologen unabhängiger machten. 1972 entstand das erste Feministische Frauen Gesundheits Zentrum in Los Angeles. Ein Jahr später kamen *Dobbie Law* und *Carol Downer* nach *West-Berlin,* um den Frauen hier die Methode der Selbstuntersuchung zu zeigen und ihr Wissen weiterzugeben. In Berlin fanden sich daraufhin mehrere Frauen in Selbsthilfe-Gruppen zusammen, von denen eine das Feministische Frauengesundheitszentrum gegründet hat. Nach dreijähriger theoretischer und praktischer Vorarbeit in enger Zusammenarbeit mit amerikanischen Frauengesundheitszentren (mehrmonatige Trainings in den USA und intensive briefliche Kontakte) konnte im November 1977 das FFGZ in *Berlin-Lichterfelde, Kadettenweg 77,* eröffnet werden.

Zur selben Zeit entstanden in internationaler Zusammenarbeit ähnliche Gesundheitszentren für Frauen in *Australien, Frankreich, Italien* und in der *Schweiz.* In Berlin gibt es noch ein zweites Frauen-Selbsthilfe-Projekt, *»Der 13. Mond«,* hervorgegangen aus dem nicht mehr existierenden Frauen-Selbsthilfe-Laden am Chamisso-Platz in Kreuzberg. In der Bundesrepublik Deutschland sind inzwischen Frauengesundheitszentren in *Bochum, Frankfurt, Nürnberg, München* und *Hamburg* entstanden.

Durch unsere Arbeit wurde uns erst bewußt, daß das FFGZ-Berlin eine weithin unbekannte Tradition von Frauenaktivitäten im Gesundheitsbereich hat: 1876 gründeten Frauen in *Berlin-Kreuzberg* eine Poliklinik für Frauen, und 1910 entstand das Krankenhaus weiblicher Ärzte in *Berlin-Schöneberg.*

Grundlagen und Ziele unserer Arbeit

Das Selbsthilfe-Konzept bildet die Grundlage unserer Arbeit. Ich gebe es hier weitgehend in der Form wieder, wie wir es im Projekt 1978 formuliert und in der *CLIO,* unserer Zeitschrift zur Selbsthilfe, veröffentlicht haben. Wesentliche Merkmale der Prävention wie

- Stärkung des Selbstbewußtseins
- selbständiges Entscheiden
- verändertes Anspruchsverhalten
- Wissensvermittlung, um eigene Entscheidungen zu ermöglichen
- Bekämpfen autoritärer Strukturen – in uns und im Gesundheitssystem

finden wir im SH-Konzept wieder:

»Selbsthilfe (SH) geht aus vom Erkennen der eigenen Person. Für Frauen heißt das: Wir lernen den eigenen Körper kennen und unsere gesellschaftliche Rolle, die eng mit unserer Körperlichkeit verknüpft ist. Frauen haben in unserer Gesellschaft viel weniger als Männer die Möglichkeit, ihren Körper zu erfahren. Nicht nur aus anatomischen Gründen wird dem Penis des Jungen weitaus mehr Beachtung geschenkt als der Klitoris des Mädchens. Viele Frauen haben in ihrer Kindheit nie onaniert, haben ihre Vagina und Klitoris nie mit dem Spiegel betrachtet. Durch die Selbsthilfe wird uns unser Körper vertrauter und bewußter, unsere tabui-

sierte und oft vorenthaltene Sexualität wird uns klarer. Voraussetzung hierfür ist, daß Frauen in der Gruppe das Gefühl entwickeln, sich gegenseitig akzeptieren zu können. Dadurch lernen wir, uns selbst wichtig zu nehmen. Unser Selbstbewußtsein steigt, indem wir erfahren, daß Lernen auch gleichberechtigt möglich ist.

Das Erfahren des eigenen Körpers ist für Frauen eine wesentliche Grundlage ihrer Autonomie, denn gerade an den körperlichen Bereich sind die entscheidenden Unterdrückungsmomente geknüpft: Die Bedeutung der Gebärfähigkeit für unser Schicksal und die Funktion der herrschenden Sexualität als Machtinstrument wird uns deutlicher. Wir erkennen, daß die uns zugebilligte Sexualität männlich orientiert ist und unsere sexuellen Bedürfnisse nicht befriedigt. Penetration gilt als normal! Frau kann nur entscheiden, ob sie verhüten will oder nicht. Pille und Spirale zwingen sie dazu, ständig zur Penetration verfügbar zu sein. Die Form der Sexualität wird dadurch nicht in Frage gestellt. Das wird uns als »sexuelle Freiheit« verkauft. Indem wir uns die Nebenwirkungen dieser Verhütungsmittel bewußt machen und sie ablehnen, problematisieren wir auch unser Sexualverhalten...

Die Auseinandersetzung mit unserer Unterdrückung hat auch eine stärkere Sensibilisierung gegen Angriffe verschiedener Art zur Folge. Einige Frauen von uns empfinden das Angemacht-Werden auf der Straße jetzt noch stärker als vorher, haben mit mehr Aggressionen zu kämpfen, wo sie früher noch mit Gleichgültigkeit reagieren konnten... Je stärker die Aggressionen werden, desto größer wird aber auch unsere Bereitschaft, uns zu wehren.

Selbsthilfe bedeutet die Aneignung von Wissen, z. T. die Zurückeroberung von Wissen, das Frauen in früheren Zeiten über ihren Körper hatten. Selbsthilfe bedeutet nicht, daß jede Frau sich in allen Bereichen auskennt. Es geht mehr darum, daß sich Frauen zusammen Wissen aneignen und dann untereinander weitergeben... Wichtiger als die Therapie ist... für uns, ein ganzheitliches Gesundheitsbewußtsein anzustreben...

Selbsthilfe bedeutet, daß wir uns nicht unbedingt Autoritäten anvertrauen, sondern die Verantwortung über unseren Körper selbst in die Hand nehmen und fähig werden, selbst Entscheidungen zu treffen. Damit versuchen wir, langfristig auch die hierarchischen Strukturen im heutigen Gesundheitssystem zu verändern, unter denen Frauen besonders leiden. Durch gemeinsame erfolgreiche Aktionen bekommen wir ein Gefühl der Stärke und des Verändern-Könnens.

Wir versuchen, von unserem Körper als gesundem auszugehen und nicht als krankem. Die Gesunderhaltung muß sich im täglichen Leben vollziehen. Das schärft unser Bewußtsein für den Widerspruch zwischen den Möglichkeiten, sich durch Eigeninitiative gesund zu erhalten und den gesellschaftlichen, krankmachenden Bedingungen.«[2]

Unsere Arbeitsbereiche

Selbsthilfe-Kurse und Beratungen bilden einen Hauptanteil unserer praktischen Arbeit.

Selbsthilfe-Kurse:

In den sechswöchigen Kursen verfolgen wir vor allem folgende Themenschwerpunkte: Sexualität, Selbstuntersuchung der Vagina, Tastuntersuchung der Brust und Gebärmutter, Menstruation, Zyklusverlauf, Verhütung, Massage, Yoga, alternative Heilmethoden, vaginale Entzündungen und gesunde Ernährungsweise. Einzelne Frauen von uns bieten seit mehreren Jahren diese Kurse auch in den Berliner Volkshochschulen an.

Im Gegensatz zur Schulmedizin begreifen wir den *Menstruationszyklus* der Frau als einen von körperlichen, seelischen und von gesellschaftlichen Bedingungen beeinflußten Rhythmus und sehen hier eine Wechselwirkung zwischen den Lebensbedingungen von Frauen und ihrer Beziehung zu ihrem Zyklus sowie zu den möglichen Zyklusbeschwerden. Viele Frauen können keine positive Einstellung zu ihren Menstruationsblutungen gewinnen, was bei der gesellschaftlichen Unterdrückung der Frau – und Menstruation ist ein wichtiges körperliches Zeichen unseres Frauseins – kein Wunder ist. Zyklusbeschwerden hängen ganz sicher zum großen Teil mit der eigenen Ablehnung des Frauseins und mit dem gesellschaftlichen Menstruationstabu zusammen.

Die Schulmedizin klärt Frauen nicht nur ungenügend auf, sondern empfiehlt trotz vorliegender negativer Forschungsergebnisse weiterhin schädliche Verhütungsmittel. Wir informieren über unschädliche Methoden wie Temperatur- und Schleimbeobachtung und das Diaphragma. Wir haben erreicht, daß das Diaphragma als mögliche Verhütungsmethode angeboten wird (in der Zeit vor dem Hitlerfaschismus war das Diaphragma durchaus in Deutschland bekannt). Sie erlöst Frauen von den zahlreichen lästigen und auch gefährlichen Nebenwirkungen der Pille und Spirale, durch die Frauen zu ständigen Patientinnen der Gynäkologen wurden. Gleichzeitig kann die Verwendung des Diaphragmas zu einer bewußteren Entscheidung der Frau über die Form der Sexualität führen.

Seit einiger Zeit bieten wir auch Kurse an, die sich an bestimmte Gruppen von Frauen wenden.

Mädchen im Alter von 12–18 Jahren: Wir wollen Mädchen unterstützen bei der Entwicklung einer positiven Einstellung zu ihrem Körper und bei ihren Bestrebungen nach Selbständigkeit und Selbstbestimmung in bezug auf ihre Eltern, Freunde, Lehrer, Gynäkologen und sonstige Autoritäten. Wir wollen uns mit ihnen in ihrer Auseinandersetzung mit dem männerbestimmten Frauenbild solidarisieren.

Sozialpädagoginnen und Lehrerinnen: Wir bieten Kurse für Frauen, die beruflich einen intensiveren Kontakt zu Mädchen haben, als wir ihn in einem Kursus mit einem einmaligen Treffen pro Woche aufbauen können.

Frauen vor und in der Menopause: Präventiv ist hier die Vermittlung von Wissen über die Körpervorgänge, die Enttabuisierung dieser Lebensphase der Frau und die Aufklärung über die gängigen und fragwürdigen Hormontherapien sowie über alternative Heilmethoden.

Lesbische Frauen: Krankmachende Faktoren sind die gesellschaftliche Negierung lesbischer Lebenszusammenhänge und die Feindseligkeit, hervorgerufen durch die Verweigerung der Lesben, sogenannte normale Frauenfunktionen als Gebärende und Familienarbeiterinnen zu übernehmen. Wir treten der herrschenden Vorstellung entgegen, daß Homosexualität eine Krankheit sei. In den Kursen versuchen wir vor allem, eine lesbische Identität aufzubauen und zu stabilisieren, um dem gesellschaftlichen Diskriminierungsstreß entgegenzuwirken.

Beratung

Wir führen Gruppenberatungen durch, um einen Erfahrungs- und Informationsaustausch zu den bereits erwähnten Themen zu ermöglichen, die eine Kritik an der Schulmedizin und am Arzt-Patientinnen-Verhältnis einschließen. Wir diagnostizieren nicht und führen keine Therapien durch; z. B. versuchen wir in der Infektionsberatung die verursachenden Faktoren der Störung herauszufinden, indem wir über mögliche Zusammenhänge von Krankheit mit Alltagsproblemen, z. B. im Bereich der Sexualität, der Partnerschaft und des Erwerbslebens, sprechen, wobei sich die FFGZ-Frauen mit eigenen Erfahrungen und Schwierigkeiten einbringen. In den zweistündigen Beratungen können Frauen lediglich Anregungen bekommen, in welcher Richtung sie weiterdenken und an sich weiterarbeiten könnten. Außerdem können Frauen bei uns über die Wirkungen und Nebenwirkungen von Medikamenten informiert werden.

»Es geht darum, Frauen zu bestärken, sich dem Arzt nicht auszuliefern, sondern klare Informationen über diagnostisches Vorgehen, Diagnose und Behandlung zu verlangen... Wir lehnen gesundheitsschädliche

Medikamente ab und setzen uns mit einfach praktizierbaren alternativen Heilmethoden auseinander. Nicht zuletzt begreifen wir es politisch als Fortschritt, wenn Frauen die Erfahrung machen können, in ein Projekt zu kommen, in dem Frauen die Arbeit bestimmen.« (Zitat aus dem Selbsthilfe-Konzept in Clio No. 10, 1978)

Was den Verhütungsbereich betrifft, so kommen die Frauen meistens, weil sie sich über das Diaphragma informieren oder es auch angepaßt haben wollen.

Auch in Berlin stand die Selbsthilfe-Bewegung in engem Zusammenhang mit dem Kampf der Frauen gegen den § 218. Die Notlage der Frauen führte dazu, daß die Probleme der Verhütung und des Schwangerschaftsabbruchs Schwerpunkte unserer Beratungsarbeit bildeten. Daraus ergab sich nach ungefähr zweijähriger FFGZ-Arbeit eine lähmende Routine.

Wir standen vor dem Widerspruch von Selbsthilfe und institutionalisierter Dienstleistung. Da Selbsthilfe aber mehr umfaßt als die Bereiche Verhütung und Schwangerschaftsabbruch, da Selbsthilfe außerdem den Anspruch beinhaltet, daß wir Projektfrauen durch unsere Arbeit auch persönlich weiterkommen, uns selbst weiterhelfen wollen, haben wir beschlossen, uns in neue Schwerpunktbereiche einzuarbeiten und diese dann vorrangig in die Beratung einzubringen.

Bereiche, die wir aus unserer Arbeit weitgehend ausgeklammert haben, sind Schwangerschaftsvorsorge, Hausgeburt und Sterilisationsberatung. Wir verweisen hier auf andere Frauengruppen, die sich auf diese Gebiete spezialisiert haben.

Seit einiger Zeit sind wir dabei, unsere Kontakte mit Gynäkolog(inn)-en und Ärzt(inn)en zu intensivieren, die auch Naturheilverfahren praktizieren.

Öffentlichkeitsarbeit

Seit dem Entstehen des FFGZ ist Öffentlichkeitsarbeit ein wichtiger Bestandteil unserer Aktivitäten. In den Medien, auf Informationsveranstaltungen und Kongressen stellen wir unsere Arbeit dar und nehmen zu aktuellen Themen aus dem Frauengesundheitsbereich Stellung. Frauen, die an dem Aufbau des FFGZ beteiligt waren, haben an dem *Internationalen Tribunal über Verbrechen gegen Frauen* in *Brüssel* 1976 und an dem *Internationalen Frauen-Gesundheitskongreß* in *Rom* 1977 teilgenommen. Wir machen auf frauenfeindliche Praktiken der Ärzte und der Pharmaindustrie aufmerksam. So haben wir z. B. in einer parlamentarischen Ausschußsitzung zum § 218, die zur gesetzlichen Genehmigung des ambulanten Schwangerschaftsabbruchs beitrug, in Zusammenarbeit mit anderen Frauenprojekten darauf hingewiesen,

- daß Gynäkologen die Notlage der Frauen ausnutzen und für legale Abtreibungen Geld verlangen (ca. 200–350 DM), obwohl Frauen einen Anspruch auf Abtreibung per Krankenschein haben;
- daß auch in den Krankenhäusern die Notlage der Frauen ausgenutzt wird. In fast allen städtischen Kliniken laufen Versuchsreihen, in denen Prostaglandine zum Abbruch der Schwangerschaft eingesetzt werden; ein wehenhervorrufendes Mittel, das erhebliche Nebenwirkungen hat. Frauen werden hierbei bewußt großen Schmerzen und der Gefahr von Schock und Kreislaufkollaps ausgesetzt. In vielen Fällen haben die Frauen nicht erfahren bzw. wurde es ihnen nicht deutlich genug erklärt, daß an ihnen medizinische Versuche vorgenommen wurden. Prostaglandine wurden an Frauen ausprobiert, bei denen die Absaugmethode die schonendere gewesen wäre, weil sie die 10. Schwangerschaftswoche noch nicht überschritten hatten. In Berlin prozessieren Frauen inzwischen gegen diese Zustände.

In dem Buch *»Hexengeflüster, Frauen greifen zur Selbsthilfe«*[3], verfaßt von Frauen des FFGZ, haben wir schon vor mehreren Jahren auf umstrittene Eigenschaften folgender Substanzen hingewiesen: Metronidazol (für Trichomonadenmittel), DES (Diethylstilbestrol) und ebenso auf die Problematik der 3-Monatsspritze.

Die CLIO, eine periodische Zeitschrift zur Selbsthilfe, ist seit 1976 unser eigenes Organ für die Öffentlichkeitsarbeit. Wir geben sie drei- bis viermal im Jahr heraus und beschäftigen uns in jeder Nummer schwerpunktmäßig mit einem Thema. Das Doppelheft Clio 14/15 bringt die Dokumentation des *internationalen Frauen-Selbsthilfe-Kongresses,* der vom 24.–27. 4. 80 in *Hannover* stattgefunden hat.
Die dort aufgestellten Forderungen lauten:

- Keine Experimente an Frauen mit Medikamenten, insbesondere mit Prostaglandinen, ohne eingehende vorherige Aufklärung und das Einverständnis der Frau!
- Freie Wahl der Abtreibungsmethode!
- Stopp von Zwangssterilisation und Klitorisbeschneidung!
- Öffentliche finanzielle Unterstützung von Frauengesundheitsprojekten – wir Frauen wollen keine unbezahlte Arbeit mehr leisten!
- Öffentliche Anerkennung von Heilpraktiker(inner)n, naturheilkundlich ausgebildeten Ärzt(inn)en und Psycholog(inn)en, auch durch die Krankenkassen!

Pfingsten 1981 fand der dritte *internationale Frauen-Selbsthilfe-Kongreß* in *Genf* statt.

Wir bauen außerdem ein *Archiv* auf, in dem wir Material zu folgenden Themen sammeln: Sexualität, Selbstuntersuchung, Verhütung, Schwangerschaftsabbruch, Geburt, Schwangerschaft, Ernährung, Menstruation, vaginale Entzündungen, Krebs, Verbrechen gegen Frauen in der Gynäkologie, Bevölkerungs- und Familienpolitik. Das Archiv bedeutet vorläufig vor allem für Frauen, die zur Beratung kommen, eine zusätzliche Informationsmöglichkeit. Leider können wir eine geregelte Ausleihe des Materials nicht vornehmen, weil uns hierfür ein Kopierer fehlt, dessen Anschaffung wir uns zur Zeit nicht leisten können.

Mitarbeiterinnen und Finanzierung des Projekts

Zur Zeit arbeiten ca. 15 Frauen im Projekt, die vorwiegend aus Berufen des sozialpädagogischen, soziologischen und medizinischen Bereichs kommen bzw. noch in der Ausbildung stehen. Die Intensität der Mitarbeit richtet sich danach, wieviel Zeit und Energien jede Frau neben ihren sonstigen Verpflichtungen und Interessen noch für das FFGZ aufbringen kann. Die meisten Frauen arbeiten ohne Bezahlung mit, zwei Frauen konnten durch Mittel aus dem Arbeitsplatzbeschaffungsprogramm, d.h. durch Gelder vom Arbeitsamt, für eine Ganztagstätigkeit bezahlt werden.

Im wesentlichen trägt sich das Projekt durch unbezahlte Arbeit und durch Spenden. Außerdem nehmen wir Geld durch Beratung, Kurse und den Verkauf der Clio und des Buches »Hexengeflüster« ein.

Wir hatten ursprünglich gehofft, durch die Kassenzulassung eine Bezahlung unserer Arbeit zu erreichen, die immer auch eines der politischen Ziele des Projekts war, weil wir auf die Dauer nicht mit Gratisarbeit für gesellschaftlich entstandene Not und Mißstände aufkommen wollen. Inzwischen hat sich herausgestellt, daß wir über eine Kassenzulassung unsere vorwiegend präventive Arbeit gar nicht abrechnen könnten, weil vom Krankenkassensystem der Bundesrepublik Deutschland Prävention nur in äußerst beschränktem Rahmen getragen wird.

Nach erheblichen Schwierigkeiten wurde unserem Verein 1979 endlich die Gemeinnützigkeit zuerkannt, was uns bei der Beantragung von öffentlichen Geldern und Lottomitteln in eine bessere Position bringt. Außerdem können Spenden an das FFGZ jetzt von den Steuern abgesetzt werden.

Wir freuen uns über jede Form der Unterstützung wie Bücher, Archiv-Material und Geld. Unser Konto bei der *Sparkasse* der *Stadt Berlin-West* hat die *Nummer 0640003001*.

Anmerkungen

1 Zitat aus der Dokumentation des Gesundheitstages, der vom 14. bis 18. 5. 80 in Berlin stattgefunden hat. Die Gruppe »Frauengesundheitsforschung« hat dort eine Veranstaltung zu dem Thema »Gesundheitsforschung und Prävention bei Frauen« durchgeführt.
2 Clio 10, Okt. 78, daraus »Unser Selbsthilfe-Konzept«, S. 3–5.
3 Das »Hexengeflüster« erschien 1975 und ein Jahr später in der 2. Auflage in erweiterter und überarbeiteter Form im Frauenselbstverlag Berlin-West.
Die Clio und das »Hexengeflüster« sind zu beziehen über den Frauenbuchvertrieb, 1000 Berlin 61, Mehringdamm 32–34. Die Clio kann direkt beim FFGZ, 1000 Berlin 45, Kadettenweg 77, abonniert werden.

Helmut Wintersberger

Gesundheitsselbsthilfe in der Fabrik – Arbeitermedizin in Italien

»Meine Tätigkeit besteht zur Zeit in mechanisch-optischen Feineinstellungen von Fotosetzmaschinen. Diese Abstimmung nennt man Justage und erfordert feinmotorisches Geschick und Konzentrationsvermögen. Den ersten Anfall bekam ich im Alter von 26 Jahren in Brake an der Unterweser. Damals machte ich eine Lehre als Maschinenbauer. Oft mußte ich nachts noch im Hafen arbeiten, da die Erziehungsbeihilfe nicht reichte. Meine Problembewältigung bestand darin, daß ich ab und zu getrunken habe. Eines Tages kippte ich dann um, und nur nach mehreren Anläufen und nach Häufung dieser für mich fremden Phänomene stellte man fest, daß es epileptische Anfälle waren. Man gab mir Medikamente, und mit der Ermahnung, nicht mehr zu trinken, wurde ich wieder laufen gelassen... Meine Verhaltensweisen änderten sich, was Schlaf und Alkohol angingen. Trotzdem ist es nicht ganz gelungen, von Absenzen freizubleiben, die in unregelmäßigen Abständen immer wieder auftreten. Sie gehen einher mit körperlichen und seelischen Belastungen besonderer Art. Als belastend empfinde ich zum Beispiel eine steigende Monotonie und Sinnentleerung der auszuführenden Arbeit bei gleichzeitig wachsender Intensität. Sich dagegen kollektiv auf gewerkschaftlicher Ebene zu wehren war und ist notwendig, erfordert aber gleichzeitig weitere Nervenkraft... Andererseits glauben auch viele Behinderte, selbst gerade deshalb eine gute Leistung bringen zu müssen, um sich in einer Gesellschaft vollwertig zu fühlen, in der der Leitgedanke eben die Leistungsideologie ist...« (Selbsthilfe von Anfallkranken, 1979).

Es ist inzwischen als weitgehend gesicherte sozialmedizinische Erkenntnis anzusehen, daß der Produktionsbereich jener Sektor ist, in dem ein guter Teil der modernen Volkskrankheiten, die häufig irreführend als *»Zivilisationskrankheiten«* bezeichnet werden, ihre Wurzel haben. Chronisch Kranke oder Behinderte bekommen das stärker zu spüren als (Noch-)Gesunde. Daß es notwendig ist, *»sich dagegen kollektiv und auf gewerkschaftlicher Ebene zu wehren«*, wie es von einem Anfallkranken gefordert wird (vergleiche obiges Zitat), ist richtig, ebenso richtig wie der einschränkende Hinweis, daß dazu viel Kraft erforderlich ist. So viel

Kraft, daß sie unter gegebenen gesellschaftlichen Bedingungen selbst die »Gesunden« meist nicht aufbringen können.

Eine Selbsthilfegruppe von Behinderten kann zweifellos viel dazu beitragen, die Lebenslage von Behinderten entscheidend zu verbessern. Sie kann insbesondere dazu beitragen, daß der Behinderte mit den pathogenen Leistungsansprüchen im Produktionsbereich besser fertig wird. Sie kann jedoch mit Sicherheit nicht die pathogenen Faktoren im Produktionsbereich eliminieren. Dies kann nur Aufgabe einer Arbeiterselbsthilfe sein.

Arbeiterselbsthilfe gibt es, seit es eine Arbeiterklasse gibt. Die Arbeiter haben stets auf individueller und kollektiver, betrieblicher, nationaler und internationaler Ebene zur Selbsthilfe gegriffen, um das einzige Gut, welches sie besitzen, ihre Arbeitskraft, vor schonungslosen Angriffen des Kapitals zu schützen. Krankenkassen, Gewerkschaften und Arbeiterparteien sind ein organisatorischer Ausdruck dieser Bemühungen. Die Sozialgeschichte sowie die Geschichte der Arbeiterbewegung weiß von Siegen und Niederlagen der Arbeiterschaft zu berichten.

Seit der Etablierung der sozialdemokratischen Arbeiterparteien in Österreich und in der BRD, die in wirtschafts- und sozialpolitischer Hinsicht in der Betonung des sozial- und wohlfahrtsstaatlichen Prinzips ihren politischen Ausdruck fand, scheint jedoch einiges schief gelaufen zu sein. Die Bürokratien der ehemaligen Selbsthilfeorganisationen der Arbeiterschaft (Parteien, Gewerkschaften und Krankenkassen) sind in der Praxis davon abgekommen, die Gesundheit und Arbeitskraft der Arbeiter zu schützen; sie wandten sich primär der Verwaltung von Krankheiten zu.

Sicherlich haben die Arbeiter selbst nie aufgehört, ihre Gesundheit im Produktionsbereich individuell und kollektiv zu verteidigen. Es besteht damit zweifellos ein duales System der Arbeitssicherheit, jenes der institutionalisierten und anläßlich von Kongressen und Tagungen beweihräucherten Arbeitssicherheit, und jenes der Wissenschaft und Forschung weitgehend unbekannte, von den Arbeitern selbst getragene System der Arbeitssicherheit.

Im Zuge der Erneuerung der italienischen Gewerkschaftsbewegung am Ende der 60er Jahre ist es gelungen, dieses bis dahin verborgene System der Arbeiterselbsthilfe ansatzweise freizulegen. Damit wurden aber gleichzeitig auch die Fehler traditioneller Gewerkschaftspolitik auf dem Gebiet des betrieblichen Gesundheitsschutzes deutlich. Eine umfassende Revision der Inhalte und Methoden gewerkschaftlicher Politik war die Folge. Die spontanen Beobachtungen und subjektiven Erfahrungen der Arbeiter in den italienischen Fabriken wurden unter der Bezeichnung *»Arbeitermedizin«* als mindestens gleichberechtigt neben der traditionellen Arbeitsmedizin anerkannt.

Grundbegriffe der Arbeitermedizin

Arbeitermedizin geht von einigen Grundbegriffen und Leitsätzen aus, die zum Teil Bestand der traditionellen Arbeitsmedizin sind, zum Teil jedoch von der italienischen Arbeiterbewegung neu entwickelt wurden. Die gemeinsame Sprache der Arbeitermedizin ist sehr einfach; sie bedarf keiner besonderen Vorkenntnisse. Im folgenden werde ich den Versuch unternehmen, die Grundlagen der Arbeitermedizin, wie sie in gewerkschaftlichen Schulungsbroschüren vermittelt werden, kurz darzustellen.[1]

Unter Arbeitsumwelt versteht man die *»Gesamtheit der Produktionsbedingungen, unter denen sich investiertes Kapital und Arbeitskraft in Waren, Profit und gesundheitliche Schäden verwandeln«* (Gloria, 1973). Die in der Arbeitsumwelt wirksamen krankmachenden Faktoren sind in vier Gruppen zu unterteilen:

- Faktoren, die auch in einer Wohnung vorhanden sind; dazu gehören Temperatur, Feuchtigkeit, Belüftung, Beleuchtung, Lärm usw.
- Faktoren, die es in einer Wohnung im allgemeinen nicht gibt; dazu gehören Stäube, Gase, Dämpfe, Erschütterungen usw.
- Ermüdungsfaktoren, die mit der Tätigkeit der Muskeln zusammenhängen, das heißt schwere körperliche Arbeit.
- Ermüdungsfaktoren, die nicht unmittelbar mit körperlicher Arbeit, sondern mit schnellen Arbeitsrhythmen, verantwortungsvoller oder repetitiver und monotoner Arbeit, geistiger Anstrengung oder Überanstrengung der Augen, Schichtarbeit, Zwangshaltungen, autoritärer Betriebsführung usw. zusammenhängen.

Die erwähnten, in der Arbeitsumwelt vorhandenen Faktoren beeinträchtigen die Gesundheit der Arbeiter. Bei diesen gesundheitlichen Beeinträchtigungen handelt es sich um Arbeitsunfälle, Berufskrankheiten, unspezifische Krankheiten sowie Frühinvalidität.

Die Gesundheitsvorsorge muß dort ansetzen, wo die Probleme entstehen, und wo sie analysierbar und kontrollierbar sind: in der Arbeitsumwelt. Angesichts des Ansteigens der Arbeitsunfälle, der unspezifischen Krankheiten und der Frühinvalidität gelangte die italienische Gewerkschaftsbewegung zu dem Schluß, daß die traditionelle Arbeitsmedizin sowie die traditionellen Präventionsmaßnahmen gescheitert sind. Dieses Scheitern war hauptsächlich darauf zurückzuführen, daß der Gesundheitsschutz an die Arbeitsinspektorate, Werksärzte und ähnliche Institutionen delegiert worden ist. Die Zahl der Arbeitsinspektoren steht aber in keinem Verhältnis zu den Aufgaben, die zu bewältigen sind. Die Werksärzte wiederum werden vom Unternehmer bezahlt und haben daher auch dessen Interessen wahrzunehmen. Der Gesundheitsschutz der Arbeiter kann dabei nur so lange eine Rolle spielen, als die Interessen des Unternehmers nicht gravierend gefährdet werden. Daraus leitet sich der Fundamentalsatz der Arbeitermedizin ab:

Es gibt nur eine Gruppe in der Fabrik, die ein unmittelbares Interesse hat, die Gesundheit der Arbeiter zu schützen, nämlich die Arbeiter selbst.

Das italienische *»Statut über die Rechte der Arbeiter«* gibt den Arbeitern das Recht, die Verteidigung ihrer Gesundheit am Arbeitsplatz selbst zu organisieren. Dieser Selbstschutz geht von der homogenen Gruppe als elementarer organisatorischer Einheit, vom Prinzip der Nichtdelegation als logischer Konsequenz des Fundamentalsatzes der Arbeitermedizin und von der Einführung eines neuen Meßverfahrens, der kollektiven Bewertung, aus.

Die *homogene Arbeitergruppe* ist die kleinste Zelle in der Fabrik, ein Produkt der modernen Arbeitsorganisation. Sie ist durch gleiche Arbeitsumwelt und deshalb durch gleiche Risiken charakterisiert. Jedes Mitglied der homogenen Gruppe befindet sich täglich in derselben Situation. Die Arbeiter können ohne technische Instrumente aufgrund ihrer eigenen Intelligenz und aufgrund ihrer eigenen Erfahrungen die Auswirkungen der Arbeitsumwelt auf ihre Gesundheit feststellen. Das arbeitsbedingte Gesundheitsrisiko ist für die homogene Gruppe ein klarer Begriff. Es wird von ihr gemessen

- an der Zahl jener Arbeiter, bei denen leichte Gesundheitsstörungen auftreten;
- an den Krankenständen im allgemeinen;
- an der Häufigkeit, mit der dieselben Krankheiten immer wieder auftreten;
- am häufigen Personalwechsel, an freiwilligen Kündigungen und Versetzungen;
- an der Unfallhäufigkeit in der Abteilung;
- an den Jahren oder Monaten, die notwendig sind, um einen jungen Arbeiter in ein müdes und desinteressiertes Individuum zu verwandeln, welches froh ist, sich am Wochenende ausschlafen zu können.

Nichtdelegierung bedeutet, daß die Arbeiter in den Fabriken ihre Gesundheit selbst schützen. Der Gesundheitsschutz wird an niemanden delegiert, nicht einmal an die Gewerkschaft. Das heißt aber, daß sich die Arbeiter in die Lage versetzen müssen, die Einhaltung der Sicherheitsbestimmungen selbst zu kontrollieren. Nichtdelegierung bedeutet auch, daß die Arbeiter dem Unternehmer das Recht nehmen, Arbeitsumwelt und Arbeitsorganisation ohne Rücksicht auf die Gesundheit der Arbeiter zu bestimmen.

Unter *kollektiver Bewertung* versteht man die Feststellung der Zufriedenheit oder Unzufriedenheit bzw. der Zumutbarkeit oder Unzumutbarkeit von gegebenen Arbeitsbedingungen durch die homogene Arbeitergruppe. Denn nur die Arbeiter bzw. die homogene Arbeitergruppe, die täglich acht Stunden denselben Risiken am Arbeitsplatz ausgesetzt ist, kann wirklich beurteilen, welcher Schaden aus dieser Arbeitsumwelt resultieren kann.

Eine vom Verlag der italienischen Gewerkschaft CGIL herausgegebene Broschüre (Oddone, 1975) bedient sich zur besseren Illustrierung der Arbeitermedizin der populären Comics-Technik. Zunächst wird der individualmedizinische, im Reproduktionsbereich verankerte Ansatz dargestellt, in dessen Rahmen der Mensch auf Gesundheitsstörungen bisweilen mit »exzessiver« Inanspruchnahme medizinischer Leistungen (Untersuchungen, Laboranalysen, Medikamente usw.) reagiert. Die krankheitsverursachenden Faktoren aus der *»natürlichen und gesellschaftlichen«* Umwelt des Menschen bleiben dabei außer Betracht. Anschließend wird auf den kollektiven, produktionsbezogenen Ansatz der Arbeitermedizin eingegangen. Der Arbeiter, der von einer Gesundheitsstörung befallen wird, spricht darüber mit seinen Arbeitskollegen. Sie stellen gemeinsam die Ursache fest und protestieren. Da sich zunächst an ihrer Lage nichts ändert, diskutieren sie nochmals, sie streiken für die Beseitigung der Krankheitsursachen, und sie führen schließlich ein neues arbeitsmedizinisches Informationssystem ein.

Daß eine gewerkschaftliche Initiative zur Verbreitung der Arbeitermedizin auch in der BRD und Österreich an eine entsprechende fachliche Kompetenz der Arbeiterklasse anknüpfen könnte, beweist unter anderem der Leserbrief einer Wiener Metallarbeiterin an die gewerkschaftliche Zeitschrift »die arbeit«:

»Zweitens möchte ich noch erwähnen, daß seit Bestehen der neu gebauten Firma die Klage wegen der schlechten Belüftung dem Betriebsrat zur Kenntnis gebracht wurde, und ich nehme an, daß dieses auch der Firmenleitung bekannt ist. Seit cirka zwei Jahren gibt es einige Frauen, die an Leukopenie leiden. Auch ich. Die Ursache dieser krankhaften Verringerung der weißen Blutkörperchen liegt am Einatmen der giftigen Dämpfe, die beim Waschen mit Trichlor und beim Verbrennen der Isolierschicht des Drahtes beim Löten entstehen. Die riesige Halle ist nicht unterteilt, die Belüftung mangelhaft, so daß alle dort Beschäftigten mehr oder weniger betroffen sind.« (die arbeit 12/1977)

Der Leserbrief macht in positiver Hinsicht deutlich, daß – wenn auch nicht der Terminus – so doch das Konzept der »homogenen Gruppe« auch der österreichischen Arbeiterklasse bekannt ist. (»... einige Frauen, die an Leukopenie leiden. Auch ich.«) Er zeigt ferner auf, daß sich die Arbeiterinnen Gedanken über die Krankheitsursachen und über mögliche Problemlösungen machen (bessere Unterteilung der Halle und bessere Belüftung). In negativer Hinsicht ist die deutliche Neigung zur Delegierung des betrieblichen Gesundheitsschutzes an die Betriebsleitung, den Betriebsrat oder die Gewerkschaften festzustellen *(»... dem Betriebsrat zur Kenntnis gebracht«, »... der Firmenleitung bekannt«)*.

Die Überlegenheit der Arbeitermedizin gegenüber der traditionellen Arbeitsmedizin habe ich auf dem Gesundheitstag 1980 in Berlin anhand von 10 Thesen nachzuweisen versucht. Zusammengefaßt ist diese Überlegenheit in folgenden Punkten begründet:

- in der Einheit von Ort und Zeit des Auftretens der Probleme und deren systematischer Analyse und Bewältigung;
- in der Einheit von Objekt und Subjekt arbeitsmedizinischer Forschung sowie
- in der Einheit von Macht und Motivation zur Veränderung der Arbeitsumwelt.

Anmerkung

1 Die Grundlagen der Arbeitermedizin wurden erstmals veröffentlicht in FLM (1971). Eine neuerliche Veröffentlichung, verbunden mit einer Evaluierung der bisherigen Erfahrungen, findet sich bei Oddone, Marri et al. (1977). Vor kurzem hat die Schweizer *Gewerkschaft Textil, Chemie, Papier* das italienische Modell auf Schweizer Verhältnisse adaptiert. Somit sind die Grundlagen der Arbeitermedizin auch in deutscher Sprache in GTCP (1979) verfügbar. Eine ausführliche Zusammenfassung findet sich bei Wintersberger (1978) sowie in der »Dokumentation des Gesundheitstages«.

Autorenteam

Bürgeraktion Moorfleet (BAM) contra Chemiefabrik

Im Frühjahr 1979 wurde auf Anzeige eines Hamburger Behördenangestellten Kuhmilch aus dem Stadtteil Billwerder auf ihren HCH-Gehalt (HCH – Hexachlorcyclohexan, ein chlorierter Kohlenwasserstoff, der dem verbotenen DDT ähnelt) untersucht. Die in dieser Milch gefundenen Anteile überstiegen bis zum 6fachen die zulässigen Werte, festgelegt durch das Lebensmittelrückstandsgesetz. Die Untersuchungen der Kuhmilch hatten Analysen des Gemüses im Anbaugebiet *Billwerder-Moorfleet* zur Folge. Auch hier lagen die Werte des HCH-Gehalts wesentlich höher als erlaubt. Die ersten Gemüseverkaufsverbote wurden vom Gesundheitsamt *Bergedorf* ausgesprochen.

Als Verursacher wurde die Chemie-Firma Boehringer bezeichnet, die sofort alle Schuld von sich wies und sich auf die angeblich von ihr eingehaltenen Auflagen des *Technischen Überwachungsvereins* (TÜV), hergeleitet aus dem bundesweit geltenden Immissionsschutzgesetz, berief.

Um die Situation zu klären, kamen die Gärtner und einige Anwohner im Moorfleeter Gemeindehaus zusammen. Forderungen nach Klärung der Schuldfrage, nach einer Untersuchung über Auswirkungen auf die Gesundheit sowie nach Abhilfe wurden laut.

Resultat war die Gründung der *BAM* (Bürgeraktion Moorfleet – gegen Umweltvergiftung und Existenzvernichtung e. V.). Die BAM rief auf zu einer öffentlichen Veranstaltung unter dem Motto: *»Jetzt müssen wir uns selber helfen!«*

300 Betroffene kamen und verabschiedeten folgende Resolution: Die Bürgeraktion Moorfleet – gegen Umweltvergiftung und Existenzvernichtung – fordert den Senat auf,

- das Chemiewerk Boehringer in den Produktionsteilen, die HCH emittieren, umgehend so lange stillzulegen, bis über den Weg technischer oder verfahrenstechnischer Maßnahmen eine Emission des Giftes HCH ausgeschlossen ist.
- Entlassungen aufgrund dieser Maßnahme sind zu untersagen.
- Umfassende Untersuchungen über bereits entstandene Schäden sind bis zur endgültigen Klärung fortzusetzen und bei Bedarf auszuweiten.

- Eine vollständige Offenlegung sämtlicher Untersuchungsergebnisse und -kriterien und umfassende Information der Bevölkerung durch die Behörden.
- Alle sich daraus entwickelnden Schäden sind vom Verursacher zu übernehmen.
- Nutzungsänderungen der umgebenden Flächen – besonders der landwirtschaftlichen Betriebe – sind auszuschließen.

Diese Resolution wurde Presse, Funk, Fernsehen, Behörden und Politikern zugestellt und setzte einiges in Bewegung. Um Auswirkungen der Verbindung HCH zu erforschen, sammelte die BAM Informationsmaterial bei Ärzten, in wissenschaftlichen Abhandlungen von internationalen Organisationen, Universitäten und Forschungsgruppen. Dabei stieß die BAM auf Begriffe wie »krebsfördernd«, Leberschäden, Nervenschäden, Anämie, Leukämie, und außerdem hieß es, daß Einwirkungen des HCH – selbst in kleinsten Mengen, die an Organen keine Veränderungen hervorrufen – Beeinträchtigungen der Intelligenz bewirken können.

Da alle diese aufgezeigten Erscheinungen zwar erst vermutet werden und die Forschungen zu diesem Komplex noch nicht abgeschlossen sind, es aber den Anschein hat, daß die Schäden wirklich durch HCH-Einflüsse entstehen, wandten sich die Betroffenen verstärkt an das Gesundheitsamt Bergedorf. Dort bekamen sie aber lediglich die Antwort, daß HCH-Folgeschäden unbekannt und Untersuchungen der Bevölkerung völlig überflüssig seien, denn *»es gebe ja auch keine Vergleichsergebnisse«*.

Um so mehr verunsicherten plötzliche Pressemeldungen über heimliche Gewebeentnahmen für Analysen im Krankenhaus Bergedorf, veranlaßt durch dasselbe Gesundheitsamt. Auch tauchten Vergleichsergebnisse auf, und der Bundesdurchschnitt an HCH-Anteilen im Fettgewebe des Menschen wurde mit 1,0ppm/kg* angegeben. Die Ergebnisse der neun Versuchspersonen lagen zwischen 0,14 und 2,6ppm/kg. Schafe, die untersucht worden waren – die Toleranzgrenze liegt bei 0,3ppm/kg – wiesen Werte von 2,69ppm/kg auf. Wie gut, daß es sich bei den Patienten nicht um Schafe handelte, sonst wären sie wie diese notgeschlachtet und verbrannt worden!

Alarmiert über die Zustände, wandte sich die BAM an die Arbeits- und Sozialbehörde, Senator Jan Ehlers:

* ppm/kg – parts per million = Milligramm pro kg bzw. pro Liter

Hamburg, den 5. November 79

Sehr geehrter Herr Senator Ehlers,
wie Ihnen bereits bekannt ist, haben wir, von den Umweltvergiftungen durch das Chemiewerk Boehringer betroffene Bürger, uns zu der Bürgeraktion Moorfleet gegen Umweltvergiftung und Existenzvernichtung zusammengeschlossen.

Wir haben bereits am 26.7.1979 eine Resolution beschlossen, in der u.a. gefordert wird, *»das Chemiewerk Boehringer in den Produktionsteilen, die HCH emittieren, umgehend so lange stillzulegen, bis über den Weg technischer und verfahrenstechnischer Maßnahmen eine Emission des Giftes HCH ausgeschlossen ist«.*

Diese Resolution wurde dem Senat Hamburgs zugestellt.

Da unsere Forderung bislang noch nicht erfüllt wurde, obwohl sie durch zwischenzeitliche erneute Vorkommnisse im Chemiewerk Boehringer noch dringlicher und notwendiger geworden ist, wenden wir uns nunmehr direkt an Sie, Herr Senator Ehlers, als dem Präses der für die Betriebsgenehmigung des Chemiewerks zuständigen Behörde.

Wir fordern erneut die Stillegung der Produktion von HCH im Chemiewerk Boehringer.

Wir wollen im folgenden noch einmal die Gründe aufzählen, die uns veranlassen, eine solche Forderung an Sie heranzutragen. Wir tun dies zum einen, um Sie zu der Überzeugung zu bringen, daß die Schließung notwendig und nach Abwägung aller Interessen auch vertretbar ist. Zum anderen aber konfrontieren wir Sie auch deswegen noch einmal mit den Fakten, um auszuschließen, daß Sie sich später einmal mit Nichtwissen um die Gefährlichkeit der HCH-Produktion der politischen Verantwortung für das Geschehen in Moorfleet entziehen können.

1. Wir müssen feststellen, daß mit bestürzender Regelmäßigkeit Meldungen über Umweltverseuchungen durch HCH, Benzol oder TCDD, die im Zusammenhang mit dem Chemiewerk Boehringer stehen, an die Öffentlichkeit gelangen...
2. Befragt zur Gesundheitsgefährdung durch HCH haben Sie in einem Interview mit dem Hamburger Abendblatt (veröffentlicht am 12.5.79) u.a. gesagt: »Wir sind zu der Überzeugung gekommen, daß HCH im Blut kein Indikator für eine mögliche akute Gesundheitsgefährdung oder chronische Belastung ist. Über den gewerbeärztlichen Dienst ist ein Toxikologe, also Giftexperte, eingeschaltet worden. Wir haben dicke Bücher gewälzt, u.a. das Vergiftungsregister, und nach neuen wissenschaftlichen Erkenntnissen geforscht. Das Ergebnis ist: Es gibt keine völlig abgesicherten Grenzwerte für HCH im Körper eines Menschen.«...

3. Der Nachweis, daß das in der Umgebung des Chemiewerks gefundene HCH aus den im laufenden Betrieb anfallenden und über den Schornstein in die Atmosphäre abgegebenen Emissionen stammt, läßt sich inzwischen führen. Damit wird die immer wieder auftauchende Behauptung, das HCH stamme aus Verwehungen von einer Halde, die sich bis 1972 auf dem Werksgelände befand, als Irreführung erkennbar, die den Zweck hat, von den gegenwärtigen Gefahren der Produktion abzulenken...
4. Die Benzolemissionen großen Ausmaßes, die Ende September bei der Firma Boehringer festgestellt wurden, werden durch die von Ihrer Behörde daraufhin erlassenen Auflagen nur unzureichend verringert. Selbst wenn sich die Firma Boehringer an diese Auflagen halten würde, liegen die Emissionen noch über den von der »Technischen Anleitung Luft« vorgeschriebenen Grenzwerten. Tatsächlich ist aber die der Bevölkerung zugemutete Überschreitung der Grenzwerte noch höher, weil sich die Firma Boehringer – wie Kontrollen durch Ihre Behörde ergaben – nicht an diese Auflagen hält...

Nach den bisherigen Vorkommnissen kann die Produktion von HCH nach mindestens drei Vorschriften des Bundesemissions-Schutzgesetzes eingestellt werden:
- nach § 21 Abs. 1 Nr. 5 Bundesemissionsschutzgesetz kann die Genehmigung widerrufen werden, wenn die Genehmigungsbehörde aufgrund nachträglich eintretender Tatsachen berechtigt wäre, die Genehmigung nicht zu erteilen, und wenn ohne den Widerruf das öffentliche Interesse gefährdet würde;
- nach § 21 Abs. 1 Nr. 5 Bundesemissionsschutzgesetz kann die Genehmigung widerrufen werden, um schwere Nachteile für das Gemeinwohl zu verhüten oder zu beseitigen;
- nach § 20 Abs. 1 Bundesemissionsschutzgesetz kann in dem Fall, daß der Betreiber der Anlage einer Auflage oder einer vollziehbaren nachträglichen Anordnung nicht nachkommt, der Betrieb der Anlage ganz oder teilweise bis zur Erfüllung der Auflage oder Anordnung untersagt werden.

Nach allem, was bisher bekannt ist, sind die tatsächlichen Voraussetzungen für Maßnahmen nach diesen Vorschriften erfüllt. Wir hoffen, daß unser Schreiben Sie zu solchen Maßnahmen bewegen wird. Wir werden dieses Schreiben drei Tage, nachdem wir es Ihrer Behörde zugeleitet haben, veröffentlichen.

Bürgeraktion Moorfleet gegen
Umweltvergiftung und Existenzvernichtung
Am 3. Januar 1980 erhielt die BAM das Antwortschreiben des Senators. Hier einige Argumente aus seinem Brief:

- Um hier ein offensichtlich bestehendes Mißverständnis auszuräumen, macht er darauf aufmerksam, daß die Arbeits- und Sozialbehörde nicht die für die Erteilung von Genehmigungen nach dem Bundesemissionsschutzgesetz zuständige Behörde ist. Die Tätigkeiten der Arbeits- und Sozialbehörde nach dem Bundesemissionsschutzgesetz beschränke sich im wesentlichen auf die Erfüllung derjenigen Aufgaben, die sich aus der Überwachung gemäß § 52 des Bundesemissionsschutzgesetzes für genehmigungspflichtige Anlagen ergeben...
- Zuständig für die Durchführung des Bundesemissionsschutzgesetzes sei zur Zeit noch in erster Linie die Baubehörde...
- Die Frage der Stillegung der Produktion von HCH im Chemiewerk Boehringer sei rechtlich eingehend geprüft worden. Die Prüfung habe ergeben, daß derzeit eine solche Maßnahme nicht durchführbar sei...
- Derzeit bestehe kein Anlaß, anzunehmen, daß nach Vollzug der angeordneten Maßnahmen noch Gefahren für die Umwelt bestehen werden...
- Zusammenfassend könne gesagt werden, daß die Anforderungen des § 5 Abs. 1 des Bundesemissionsschutzgesetzes derzeit bereits mit Sicherheit eingehalten würden und davon auszugehen sei, daß nach Abschluß der Arbeiten an den Abluftreinigungsanlagen die Emissionen noch weiter gesenkt würden...
- Dabei wird auf die veröffentlichte arbeitsmedizinisch-wissenschaftliche Untersuchung über die gesundheitliche Relevanz einer chronischen HCH-Belastung verwiesen. Die unter Leitung des anerkannten Hamburger Arbeitsmediziniers Prof. Gerhard Lehnert durchgeführte Untersuchung komme zu dem Ergebnis, daß selbst bei jahrzehntelanger Aufnahme von HCH-Mengen, die ganz erheblich oberhalb dessen liegen, was der Allgemeinbevölkerung durch Umwelteinflüsse an HCH zugeführt wird, Gesundheitsschäden nicht feststellbar seien...
- Für einen so schwerwiegenden Eingriff in das Betriebsgeschehen des Werkes Boehringer, wie eine Betriebsstillegung der HCH-Produktion darstellt, existiere nach alledem keine rechtliche Basis. Die Überwachungsbehörde werde in dem Bemühen fortfahren, von den Anlagen des Werkes möglicherweise ausgehende Gefährdungen aufzudecken und mögliche Wege zur Beseitigung der Mängel aufzuzeigen und entsprechende Anordnungen zu treffen. Die zahlreichen Schritte in dieser Richtung, von der Öffentlichkeit kaum oder überhaupt nicht

bemerkt, hätten in der Vergangenheit zwar zu einer sicherlich erheblichen Verminderung der Risiken sowohl für die Arbeitnehmer als auch für die Bevölkerung der Umgebung des Werkes geführt. Diese Erfolge würden uns aber nicht ruhen lassen, bis auch die letzten Risiken ausgeschaltet seien...

Das Antwortschreiben war für die BAM unbefriedigend und gab daher Anlaß, neue Möglichkeiten zu suchen und ohne unsere Politiker, die alle den »Schwarzen Peter« anderen zuschoben, weiter zu arbeiten. Eine Unterschriftensammlung brachte endlich den gewünschten Erfolg: Anwohner verlangten erneut eine Untersuchung des Fettgewebes und eine Blutanalyse. Nach dem 24.3.80 wurde die Untersuchung anberaumt. Jetzt warten wir auf die Ergebnisse. Sollten diese so ausfallen, wie die BAM befürchtet, wird es für uns in Zukunft wohl keine andere Möglichkeit mehr geben, als unsere Häuser nur noch mit Gasmasken zu verlassen. Die erneuten Verkaufsverbote in den Gärtnereien zeigen uns sehr deutlich, daß sich nichts geändert hat. Natürlich können wir alle von hier fortziehen (ca. 20000 Betroffene); da wir uns aber als mündige Bürger betrachten, die sich der Verantwortung ihrer Umwelt gegenüber bewußt sind, werden wir nicht den Kopf in den Sand stecken und darauf warten, daß ein Wunder geschieht. Wir werden uns gegen die Angriffe auf unsere Gesundheit wehren und unsere Politiker darauf hinweisen, daß Menschenleben – insbesondere die der Beschäftigten bei der Firma Boehringer, die einer besonderen Konzentration der Gifte ausgesetzt sind – wichtiger sind als 350 Arbeitsplätze und die jährlichen Steuereinnahmen von der Firma Boehringer!

Näheres in der Broschüre:
»Der Boehringerskandal, ein Dorf wird aktiv.« 2,— DM.
Zu beziehen über:
Bürgeraktion Moorfleet e.V.
Moorfleeter Deich 129
2000 Hamburg 74
Spendenkonto: Hamburger Sparkasse (BLZ 20050550)
Konto-Nr. 1004/210488

Autorenteam

Unsere kleine Gruppe »Schöne Holstenstraße«

Wir sind eine kleine Gruppe von Menschen, die in und um die Holstenstraße wohnen. Wir wohnen hier gern, weil die Lage zentral ist, die Verkehrsverbindungen sehr gut (Bus & Bahn), der Stadtteil ist alt und gewachsen, es leben hier junge und alte Leute (man kennt sich), es gibt hier viele kleine Handwerksbetriebe, viele kleine Läden – es sind also alle Voraussetzungen vorhanden, um sich wohl zu fühlen.
Dennoch:
Eine Kleinigkeit macht den Bewohnern hier das Leben zur Hölle.

Die Holstenstraße

Die Straße führt zur Zeit durchschnittlich 22000 Lkws und Pkws täglich durch unsere Straßenschlucht; 2–3 Meter an unseren Fenstern vorbei. Dieser Zustand war schon immer schlimm und wird es auch bleiben, aber es wird schlimmer:

Die Holstenstraße wird verbreitert, im Kreuzungsbereich bis auf 6 Spuren – der Abstand vom Hauseingang bis zur Straße wird teilweise bis auf 1 Meter reduziert. Der Holstenplatz wird eine einzige Superkreuzung.

- Der Straßenlärm raubt uns den Schlaf!
- Der Verkehr gefährdet unser Leben, speziell der Kinder und Alten!
- Der Straßenlärm verhindert die Kommunikation auf der Straße!
- Die Abgasentwicklung in der engen Häuserzeile gefährdet unsere Gesundheit!

Schon jetzt erkennbare Folgen:
- Familien ziehen aus.
- Die Alten isolieren sich in den Wohnungen ab oder gehen ins Altersheim.
- Kleine Läden haben schon aufgegeben oder ziehen es in Erwägung.
- Der Ausländer- und Wohngemeinschaftsanteil (Studenten) nimmt erheblich zu.
- Die Hausbesitzer lassen die Gebäude teilweise verslumen.
- EINE TYPISCHE ENTWICKLUNG ZUM ABRISSGEBIET!

Die Ergebnisse unserer langen Kämpfe mit den Behörden sind aus folgenden Originalzitaten kompetenter Vertreter dieses Staates zu erkennen:

»Der Wirtschaftsverkehr hat in Hamburg absoluten Vorrang.«

»Kein Mensch hat ein Anrecht auf Parkplätze auf öffentlichen Straßen.«

»Hamburg-Altona ist eben nicht Blankenese – dafür sind die Wohnungen billig.«

»Ihr Wohnviertel ist nach dem Lebensqualitätsniveau der BRD abreißenswert.«

». . . eine Oma legt pro Sek. 1,2 Meter zurück . . .« (Angeblich!)

»Ein Verkehrsopfer bringt 5 Punkte – bei 25 Punkten bekommen Sie eine Ampelanlage . . .«

Warum die Verbreiterung?

Technisch:

Die Holstenstraße ist Bestandteil *des Ring 2*. Der Ring 2 ist die direkte Verbindung der Verwaltungszentren City Nord mit den westlichen Stadtteilen Hamburgs und den Autobahnen Richtung Süden.

Auf dem Holstenplatz stößt die *B 4* auf unsere Straße. Die B 4 (Kieler Straße) führt den von Norden kommenden Verkehr (Kiel, Flensburg, Skandinavien) auf die in Planung befindliche Hafenrandstraße (Fischmarkt) und somit auf den in Planung befindlichen Elbtunnel Baumwall direkt in den Freihafen.

Zudem hat die Holstenstraße Verteilerfunktion für den von Westen (neuer Autobahnzubringer Ottensen/Bahrenfelder Str./Lessingtunnel/Chemnitzstr.) über mehrere Ost-West-Achsen kommenden Verkehr. *Die Verbreiterung der Holstenstraße ist Bestandteil eines gigantischen neuen Verkehrsplans, dem die gesamte Altona-Altstadt zum Opfer fallen wird.*

Diese Planung erscheint unsinnig, weil wir noch nicht ganz durchschauen, von welchem gigantischen Plan dieser gigantische Plan wiederum Bestandteil ist.

Der Blick weitet sich

Da unser Einsatz gegen die Verbreiterung der Holstenstraße mit der ganzen Kraft des Staates in Berührung kam, fragten wir uns, warum sind die paar Meter Verbreiterung so wichtig, und sahen uns um.

Obwohl die These vom permanenten Wachstum auch schon von

Brandt (SPD) und anderen »Kompetenzen« in Frage gestellt und als nicht allein selig machend erkannt wurde, macht Hamburg da eine Ausnahme:

1. Der Güterbahnhof Maschen ist weit über den Bedarf der nächsten 20 Jahre ausgebaut.
2. Der Bau des neuen Flughafens ist im Januar von den Gerichten gestattet worden!
3. Autobahnen entlang der Elbe, die Küstenautobahn, 2 neue Elbtunnel, ein Autobahnring um HH herum und ein für riesige Kapazitäten gedachtes innerstädtisches Straßennetz sind in konkreter Planung.
4. Das Hafengelände wird vervierfacht, die Elbe wird vertieft (Moorburg, Altenwerder).
5. Atomkraftwerke in Stade, Brunsbüttel usw. in Planung oder Bau.

Welche Ziele hat der Senat?

Die Wurzel für diese lebensfeindliche Pflanze, auch der »Kernplan« genannt, wurde Anfang der 60er Jahre eingepflanzt.

- Der Senat erkannte, daß Hamburg als Binnenhafen in späteren Zeiten gegenüber den Seehäfen Amsterdam, Rotterdam usw. keine allzu großen Entwicklungschancen haben wird. Massengutschiffe und Großtanker scheuen die lange, von Ebbe und Flut abhängige Elbfahrt, es sei denn, sie kämen, ohne die Ladung umzuschlagen, direkt zum Produzenten oder Verbraucher.
- Die Regierungen der westlichen Industriestaaten entwickelten mit den Vertretern des Hochkapitals (Trilaterale Kommission) ein Modell der Produktionsteilung zwischen sich und der Dritten Welt: In den nächsten Jahrzehnten soll die Rohstoffgewinnung, Produktion und Montage ganz oder teilweise in die Billig-Arbeitskräfte-Länder der 3. Welt verlagert werden. Die Länder der teuren Arbeitskräfte (westliche Industriestaaten) müssen sich vorwiegend auf die Schlüsselpositionen Forschung (»Know how«), Computertechnik, Luft- und Raumfahrt und – jetzt kommt's – die arbeitskräftearme CHEMISCHE PRODUKTION konzentrieren.
- Entlang der Elbe (rechts und links) ist so schön viel Platz. Mit den paar Bauern werden die schon fertig.

Aus diesen drei, etwas vereinfacht dargestellten Gründen entschloß sich der Senat, der chemischen Industrie den »leerstehenden Raum« zwischen HH und der Nordsee als Produktionsfläche anzubieten. Es handelt sich bei dieser chemischen Produktion nicht nur um *ein* Werk oder einen Konzern:

Die Konzeption neuer chemischer Produktionsmethoden beinhaltet das Zusammenwirken vieler einzelner Firmen zu einem *Chemieverbundsystem.*

Wie lockt der Senat die Industrie, das Chemieverbundsystem bei uns zu bauen?

Der Senat schaffte zwei Voraussetzungen:

1. *Das Subventionsgeschenk* (z.B. Reynolds). – Der Senat, Niedersachsen, Schl.-Holstein bezahlen für das Schaffen von angeblichen Arbeitsplätzen (s.u.) in Form von Beteiligungen ohne Mitsprache und Bürgschaften nahezu sämtliche Investitionen.
   Der Senat übernimmt das Risiko, die Industrie rückt mit Management und Know how an. Diese Arbeitsteilung hat z.B. bei Reynolds zur Pleite und Übernahme des Betriebes durch die Stadt Hamburg geführt.
2. *Die Infrastruktur.* – Der Senat schafft auf eigene Kosten großzügigdimensionierte Straßensysteme für Transporte und schnelle Wege von den noch zu schaffenden oder vorhandenen Verwaltungszentren in der City (Holstenstraße...);
   der Senat schafft Güterumschlagsplätze für Bahn und Seeschiffahrt mit großen Kapazitäten;
   der Senat schafft Wohnraum für höhere Angestellte (Eigentumswohnungen Övelgönne, Pöseldorf, Winterhude, auch Altona-altes Krankenhaus usw.).

Welche Ziele hat die chemische Industrie?

Die chemische Industrie braucht neben der oben erwähnten Infrastruktur:

1. den Abwässerkanal Elbe;
2. einen nahen Ballungsraum für billige Arbeitskräfte, die ohne feste Verträge über »Sklavenhändler« in Stoßzeiten einfache Arbeiten übernehmen;
3. Verwaltungszentren, die nahe der Produktion liegen und gleichzeitig von allen großen Fluggesellschaften von überall her angeflogen werden;
4. ein bevölkerungsarmes Gebiet;
5. Platz für sehr viele Unternehmen, damit das Verbundsystem verwirklicht werden kann.

Da all diese Voraussetzungen vorhanden sind, haben Chemiegiganten, die Ölkonzerne und viele andere zugestimmt und bauen fleißig mit unseren Steuergeldern.

Auswirkungen des Chemieverbundsystems auf die Bevölkerung

»Arbeitsplätze«

- Der *Bau* der Industrieanlagen schafft nur kurzfristig zusätzliche Arbeitsplätze; das Geld könnte der Steuerzahler gleich behalten und auch besser verwenden.
- Durch Rationalisierung werden es aber immer weniger statt mehr Arbeitsplätze.
- Hier »zusätzlich« geschaffene Arbeitsplätze bewirken Entlassungen in den alten Stammwerken (siehe Entlassungen bei Bayer Leverkusen).
- Die verbleibenden Arbeitsplätze sind stumpfsinnig und extrem gesundheitsgefährdend.
- Technisch vorgebildetes Personal kommt eh von auswärts; Hilfskräfte werden schon jetzt bei vielen Konzernen über sogenannte »Sklavenhändler« bezogen. Teilzeit-Arbeits-Firmen stellen ganze Tankreinigungskolonnen. Dadurch umgehen die Konzerne die gesetzlichen Sozialleistungen und können unter Tarif bezahlen (Gastarbeiter).

Ökologische Folgen

An dieser Stelle muß es endlich einmal gesagt werden, daß wir einen Großteil der Informationen über das Chemieverbundsystem folgendem Buch entnommen haben:

> *»Die Katastrophe wird zum Alltag – gegen die Industrialisierung der Unterelbe«*

Gerade zu den ökologischen Folgen des Chemieverbundsystems steht in diesem Buch noch eine Vielzahl abschreckender Beispiele wie:

- Die Elbe ist vom Umkippen bedroht.
- Sie dient schon jetzt als Sammelbecken für alle möglichen chemischen Industrieabwässer.
- Die Elbe wird durch die Abwässer der Atomkraftwerke bedrohlich aufgeheizt (geringer Sauerstoffgehalt). Als Folge davon sind schon einige Fischarten ausgestorben (Elbbutt, Zander, Aalquappen); andere Fischarten sind von schweren Krankheiten befallen (Krebsgeschwüre) und geben die Gifte an uns weiter, indem sie uns als Nahrung dienen.

Die Luftverschmutzung (nicht nur durch Chlorgase) trägt dazu bei, daß die Ernte im Alten Land von Jahr zu Jahr geringer wird. Jährlich setzen sich von einem Werk im Alten Land 30–40 t Fluorwasserstoff auf Bäumen fest. Es ist abzusehen, daß das Alte Land noch in diesem Jahrzehnt der Chemieindustrie zum Opfer fallen wird. *»Wer das Alte Land heute aufgibt, gibt morgen die Nordseeküste auf.«*

Weitere Informationen z.B. über die Gefahr von Kernkraftwerken sind in dem oben erwähnten Buch nachzulesen. Das Buch ist unter anderem bei »Café & Buch« in der Holstenstraße zu beziehen.

Wir werden verladen
Wie wir schon beschrieben haben (»Gruppe Schöne Holstenstraße«), haben unsere drei Häuserblocks ihren angenehmen Reiz. Nun kommt der Bagger und will aus unserer Straße eine Autobahn machen. Und dann kommt die Baubehörde und sagt uns, *»die Gegend ist als Wohngebiet nicht mehr geeignet«.*

Die Mehrzahl der Leute (die es sich leisten können) nehmen das als Schicksalsschlag in Kauf und ziehen in noch ruhige Siedlungen außerhalb der Stadt; um dann über die »neue« Holstenstraße zur Arbeit in die Innenstadt zu fahren.

Diese Praxis hat Methode (siehe Moorwerder, Altenwerder usw.). Der Senat ver»schubt« uns nach seinem wirtschaftlichen Belieben wie Güterwaggons von einem Bahnhof zum andern! ALTE WURZELN WERDEN AUSGERISSEN, UND JUNGE MENSCHEN VERWURZELN NICHT MEHR.

Ein Leben findet nicht mehr in einer gewachsenen Gesellschaft statt.

Die Menschen ziehen sich in die Isolation – sprich vor den Fernseher – zurück.

Kontaktadresse:
Gruppe Schöne Holstenstraße
»Café und Buch«
Holstenstraße 186
2000 Hamburg 50
Tel.: 040/3809181

Sigrid Müller

»Allein machen sie dich ein. Zusammen können wir einige Probleme besser bewältigen.«

Das war der Anfang. Wir beschlossen, nicht mehr länger alleine herumzuwurschteln, sondern unser Leben zusammen besser zu gestalten. Acht waren wir damals. Am 1. April 1975 fingen wir an, uns ein kleines Bauernhaus auszubauen. Die meisten von uns studierten, einige machten eine Lehre (Tischlerei, Töpferei). Wir wollten nicht nur zusammen wohnen, sondern auch gemeinsam arbeiten und leben. Da hatten wir mit dem Ausbau des Hauses zunächst genug zu tun. Weil zu dem Haus auch noch 1½ha Land gehörten, überlegten wir uns, wie wir das nutzen könnten. Ein bißchen Garten wäre ja ganz gut. Einige von uns kannten sich gut damit aus. Mittlerweile hatten wir uns auch sehr viel Gedanken über unsere Ernährung gemacht. Da wir ja abwechselnd kochten und gemeinsam einkauften, stießen wir täglich auf die Vergiftung der Nahrungsmittel.

So nach und nach kamen wir immer mehr dahinter, daß viele Krankheiten und Beschwerden durch unsere Ernährung bedingt sind. Verstopfung, Magenschleimhautentzündung, kaputte Zähne, ganz allgemein eine große Abwehrschwäche gegenüber Infektionen – ganz besonders Erkältungskrankheiten.

So sind wir dazu übergegangen, möglichst kein Weißmehl und Zucker zu essen, viel Rohkost und Getreide und sehr wenig Fleisch; alles möglichst aus biologischem Anbau.

Und da kam uns dann der Garten zu Hilfe. So lecker wurde unsere Nahrung, daß wir immer weniger Lust hatten, Sachen zu kaufen, von denen wir nicht wußten, welcher Farb- oder Aromastoff und wieviel gefährliche Gifte da eigentlich drinsteckten.

Wir erweiterten den Garten, machten mehr gute Erfahrungen im biologischen Anbau. Dazu kamen immer mehr Tiere: Kaninchen und Geflügel zum Schlachten: Fleisch ohne Antibiotika, Hormone oder dergleichen. Schafe und Ziegen für Milch und Käse; Hühner für Eier, die nicht nach Fischmehl schmecken.

So langsam aber sicher wurde uns Haus und Land zu klein. Wir hatten größere Pläne. Immer mehr wurden wir uns klar darüber, wie die Natur von Menschen kaputtgemacht wird. Und wie der Mensch, der ja ein Teil der Natur ist (sein sollte), ebenso kaputt – krank gemacht wird, sich selbst kaputtmacht. Man braucht nur die Schlagzeilen einer x-beliebigen Zeitung zu lesen: Giftskandal in Hamburg, Gefährdung der Ozon-Schicht durch Spraydosen, Ölteppich tötet Tier- und Pflanzenwelt, radioaktive Wolke aus Atomkraftwerk ausgetreten...

Mit dem Letztgenannten, der Gefährdung durch Radioaktivität, beschäftigten wir uns sehr viel. Unbegreiflich, wie sich die Menschheit dieser Gefahr aussetzen kann; wie die Aussicht, viel Geld damit zu verdienen, viele die Augen zumachen läßt vor den Risiken, die mit dieser Art von Energiegewinnung zusammenhängen: Krebs und Strahlentod durch einen größeren Unfall in einem AKW; schleichende Gesundheitsschädigung aller (Schwächung der Abwehrkräfte, Erbkrankheiten, Krebs auf Raten) durch ständige Bestrahlung mit erlaubter Niedrigstrahlung – also die ständige Verletzung des Rechts auf Leben und Gesundheit. Und das in einem Ausmaß, das andere Umweltschädigungen weit übertrifft – auf jeden Fall potentiell.

Dagegen mußten wir etwas tun. Nur dasitzen und zu wissen, immer mehr radioaktive Stoffe werden produziert und gelangen in die Umwelt, das genügt doch nicht! Wir gründeten mit anderen eine Bürgerinitiative, versuchten die Öffentlichkeit aufzuklären, den weiteren Ausbau dieser so gefährlichen Industrie zu stoppen.

Hier fanden wir einen Punkt, unsere Kritik gemeinsam zu äußern. Wir wollen auf der einen Seite versuchen, unsere Vorstellungen von einem ökologie-bewußten, einfachen, gesunden Leben in die Praxis umzusetzen, und auf der anderen Seite das Ganze nicht nur für uns behalten, sondern mit anderen gemeinsam für eine Gesellschaft kämpfen, die sich a) für die Erhaltung des ökologischen Gleichgewichts einsetzt, nicht Raubbau an der Natur betreibt, und in der b) – und das ist genauso wichtig – nicht ein Mensch den anderen ausbeutet (krank macht), sondern in der alle Menschen am Wohlergehen des anderen interessiert sind, eine Gesellschaft mit kleinen überschaubaren Einheiten, in denen die Menschen ihr Leben selbst bestimmen (siehe *»Ökotopia«*).

Wie sieht unsere augenblickliche Situation nun konkret aus? Wir (3 kleine Kinder – im Februar 4 – und 9 Erwachsene) leben auf einem Bauernhof mit 12 ha Land (davon 4 gepachtet). Unsere großen Pläne mit Gemüsebau sind in diesem Jahr drastisch reduziert worden:

- wegen der Bodenverhältnisse (Moor)
- wegen der Witterungsverhältnisse (zuviel Regen)
- wegen der Selbstüberschätzung unserer eigenen Arbeitskraft.

D.h. zur Selbstversorgung reicht's noch nicht ganz. Der Verkauf von Gemüse ist ganz gestrichen, Geld bringt's nicht ein.

Wir hatten vor, uns langfristig mit Gemüse, Obst, Milchprodukten, Fleisch und Eiern selbst zu versorgen und diese guten biologischen Produkte auch zu verkaufen. Neben der Landwirtschaft haben wir uns Werkstätten ausgebaut (bis jetzt Tischlerei und Töpferei), um darin selbstbestimmt zu arbeiten, Gebrauchswaren für uns und andere herzustellen und damit auch Geld zu verdienen, was ja in der Landwirtschaft kurzfristig nicht so einfach ist.

Wir hatten vor, von unseren Außeneinkünften (BAFöG, Lehrer-/Krankenschwesterngehalt) herunterzukommen, um gemeinsam selbstbestimmt arbeiten zu können. Wir wollten vom 8-Stunden-Tag wegkommen, uns mehr an den jahreszeitlichen Rhythmus halten: im Sommer viel und lange auf dem Land arbeiten, im Winter mehr in den Werkstätten und mit dem Kopf (Fortbildung, Bürgerinitiative...).

Mit der Tierhaltung haben wir relativ bessere Erfahrungen gemacht. Wir haben jetzt 3 Kühe, 9 Ziegen, 14 Schafe, 2 Schweine (1 Sau zum Ferkeln, 1 Eber zum Schlachten), viel Kleinvieh (Gänse, Puten, Enten, Hühner), Bienen und Katzen.

Milch und Käse machen wir nun selbst. Schmeckt unheimlich gut! Außerdem konnten wir in den Sommermonaten viel Schafs- und Ziegen-Frischkäse auf dem Markt verkaufen. Fleisch essen wir ja kaum, so daß wir noch etwas vom Geschlachteten verkaufen können. Allerdings trägt sich auch dieser Bereich noch nicht. Er erleichtert zwar unseren Lebensunterhalt um einiges, beschert uns gute Nahrungsmittel, aber auch er bringt nicht genug Bargeld ein. Als wichtigste Einnahmequellen bleiben noch die Tischlerei und so langsam auch die Töpferei, die erst ihre Produktion begonnen hat.

Und da liegt der Hase auch im Pfeffer: Der ökonomische Druck gefährdet das Bestehen unserer Gruppe. Er sitzt uns im Nacken (oder im Magen). Außerdem ist der Elan, mit dem wir vor 5 Jahren angefangen haben, ziemlich verflogen. In unseren Beziehungen sind mehr Schwierigkeiten aufgetaucht, als erwartet. Es ist nicht einfach, mit so vielen zu leben. Langsam aber sicher haben sich bestimmte Rollen herausgebildet, wir haben uns gegenseitig festgelegt, leben nicht mehr in der ständigen Veränderung.

Die Arbeit wurde unser einziger Zusammenhalt. Und sie brachte uns viel Spaß am Anfang. Damals kam auch noch mehr raus als das, was wir reingesteckt haben. Jetzt gibt es Arbeit an allen Ecken und Enden, und die wächst uns über den Kopf. Da unsere Beziehungen teilweise nicht mehr so gut und offen sind wie am Anfang, tun wir uns schwer, eine Lösung unserer Probleme zu finden.

Also doch keine Alternative? Teils, teils.

Die positive Seite ist ja bis jetzt etwas zu kurz gekommen.

- Wir leben wirklich nicht vereinzelt. Trotz Beziehungsschwierigkeiten (die gibt's ja auch überall) möchte ich lieber so, als alleine leben, kann ich meine Gefühle, Sorgen, Wünsche usw. mit mehreren erleben, teilen..., Anregungen von verschiedenen Seiten bekommen.
- Die Kinder wachsen nicht in isolierten Kleinfamilien auf. Die Eltern sind zwar die Hauptbezugspersonen, aber so langsam gewinnen die anderen Gruppenmitglieder mehr an Bedeutung für die Kinder. Das wirkt sich unheimlich positiv auf Kinder *und* Eltern aus.
- Die Kinder wachsen in einer relativ intakten Umwelt auf. Sie haben viel Bewegungsfreiheit (keine Straßen, Autos, Lärm, wachsen mit Tieren und Pflanzen auf; haben somit direkte Erfahrungen im Umgang mit der Natur).
- Dadurch, daß wir eben viele und nicht allein oder zu zweit allein sind, können wir uns viel ermöglichen. Schon rein finanziell – gemeinsamer großer Einkauf, ein gemeinsamer Haushalt, Werkstätten für alle, usw.
- Das Arbeitsangebot ist wesentlich vielseitiger. Ich kann Gemüsebau betreiben, in den Werkstätten arbeiten, Tiere versorgen, brauche nicht jeden Tag immer wieder dasselbe durchzuziehen. (Allerdings haben wir uns doch ziemlich spezialisiert – aber die Möglichkeit zum Wechsel besteht.)
- Wir essen gute Nahrungsmittel. Wir wissen, was drin ist, wie's gemacht wird, wieviel Arbeit drinsteckt. Wir spüren die guten Auswirkungen auf unseren Körper (Magen, Zähne...).
- Wir haben gute Erfahrungen mit Kräutern gemacht. Kleinere Wehwehchen bekommen wir ganz gut in den Griff. (Sehr wichtig, gerade bei den kleinen Kindern.)
- Wir haben Kontakt mit vielen Leuten, die auch versuchen, gegen den Strom zu schwimmen. Leider haben wir in letzter Zeit zu wenig Zeit, uns aktiver in der Öffentlichkeit zu engagieren. Das fehlt uns auch sehr und ist ein großer kritischer Punkt.

Ja, wir wollen – müssen das Projekt wieder in den Griff bekommen, damit es uns nicht im Griff hat. Der Traum ist nicht aus – wir werden es schaffen! Oder auch nicht – absolute Sicherheit gibt es ja nicht. Wir leben halt in/mit der Veränderung. Jeder Tag ist wieder neu – ohne Routine – voll Schwäche und Stärke.

IV. Selbsthilfegruppenforschung

Übersicht über die einzelnen Beiträge

Während die Aufsätze der vorangegangenen drei Abschnitte fast ausnahmslos von Selbsthilfegruppen stammen, berichten in diesem Abschnitt Forscher *über* Selbsthilfegruppen. Der erste Beitrag zur *Definition und Verbreitung von Selbsthilfegruppen* (S. 133ff) versucht etwas systematischer klarzumachen, was eigentlich die entscheidenden Merkmale von »Gesundheitsselbsthilfegruppen« sind. Es werden darin besonders die Ergebnisse einer Bestandsaufnahme von Selbsthilfegruppen im Hamburger Raum wiedergegeben.

Der zweite Beitrag über *Selbsthilfegruppen aus der Sicht der Betroffenen* (S. 139ff) beruht auf Interviews, die mit 47 Kontaktpersonen von Hamburger Gruppen geführt wurden. Beide Aufsätze (wie auch S. 189ff) sind im Rahmen eines (vom Bundesministerium für Forschung und Technologie geförderten) Forschungsprojektes entstanden. Das Forschungsprojekt ist Teil eines Projektverbundes mit dem Titel »Laienpotential, Patientenaktivierung und Gesundheitsselbsthilfe«. Ilona Kickbusch hat in Konstanz in einer von B. Badura geleiteten Forschergruppe den Projektverbund mit vorbereitet. Alf Trojan arbeitet an dem Hamburger Teilprojekt mit. Wir möchten an dieser Stelle auch denjenigen innerhalb und außerhalb des Hamburger Projektes danken, die zum Zustandekommen dieses Buches mit engagierter Hand- und Kopfarbeit beigetragen haben. Neben den wissenschaftlichen Mitarbeitern gilt unser Dank besonders: Jutta Classen, Astrid Estorff, Hannele Luukonen, Ingrid Ruopp, Dyrken Thaysen und Matthias Trojan!

Die beiden folgenden Beiträge sind von (»frauenbewegten«) Frauen über Frauenselbsthilfegruppen. Weil die Frauenselbsthilfegruppen zu den schon am längsten existierenden Gruppen gehören, gibt es hier die ersten Ergebnisse zu zentralen Fragen der Selbsthilfebewegung: Die *Befragung psychosozialer Frauenselbsthilfegruppen* (S. 149ff) läßt starke Zweifel aufkommen, ob die Konkurrenzgefühle vieler Professioneller und ihre Angst, durch Selbsthilfegruppen sozusagen arbeitslos zu werden, tatsächlich berechtigt sind. Der Beitrag Sabine Schaffts (sie ist auch Mitglied des erwähnten Projektverbundes in einem anderen Teilprojekt) beruht auf langdauernder *Teilnahme an einer Krebsselbsthilfegruppe* (S. 160ff). Im Zentrum ihres Berichts steht die Frage, inwieweit die (finanzielle) Förderung von Selbsthilfegruppen und die Integration in den professionell gesteuerten Rehabilitationsablauf auch negative Auswirkungen haben kann: Negativwirkungen wären beispielsweise Abhängigkeit der Gruppen von der Leiterin oder Nichtbewältigung psychosozialer Probleme durch überstarke Konzentration auf technisch-organisatorische Probleme der Rehabilitation.

In der Sozialforschung über Selbsthilfegruppen dominieren sogenannte qualitative Methoden, d.h. Methoden, in denen sehr stark versucht wird, das Wesen sozialer Erscheinungen zu erfassen und nicht bestimmte, aus dem Kopf des Forschers entstehende Hypothesen zu überprüfen. Das Interesse setzt am subjektiven Erleben der Menschen an (vgl. auch die Kooperation zwischen Wissenschaftlern und Arbeitern). Ein wesentliches Element ist die Rückgabe der Forschungsergebnisse an die »Beforschten«; die gemeinsame Diskussion darüber soll in einen gemeinsamen Erkenntnisprozeß einmünden. Dieses Prinzip gewinnt besondere Bedeutung, wenn es um die *Evaluation (Bewertung) von Selbsthilfegruppen* (S. 172ff) geht. Wie erfolgreich Selbsthilfegruppen sind, kann man nur daran messen, inwieweit sie ihre selbstgesetzten Ziele erreichen. Evaluation von Selbsthilfegruppen – das ist Ulrich Koschwalds Kernthese – ist *Selbst*evaluation. Bei der Formulierung von Kriterien (etwa im Sinne von Koschwalds abschließenden Fragen) und der Entwicklung von Indikatoren (= direkt beobachtbaren Merkmalen) von Erfolg könnten Wissenschaftler allerdings eine nicht ganz unwichtige Funktion übernehmen.

Heide Winkelvoss / Ralf Itzwerth / Alf Trojan

Zur Definition und Verbreitung von Gesundheitsselbsthilfegruppen

In unserem Forschungsprojekt in Hamburg werden *»Gesundheitsselbsthilfegruppen«* untersucht: Entstehung, Entwicklung, Arbeitsweise und Erfolge.[1] Als wir mit dem Projekt begannen, meinten wir, ein kleines überschaubares Untersuchungsfeld vor uns zu haben. Das erwies sich bald als Irrtum. Die Bestandsaufnahme von Gesundheitsselbsthilfegruppen im Hamburger Raum hat sich als ein arbeitsaufwendiges und kompliziertes Unterfangen erwiesen. Eines der größten Probleme, das wir auch jetzt noch oft diskutieren, ist die Definition: Was ist eine Gesundheitsselbsthilfegruppe? Gehört ein Sportclub dazu, eine Bürgerinitiative gegen Atomkraftwerke, eine Spielplatzinitiative? Oder bezeichnet der Ausdruck nur solche Gruppen, in denen Personen mit einer bestimmten Diagnose sich gegenseitig bei der Bewältigung ihrer Krankheit unterstützen? – Der Stand unserer Definitions- und Ordnungsversuche sowie der Auszählung unserer Adressenkartei wird im folgenden Bericht wiedergegeben.

Was verstehen wir unter Gesundheitsselbsthilfegruppen?

Zu Beginn unserer Arbeit haben wir zunächst beschlossen, die gesundheitsrelevanten, selbstorganisierten Zusammenschlüsse möglichst umfassend in unsere Definition einzubeziehen. Der Hauptgrund dafür war, daß wir uns durch eine zu enge Definition den Blick auf einen Teil der für unser Thema wichtigen sozialen Wirklichkeit nicht verstellen wollten.

Sodann mußten wir uns darauf einigen, was die drei Begriffsbestandteile des Wortes »Gesundheitsselbsthilfegruppen« eigentlich meinen.

Aspekt der Gesundheitsrelevanz
Als *gesundheitsrelevant* betrachten wir die folgenden fünf Arten von Zusammenschlüssen:

- *krankheitsbezogene* Zusammenschlüsse
  (zur Bewältigung einer medizinisch klassifizierten chronischen Krank-

heit oder Behinderung; sie betreffen vor allem nachsorgende Aufgaben; Beispiele: Frauenselbsthilfe nach Krebs, Anonyme Alkoholiker, Anfallskranke);

- *lebensproblembezogene* Zusammenschlüsse (zur Besserung und Bewältigung von Lebensproblemen; sie betreffen vor allem das Vorfeld medizinischer Probleme und haben eher präventive, also vorsorgende Aufgaben; Beispiele: Frauen- und Männergruppen, Gruppen für Einsame, Zusammenschlüsse von sozial benachteiligten Gruppen);
- *versorgungsbezogene* Zusammenschlüsse (z. B. Bürgerinitiativen für die Erhaltung oder Neueinrichtung von Gesundheitsinstitutionen, Patientenschutzverbände);
- *Umweltschutz*zusammenschlüsse (z. B. gegen chemische Umweltverschmutzung, krankmachende Arbeitsbedingungen u. a.);
- *Gegenkultur*zusammenschlüsse (z. B. Wohngemeinschaften, Landkommunen, Arbeitskollektive, die ausdrücklich das Ziel eines gesünderen Lebens verfolgen).

Selbsthilfeaspekt

Unserem Verständnis nach sind notwendige Definitionsmerkmale von Gesundheitsselbsthilfezusammenschlüssen:

- Betroffenheit durch ein gemeinsames Problem,
- keine oder geringe Mitwirkung professioneller Helfer,
- keine Gewinnorientierung,
- gemeinsames Ziel: Selbst- und/oder soziale Veränderung,
- Arbeitsweise: Betonung gleichberechtigter Zusammenarbeit und gegenseitiger Hilfe.

Diese Definitionsmerkmale spielen auch in der Literatur fast immer eine wesentliche Rolle. Aus unseren Kontakten mit Selbsthilfegruppen wissen wir allerdings, daß sich nur sehr selten bei einer Gruppe alle fünf Merkmale gleich stark ausgeprägt finden. Zunehmende Größe und stärkere formelle Organisierung (z. B. »eingetragener Verein«) eines Zusammenschlusses führen meist dazu, daß diese Merkmale verwässert werden und dann nur noch tendenziell als zutreffende Kennzeichnung eines Zusammenschlusses gelten können.

Definition des Begriffsbestandteils »Gruppe«

Da unsere Forschungsplanung von Anfang an nicht auf die Untersuchung von Großgruppen, z. B. Selbsthilfeverbänden aus dem Behindertenbereich, angelegt war, mußte auch präzisiert werden, wann wir von einer Gesundheitsselbsthilfe*gruppe* sprechen wollen. Als *Oberbegriff* für

Verbände, Vereine, Initiativen, Arbeitsgemeinschaften, Gruppen etc. benutzen wir *»Zusammenschluß«*. Für unsere Zwecke haben wir die Zusammenschlüsse unterteilt in »Organisationen« und »Gruppen«.

Als *»Organisationen«* bezeichnen wir diejenigen Gesundheitsselbsthilfezusammenschlüsse, die aus mindestens zwei Untergruppen bestehen und/oder sich seltener als einmal im Monat treffen. Als Gesundheitsselbsthilfe*gruppen* bezeichnen wir diejenigen Zusammenschlüsse, die aus Einzelpersonen (d.h. nicht aus Gruppenzusammenschlüssen) bestehen und sich mindestens monatlich treffen.

Wieviele und welche Gesundheitsselbsthilfezusammenschlüsse gibt es in Hamburg?

Unsere Informationen beruhen auf vielfältigen, sehr unterschiedlichen Quellen, z.B. Info-Broschüren, Lokal- und Alternativpresse, zufälligen mündlichen Mitteilungen und auf eigenen Vermittlungs- und Förderungsaktivitäten. Für die Bereiche krankheits- und lebensproblembezogener Selbsthilfezusammenschlüsse wurde gezielt nach Informationen gesucht. Für die übrigen Bereiche, die voraussichtlich nicht zum Gegenstand der empirischen Untersuchungen gemacht werden sollen, wurden alle Zusammenschlüsse »gesammelt«, von denen wir mehr oder weniger zufällig erfuhren.

Eine ausführliche Übersicht, für welche Arten von Problemen uns Selbsthilfegruppen bekannt geworden sind, findet sich im Anhang (S. 258ff).

Krankheitsbezogene Selbsthilfezusammenschlüsse

Die meisten der uns bekannt gewordenen Zusammenschlüsse entfallen auf *»Alkoholiker«* und *»ehemalige Patienten der Psychiatrie«*.

Von den 50 Alkoholikerzusammenschlüssen sind 40 Anonyme Alkoholiker, nach neuesten Informationen gibt es in Hamburg sogar ungefähr 70 Gruppen Anonyme Alkoholiker (vgl. S. 27ff in diesem Buch). Von den ehemaligen Psychiatriepatienten sind ca. 45 professionell angeleitet (Patientenclubs). Sie verstehen sich aber oft als Selbsthilfegruppen. Im internistischen Bereich handelt es sich schwerpunktmäßig um Herzinfarktzusammenschlüsse (33), von denen 32 Sportgruppen sind.

Lebensproblembezogene Selbsthilfezusammenschlüsse

Der Hauptanteil entfällt – wie erwartet – auf Zusammenschlüsse mit psychischen und sozialen Problemen sowie auf Frauenzusammenschlüsse, wobei vorliegende Zahlen mit Sicherheit zu niedrig sind: Sowohl die Selbsthilfezusammenschlüsse für psychische Probleme als auch die Frauenzusammenschlüsse sind wegen ihres häufig sehr privaten Charakters einer systematischen Erhebung schwer zugänglich und uns daher in vielen Fällen nicht bekannt.

Versorgungsbezogene,
Umweltschutz- und Gegenkulturzusammenschlüsse

Während man die krankheits- und lebensproblembezogenen Selbsthilfegruppen als überwiegend *personen*zentriert bezeichnen könnte, sind die *versorgungsbezogenen und die Umweltschutzzusammenschlüsse* eher als *aufgaben*orientiert anzusehen. Dies gilt besonders für alle Bürgerinitiativen zur Verbesserung der Gesundheitsversorgung (z. B. gegen Bettenstreichungen), gegen chemische Umweltverschmutzung oder gegen die Gefahren von Atomkraftwerken. Dasselbe gilt meist auch für Patientenschutzverbände, Laien- und Nachbarschaftshilfezusammenschlüsse oder selbstorganisierte Gruppen von professionellen Helfern, die sich die Verbesserung der Gesundheitsversorgung zum Ziel gesetzt haben.

Nelles und *Beywl* (1979) haben in ihrer Gliederung alternativer Selbstorganisationen unterschieden zwischen *selbsttätigen* und *interessenvertretenden Organisationen.* Die krankheits- und lebensproblembezogenen Selbsthilfegruppen würden zu den selbsttätigen gehören, d. h. solchen, in denen *»Dienstleistungen produziert«* und gemeinschaftlich *»konsumiert«* werden (kurz: gegenseitige Hilfe geleistet wird). Die versorgungs- und umweltbezogenen würden den interessenvertretenden Organisationen zugehören.

In unseren Definitionen wird ein Unterschied zwischen *»Gruppen«* und »Organisationen« (als Zusammenschluß mehrerer Gruppen) gemacht. Die meisten der krankheits- und lebensproblembezogenen Selbsthilfe*organisationen* verstehen sich vorwiegend als Interessenvertretung nach außen. Wir meinen (ebenso *Moeller,* 1978, S. 376), daß für Probleme wie psychische Störungen, soziale Benachteiligungen u. a. nicht nur Gruppen zur Selbstveränderung, sondern auch Organisationen zur Sozialveränderung wichtig sind.

Als dritten Typ von alternativen Organisationen nennen Beywl und Nelles *»Integrierte Lebensgemeinschaften«.* Diese Kategorie stimmt weitgehend mit dem überein, was wir als 5. Gruppe der gesundheitsrelevanten Selbsthilfegruppen mit »Gegenkulturzusammenschlüsse« überschrieben haben. Besonders in Landkommunen, Wohngemeinschaften und alternativen Arbeitskooperativen geht es meist um eine ganzheitlich neue Lebensgestaltung. Solche Gruppen sind am wenigsten an Vorstellungen und Konzepten der professionellen Helfer orientiert. Geht man jedoch vom Gesundheitsbegriff der Weltgesundheitsorganisation aus – Gesundheit = völliges körperliches, psychisches und soziales Wohlbefinden –, dann erscheinen die alternativen Lebensgemeinschaften als konsequentester und umfassendster Ansatz der Gesundheitsselbsthilfe in Gruppen.

Was kennzeichnet Hamburger Selbsthilfezusammenschlüsse?

Um einen Eindruck von der Variationsbreite der in Hamburg vertretenen Selbsthilfezusammenschlüsse zu bekommen, haben wir auch Informationen über die Bundesrepublik und das Ausland gesammelt. Für 122 verschiedene Problemkategorien sind uns Selbsthilfezusammenschlüsse bekannt geworden. In 62 = 51 % dieser Problembereiche gibt es auch in Hamburg Selbsthilfezusammenschlüsse. Nur für 10 der Zusammenschlüsse – das sind 14 % der 72 in der gesamten Bundesrepublik bekannten Arten – gab es keine Entsprechungen in Hamburg. Weitere in Hamburg nicht vertretene Problemkategorien gibt es bisher nur im Ausland, insbesondere in den angelsächsischen Ländern.

Zusammenfassend ergibt sich aus der Bestandsaufnahme und dem Vergleich,

- daß das Untersuchungsfeld *quantitativ größer* als erwartet ist,
- daß die Gesundheitsselbsthilfezusammenschlüsse in Hamburg *qualitativ* fast 90 % der in der gesamten Bundesrepublik vorkommenden Arten von Gesundheitsselbsthilfezusammenschlüssen repräsentieren,
- daß es *im Ausland* aber für ca. doppelt so viele Problembereiche wie in Hamburg Gesundheitsselbsthilfezusammenschlüsse gibt.

Wieviele Selbsthilfezusammenschlüsse gibt es in der Bundesrepublik und im Ausland?

Alle Antworten auf diese Frage müssen wegen unterschiedlicher Definitionen und unzulänglicher Informationen als sehr vage Schätzungen betrachtet werden. In *Belgien* und *Holland* soll es jeweils etwa 250–300 Selbsthilfeorganisationen geben, in Großbritannien ca. *50000* und in den USA ca. *500000* Gruppen.[2] Über die meisten Länder wissen wir nichts Näheres; für Frankreich und die skandinavischen Länder ist uns von an dem Thema interessierten Forschern gesagt worden, es gebe dort wenige Selbsthilfegruppen (außer vielleicht den Anonymen Alkoholikern). Ob diese Angaben zutreffen und – falls ja – wie sie zu erklären sind, läßt sich zur Zeit nicht beantworten.

Obwohl in den Zahlen aus den USA und Großbritannien nicht nur Gesundheits-, sondern auch Selbsthilfezusammenschlüsse anderer Art enthalten sind, ist der Eindruck sicher richtig, daß die Selbsthilfebewegung in den USA und Großbritannien bisher am verbreitetsten ist. Auch die Annahme, daß in der Bundesrepublik, in Holland, Österreich und Belgien eine ähnliche Entwicklung wie in den angelsächsischen Ländern begonnen hat, dürfte zutreffen. Alle darüber hinausgehenden Vermutungen wären jedoch sehr spekulativ.

Für die *Bundesrepublik* könnte man – ausgehend von den in Hamburg gefundenen Zahlen – Hochrechnungen (oder besser: »Hochschätzungen«) erstellen.

Auf Grund unseres derzeitigen Wissensstandes läßt sich sagen, daß mit etwa *5000–10000* krankheits- und lebensproblembezogenen Selbsthilfezusammenschlüssen in der Bundesrepublik gerechnet werden kann. In dieser Zahl sind versorgungsbezogene Bürgerinitiativen, Laien- und Nachbarschaftshilfegruppen, Umweltschutz- und Gegenkulturzusammenschlüsse *nicht* enthalten. Gesundheitsbezogene Selbsthilfe in Gruppen hat sich in wenigen Jahren von einer – eher seltenen – Ausnahmeerscheinung zu einer breiten Bewegung entwickelt, in der schon jetzt Zehntausende von Betroffenen und freiwilligen Helfern mitarbeiten.

Anmerkungen:

1 Mitarbeiter des vom BMFT geförderten Projekts sind die Autoren dieses Beitrags. Weiter haben zu dem Projekt und den Aufsätzen beigetragen Jutta Classen, Hannelore Döhner, Astrid Estorff, Maryam Hashemi, Hannele Luukkonen, Erika Neumann, Dyrken Thaysen und Matthias Trojan. Für ihre Mithilfe danken wir ihnen herzlich!

2 Die Angaben beruhen auf persönlichen Mitteilungen und Veröffentlichungen von Badelt (1978), Bakker und Karel (1980), Belion (1980), Branckaerts (1980), Buchinger (1979/80), Richardson (1979/80).
Vgl. dazu auch folgende Quellen: Self-Help-Institute/Project Hope (o. J.), Gartner/Riessman (1977), Moeller (1978).

Christiane Deneke / Reinhard Kegler / Angela Slotty

Selbsthilfegruppen aus der Sicht der Betroffenen

Mit welchen Problemen beschäftigen sich Gesundheitsselbsthilfegruppen, wie arbeiten sie, wer macht mit und: was bringt die Gruppe für die Mitglieder? Für diese Fragen sollte die Untersuchung, über die hier berichtet wird, erste Antworten liefern.[1] Es ging uns darum, zu erfahren, wie die Gruppen bzw. ihre Kontaktpersonen sich und die anderen Gruppenmitglieder sehen.

Der Aufbau der Untersuchung sollte dieser »Blickrichtung« – Selbsthilfegruppe aus der Sicht der Betroffenen – entsprechen. Es wurden sehr ausführliche Interviews durchgeführt mit 47 Kontaktpersonen aus Gruppen in ganz unterschiedlichen Problemfeldern. In einigen Problemfeldern gibt es allerdings eine große Anzahl von Gruppen (für Alkoholiker z. B.), in anderen nur eine oder zwei. In unserer Untersuchung sollte möglichst das ganze Spektrum von Problemfeldern vertreten sein, so daß auf eine zahlenmäßige Repräsentativität verzichtet wurde.

Die folgende Tabelle zeigt, welche Selbsthilfegruppen in welchem Umfang in der Untersuchung vertreten waren, aufgegliedert nach den Problembereichen, die weiter unten erläutert werden.

Tabelle 1: Untersuchte Selbsthilfegruppen

Problembereich		*Häufigkeit i. d. Untersuchung*	*% der bekannten Gruppen in diesem Bereich in Hamburg*
Krankheit	somatisch	9	31
	psychisch	8	13
	Angehörige	5	55
Lebensprobleme	Frauen	10	40
	Selbsterfahrung (SE)	7	30
	sonstige	8	13
Gesamt		47	22%

Welche Gruppen gehören nun zu welchem Bereich?

Somatisch orientierte Gruppen (»somatisch«):
Selbsthilfegruppen nach Krebs, Schwerhörige, Psoriasisbund, Hämophiliegesellschaft.

Psychisch orientierte Gruppen (»psychisch«):
Anonyme Alkoholiker, ehemalige Psychiatriepatienten, Emotions Anonymous.

Angehörigen-Gruppen (»Angehörige«):
»Kind im Krankenhaus«, »Al-Anon« (Angehörige von Anonymen Alkoholikern), Elternkreis Drogenabhängiger.

Selbsterfahrungsgruppen (»SE«):
Da meist ohne Namen, einfach als Selbsterfahrungsgruppen bezeichnet.

Die SE-Gruppen unterscheiden sich von den psychisch-orientierten Gruppen dadurch, daß die Mitglieder nach Selbst- und Fremdeinschätzung *nicht* krank sind.

Frauengruppen (»Frauen«):
Frauengruppen mit einem besonderen Problem, wie z. B. Krebs, wurden in der entsprechenden Rubrik berücksichtigt; außer, wenn es sich um Selbsterfahrungsgruppen handelt.

Sonstige Gruppen:
Solche mit überwiegend sozialer Problematik, z. T. Stigmatisierung wie »Rosa Hilfe«, »Kleine Menschen«, Alte.

Warum entstehen Selbsthilfegruppen?

Zur Erklärung des Entstehens von Selbsthilfegruppen werden in der Literatur im wesentlichen vier Ursachenkomplexe angeführt:

- Veränderung des Krankheitsspektrums und der Bedarfslage (vgl. u. a. Briggs 1976; Kleeman 1976; Jencks 1976; Gartner/Riessman 1976)
- Defizite und Lücken institutionalisierter medizinischer und sozialer Versorgung (vgl. u. a. Gartner/Riessman 1976; Katz/Bender 1976; Gussow/Tracy 1976)
- Vorherrschaft rationaler und bürokratischer Organisationsstrukturen in der sozialen Umwelt (vgl. u. a. Back/Taylor 1976)
- Zerfall traditioneller Lebensgemeinschaften in den westlichen Industrienationen (vgl. u. a. Mowrer/Vattano 1976; Bender 1971)

Diese Thesen wollen wir mit unseren eigenen empirischen Befunden konfrontieren.

Am leichtesten ist die Defizit-These zu belegen; besonders die Kontaktpersonen von somatischen Krankheitsgruppen und Angehörigen-Gruppen führten häufig *Mängel im medizinischen Versorgungssystem* als Anlaß an, in die Gruppe zu gehen.

Ebenso häufig (besonders von Angehörigen-, Selbsterfahrungs- und psychischen Krankheitsgruppen) wird die *Schwierigkeit, mit dem jeweiligen Problem alleine fertig zu werden,* angeführt. Diese Angabe läßt sich als Indiz sowohl für Lücken in der Versorgung, als auch für den Zerfall von traditionellen Lebensgemeinschaften werten. Dies ist aber nicht so zu verstehen, daß die meisten Selbsthilfe-Mitglieder alleine leben (rund ⅔ leben mit Familie oder Partnern). Mitglieder von Gruppen psychisch Kranker und Selbsterfahrungsgruppen leben allerdings sehr viel häufiger (etwa jeder Zweite) allein.

Für die somatischen Krankheitsgruppen und die Angehörigengruppen sind der *Wunsch nach Interessenvertretung* und das Gefühl, mit einem gemeinsamen Lebensproblem alleine gelassen zu sein, Hauptanlässe, eine Gruppe zu gründen. Für die psychischen Krankheitsgruppen und die Selbsterfahrungsgruppen steht der *Wunsch, die Probleme in einer Gruppe zu bearbeiten,* zusammen mit früherer Gruppenerfahrung als Anlaß im Vordergrund.

Die Frauengruppen sind zwischen diesen beiden Schwerpunkten angesiedelt: Interessenvertretung, gemeinsames Lebensproblem und Wunsch nach einer Gruppe für die Bearbeitung ihrer Probleme werden am häufigsten genannt. Bei den sonstigen Gruppen (u.a. soziale Probleme) steht im Vordergrund, die eigene Isolation abzubauen.

Die anderen beiden Thesen – Veränderung des Krankheitsspektrums und Vorherrschaft rationaler und bürokratischer Organisationsstrukturen – sind wegen ihrer Allgemeinheit aus unseren Ergebnissen nicht zu belegen.

Wer wird Mitglied in einer Selbsthilfegruppe?

Die Mitglieder der Gruppen sind überwiegend unter 40 Jahren alt. Während aber bei den psychischen und Selbsterfahrungsgruppen alle unter 40 sind, bei Frauen-, Angehörigen- und sonstigen Gruppen die meisten (83%) unter 40 Jahre sind, sind bei gut der Hälfte der somatischen Gruppen die Mitglieder über 50 Jahre alt.

Die Frauen überwiegen stark, auch dann noch, wenn man die reinen Frauengruppen ausnimmt. Mehr Frauen waren in 20 Gruppen, mehr

Männer in neun Gruppen. In acht Gruppen war das Verhältnis ausgewogen, am ehesten bei den psychischen und Selbsterfahrungsgruppen und den sonstigen Gruppen.

Über die Berufsverteilung lassen sich keine präzisen Aussagen machen, allerdings kommt die Angabe *»alle Berufsgruppen«* fast nur bei den krankheitsbezogenen Gruppen vor, bei den Selbsterfahrungsgruppen überwiegen Studenten und Angestellte, bei den Frauengruppen Angestellte und Hausfrauen, bei den sonstigen Gruppen Akademiker, Studenten, Schüler. Geht man von den Berufsangaben der Kontaktpersonen aus, so sind etwa die Hälfte Angestellte oder Beamte ohne akademischen Abschluß, ca. 20% Akademiker, die anderen Hausfrauen, Rentner oder Studenten; es gab fast keine Arbeiter.

So vage diese Angaben auch sind, entsprechen sie doch tendenziell den Ergebnissen anderer Untersuchungen: mehr Frauen, kaum Arbeiter, relativ hohes Bildungsniveau, mittleres Alter, überwiegend Mittelschichtsangehörige (vgl. Lieberman/Bond 1976; Wechsler 1961; Stübinger 1977; Daum 1980).

Die meisten (51%) der Mitglieder kommen zur Gruppe durch Mund-zu-Mund-Propaganda. Durch die Medien haben knapp 20% von der Gruppe erfahren. Information durch Professionelle spielt nur bei den somatischen und psychischen Krankheitsgruppen eine Rolle.

Wie sehen die Gruppen aus?

Die *Anzahl* der Gruppenmitglieder und auch die der Teilnehmer an den Treffen ist sehr unterschiedlich. Bei den Gruppen mit psychischen Problemen (psychisch und Selbsterfahrung) ist sowohl die Zahl der Mitglieder als auch die der Teilnehmer eher klein (um 10 Personen), besonders bei den somatischen Krankheitsgruppen eher groß (Mitgliederzahl weit über 30; Teilnehmer um die 30). Allerdings klaffen bei den Gruppen mit großen Mitgliederzahlen auch die Zahlen der aktiven Mitglieder (= Teilnehmer) und der Mitglieder insgesamt stark auseinander. Hier spielt natürlich die Definition von Mitglied eine große Rolle. »Karteileichen« kann es bei Selbsterfahrungsgruppen nicht geben.

Das *»Alter«* der Gruppen variiert ähnlich. Knapp ⅔ der Krankheitsgruppen sind älter als 5 Jahre, über ¼ sind sogar über 10 Jahre alt; nur eine (psych.) Krankheitsgruppe ist erst ein Jahr alt. Alle Selbsterfahrungsgruppen sind nur bis zu einem Jahr alt. Frauen- und sonstige Gruppen variieren stark, allerdings sind ⅔ höchstens 5 Jahre alt. Während die »psychischen« und Selbsterfahrungsgruppen von einer *begrenzten Dauer* der Mitgliedschaft ausgehen, ist die Mitgliedschaft bei den somatischen und Angehörigengruppen meist zeitlich unbegrenzt. Bei ⅔ der Frauen- und sonstigen Gruppen ist die Mitgliedschaft zeitlich begrenzt.

Am ehesten rechtlich *organisiert* (als eingetragener Verein z.B.) sind die somatischen Gruppen (78%), ebenso viele gehören einem *Dachverband* an. Psychische und Angehörigengruppen sind zwar überwiegend rechtlich *nicht* organisiert (62%), gehören aber doch einem Dachverband an (69%).

Die Lebensproblemgruppen sind überwiegend (76%) nicht organisiert und in keinem Dachverband.

Praktisch allen »organisierten« Gruppen (außer einer) entstehen regelmäßige *Kosten.* Von den nicht organisierten Gruppen haben 45% Kosten, 55% keine. Leider haben wir keine Angaben darüber, wofür Kosten entstehen.

Fast alle Kontaktpersonen (89%) gehen davon aus, daß die Mitglieder ihrer Gruppe die gleiche Problematik haben; auch ein gemeinsames Ziel wird weitgehend (82%) angenommen. Diejenigen Gruppen, die nicht von einer gemeinsamen Problematik bzw. einem gemeinsamen Ziel ausgehen, sind nur unter den psychischen, Frauen- und Selbsterfahrungsgruppen zu finden.

Die *Außenkontakte* (aktiv und passiv) sind ganz unterschiedlich bei den verschiedenen Gruppenarten. Kontakt mit staatlichen Stellen haben die meisten somatischen und Angehörigengruppen (86%), die Hälfte der Frauen- und sonstigen Gruppen; aber nur ein kleiner Teil der Gruppen mit psychischen Problemen (20%).

Kontakt zu anderen Selbsthilfegruppen haben fast alle Frauengruppen, 64% der Krankheitsgruppen, nur eine der sonstigen und keine der Selbsterfahrungsgruppen. Diese Kontakte beschränken sich überwiegend auf Gruppen in denselben oder ähnlichen Problembereichen; Alkoholikergruppen haben Kontakt zu anderen Alkoholikergruppen, Frauengruppen haben Kontakt zu anderen Frauengruppen.

Die meisten Gruppen sehen deutlich eine *Außenwirkung* ihrer Arbeit. Nur 11% der Gruppen (fast alle psychisch orientierte bzw. Selbsterfahrungsgruppen) gaben an, daß niemand außer den Mitgliedern ihrer Gruppe einen Nutzen von der Arbeit habe. Während die psychisch orientierten und Selbsterfahrungsgruppen die Außenwirkung überwiegend im nahen Umfeld sehen, glauben somatische, Angehörigen-, Frauen- und sonstige Gruppen, daß auch andere Betroffene von ihrer Arbeit profitieren. Vier Gruppen (1 somatische, 2 psychische, 1 sonstige) sehen auch Auswirkungen auf das Versorgungssystem.

Ihre *Stellung zum System* sehen fast alle (83%) Gruppen *neben* dem System: Diese Gruppen stellen eine Ergänzung zum professionellen System dar. Sie leisten meist Dienste, die nicht von Professionellen erhältlich sind und die von Professionellen nicht als Bedrohung empfunden werden, da sie meist in Problemfeldern liegen, die von Professionellen nicht geleistet werden können, oder weder Geld noch Status bringen.

Die autonome, innovative Selbsthilfe, die Protest *gegen* das professionelle System beinhaltet, ist nur in 11 % der Fälle (überwiegend Gruppen mit sozialen Problemen) vertreten. Als *»im«* System sehen sich je eine somatische, eine psychische und eine sonstige Gruppe. Die Zuordnung entspricht der von Ilona Kickbusch (1980) vorgeschlagenen.

Wie arbeiten die Gruppen?

57 % der Gruppen haben keine *Arbeitsregeln,* 30 % haben Umgangsregeln oder allgemeine Regeln, die den Inhalt betreffen, nur 13 % der Gruppen (davon die Hälfte mit psychischen Problemen) arbeiten nach einem festen Programm.

Auch Levy (1976) fand, daß formal ganz unterschiedliche Arbeitsstile zu beobachten sind; teilweise ist der Ablauf des Gruppengeschehens formalisiert und kontrolliert, z. B. in den älteren Gruppen wie »AA« (Anonyme Alkoholiker) oder »Recovery Inc.«, teilweise wenig festgelegt und frei in den Ausdrucksformen, z. B. in Selbsterfahrungsgruppen.

Fast alle Gruppen (91 %) treffen sich regelmäßig. Die Gruppen, die sich nicht regelmäßig treffen, sind entweder somatische Krankheits- oder Angehörigengruppen. Alle Gruppen psychisch Kranker, alle Selbsterfahrungsgruppen und 50 % bzw. 62 % der Frauen- und sonstigen Gruppen treffen sich wöchentlich, die anderen zumindest monatlich. Die *Treffen* der meisten Gruppen (85 %) dauern zwischen zwei und vier Stunden. In zwei Drittel der Gruppen sind alle Mitglieder mal in der *Rolle des Helfers,* mal in der Rolle dessen, dem geholfen wird. In weiteren 10 % der Gruppen wird dieser Zustand der Gegenseitigkeit angestrebt. Die Ausnahmen sind überwiegend bei den somatischen, Angehörigen- und sonstigen Gruppen zu finden.

Im Vordergrund der Gruppenarbeit steht bei allen psychisch orientierten und Selbsterfahrungsgruppen sowie bei 60 % der anderen Gruppen die Beschäftigung mit der eigenen Person und den eigenen Problemen. Somatische Krankheitsgruppen, Angehörigengruppen, Frauen- und sonstige Gruppen arbeiten auch häufig (72 %) nach außen, d. h. auf eine Veränderung des Umfeldes hin, während die Gruppen mit psychischen Problemen (psychisch und Selbsterfahrung) dies gar nicht tun.

Während in den Krankheitsgruppen überwiegend (64 %) *Professionelle* mitarbeiten, ist dies bei den lebensproblembezogenen Gruppen überwiegend (84 %) nicht der Fall.

In einem Drittel der Gruppen, in denen Professionelle mitarbeiten, fungieren diese als Leiter (entweder in somatischen oder psychischen Krankheitsgruppen). In den anderen Gruppen sind die Professionellen entweder Berater oder gleichberechtigtes Mitglied. Neben der direkten Mitarbeit gibt es aber noch weitere Kontaktmöglichkeiten mit dem professionellen System (z.B. Einladen von Professionellen, Verweisen an Professionelle, Mitgliederrekrutierung durch Professionelle). Nur ¼ der Gruppen haben überhaupt keinen Kontakt mit dem professionellen System. Dies sind überwiegend Frauengruppen. Die meisten Kontakte bestehen bei den somatischen Gruppen.

Was bringt die Gruppe?

Ziele der Gruppe sind die gegenseitige Hilfe und der Erfahrungsaustausch (34%), die Änderung von äußeren Bedingungen (18%) und die Isolation der Mitglieder aufzubrechen (16%). Ganz offensichtlich leisten die Gruppen tatsächlich Hilfe. 30% der Gruppen bieten psychische Hilfe; 10% bieten eher praktisch-konkrete Hilfe; die restlichen 60% der Gruppen bieten *beides*. Knapp ⅔ aller Kontaktpersonen sehen ihre Erwartungen an die Gruppe ganz erfüllt. Am seltensten sehen die Kontaktpersonen der Angehörigengruppen (25%) und der Selbsterfahrungsgruppen (33%) ihre Erwartungen in die Gruppe erfüllt. Über ¾ der Kontaktpersonen erwähnen positive Veränderungen durch die Gruppe. Die anderen haben nicht etwa negative oder keine Veränderung direkt angegeben, sondern zu diesem Bereich nichts gesagt.

Diese Angaben stimmen weitgehend mit den in der amerikanischen Literatur gemachten überein (vgl. Lieberman 1979).

Es gibt vieles, was laut Kontaktpersonen nur die Gruppe zu bieten hat. Nur vier Kontaktpersonen geben hier gar nichts an, 57% geben zwei oder drei Bereiche an.

Die am häufigsten genannten Bereiche, in denen nur die Gruppe Hilfe bietet, sind:

Tabelle 2

Bereich	*Häufigkeit d. Nennungen*
1. Ernst genommen werden/sich öffnen können	55%
2. Isolation aufbrechen	51%
3. Information und praktische Hilfe	43%
4. Selbstbewußtsein/Kraft	32%

Die Frage, ob die Gruppe ihrem Ziel näher gekommen sei, wurde von ca. der Hälfte beantwortet, und zwar positiv. Diejenigen, die meinten, sie seien dem Ziel *nicht* näher gekommen, schrieben das der kurzen Laufzeit der Gruppe zu.

Nimmt man alle Angaben über die – selber als positiv gewertete – Wirkung der Gruppe zusammen, wie *»Erwartungen erfüllt«,* positive Veränderung durch die Gruppe, Angaben unter erhaltener Hilfe und dem, was nur die Gruppe zu bieten hat, so ist der *»Erfolg«* der Gruppe am höchsten bei den Frauengruppen, fast ebenso hoch bei den Krankheitsgruppen, etwas unter dem Durchschnitt bei den sonstigen Gruppen und am geringsten bei den Selbsterfahrungsgruppen. (Alle berücksichtigten Angaben sind gleich gewichtet worden.)

Man muß bei diesem recht positiven Bild aber beachten:
1. daß die Kontaktpersonen für die ganze Gruppe geantwortet haben,
2. daß sie möglicherweise positivere Erfahrungen gemacht haben als die übrigen Mitglieder (ihre positiveren Erfahrungen könnten Ursache oder Folge ihres stärkeren Einsatzes für die Gruppe sein!),
3. daß keine aus Selbsthilfegruppen ausgeschiedenen Mitglieder nach ihrer Sichtweise befragt wurden und wir auch keine Angaben haben, wieviele von denen, die eine Gruppe anfangen, dann auch tatsächlich dabei bleiben.

Einige zentrale Thesen

Auch wenn jetzt das Bild der Selbsthilfegruppen etwas deutlicher ist, so ist doch weitgehend die Frage offengeblieben, welche Faktoren und Prozesse dazu führen, daß Selbsthilfegruppen zustande kommen, ihren Mitgliedern etwas bringen, »Erfolg« haben.

Die Art der Untersuchung läßt eindeutige Aussagen darüber nicht zu, es gibt jedoch in den Befragungsergebnissen einige Zusammenhänge, die Ausgangspunkt für weitere Untersuchungen sein können.

– *Gruppen mit einem eindeutigen Ziel haben die größten Erfolge*

Jene Gruppen sind am erfolgreichsten, die ein klares gemeinsames Ziel haben, z.B. »Anlaß der Gruppengründung: gemeinsames Lebensproblem«, oder deren Ziel es ist, eine Verhaltensänderung und Anpassung an bestimmte Lebensumstände zu erreichen.
Überdurchschnittlich erfolgreich sind auch die, deren Ziel schon die Gegenseitigkeit der Hilfe ausdrückt (Erfahrungsaustausch, gegenseitige Hilfe).

- *Mitglieder aus helfenden Berufen und »Helfernaturen« gibt es zwar in den Selbsthilfegruppen, sie spielen anscheinend jedoch keine dominierende Rolle.*

Kontaktpersonen mit helfenden Berufen geben seltener als die übrigen an, an der Gruppe teilzunehmen, um anderen zu helfen. Auch wenn bei unterschiedlichen Fragen ab und zu Antworten gegeben wurden, die auf »Helfernaturen« hindeuten (wie »Hilfsbedürftigkeit anderer« als Anstoß, in die Gruppe zu gehen, oder »jemand, der mich braucht« als Angabe darüber, was die Gruppe bietet), traten aber nur bei 6 Kontaktpersonen solche Hinweise zwei- oder dreimal auf (bei 7 Fragekomplexen, in denen insgesamt solche Antworten gegeben wurden).

Auch in der Zielsetzung steht die Gegenseitigkeit im Vordergrund wie »Erfahrungsaustausch« und »gegenseitige Hilfe«.

- *Der Erfolg der Gruppe bemißt sich nicht am Ausmaß der Zusammenarbeit mit Professionellen.*

Unter den drei »erfolgreichsten« Gruppenarten (»somatisch«, »psychisch« und »Frauen«) sind sowohl die mit dem *größten* Experteneinfluß (somatischen Gruppen), als auch die mit dem *kleinsten* Experteneinfluß (Frauengruppen).
Betrachtet man die Gruppentypen einzeln, so gilt bei den Krankheitsgruppen: je höher der Experteneinfluß, desto geringer der Erfolg; bei anderen Gruppen ist der Zusammenhang umgekehrt. Wegen der geringen Anzahl der Fälle erscheint uns dieses Ergebnis aber nicht zuverlässig.

- *Gruppen sind am »erfolgreichsten«, wenn sie weder besonders stark noch besonders wenig auf äußere, z. B. politische Veränderung aus sind.*

Ob diese These generell gilt oder nur deshalb bestätigt erscheint, weil die vorher erwähnten Aspekte von Erfolg überwiegend auf der individuellen Ebene liegen, bleibt abzuwarten.

Zusammenfassung

Auch wenn es einige durchgängig zu findende Eigenschaften von Selbsthilfegruppen gibt wie gleiche Betroffenheit, geringe Mitwirkung professioneller Helfer, keine Gewinnorientierung, Ziel der gleichberechtigten Zusammenarbeit und gegenseitigen Hilfe, so legen die Untersuchungsergebnisse doch nahe, *nicht* davon auszugehen, daß diese Merkmale von Selbsthilfegruppen in allen Gruppen gleich stark ausgeprägt sind. Zielsetzung, Größe, Organisationsform, Arbeitsweise und auch die Einschätzung des Erfolges variieren stark. Die von uns vorgenommene Differenzierung nach den Problembereichen ist sicher eine wichtige, aber nicht die einzig relevante Unterteilung.

Um die Bedeutung von Selbsthilfegruppen für ihre Mitglieder, deren Umfeld und die Gesellschaft insgesamt zu verstehen, ist sicher noch eine sehr viel detailliertere, das Wesen des Phänomens mehr in den Vordergrund stellende Forschung notwendig.

Anmerkung

1 Im Rahmen des Hamburger (vom Bundesministerium für Forschung und Technologie geförderten) Forschungsprojektes »Gesundheitsselbsthilfegruppen« führten zwei der Autoren (Kegler, Slotty) die Untersuchung durch. Zur Methodik und zur detaillierten Auswertung vgl. Kegler 1980, Slotty 1980 und Behrendt u. a. 1980.

Edith Halves/Marion Binder

Psychosoziale Frauenselbsthilfegruppen: Konkurrenz oder Ergänzung professioneller Therapie?

Im Rahmen unserer soziologischen Diplomarbeit führten wir im Herbst/Winter 79/80 eine Befragung von Teilnehmerinnen psychosozialer Frauenselbsthilfegruppen in München durch. Durch einen Artikel einiger Teilnehmerinnen waren wir auf das Münchner Selbsthilfe Projekt aufmerksam geworden (Psychologinnengruppe, 1978). Die Arbeit der Münchner Frauen war für uns besonders interessant, da sie versuchten, Erfahrungen aus Selbsthilfegruppen (SHG) in Form von Beratung und Hilfestellung bei Gruppengründung weiterzugeben.

Unser eigener Erfahrungshintergrund war zum einen die Teilnahme in SHG und Projekten der Berliner Frauenbewegung, zum anderen die Auseinandersetzung mit dem Thema »SHG im Gesundheitswesen« im Rahmen unseres Studiums.

Unsere theoretische Vorarbeit mündete in 30 Hypothesen und einem Gesprächsleitfaden, der 75 Fragen umfaßte. Sie betrafen folgende Bereiche:

- Motivation, Erwartungen und Zielvorstellungen der Frauen bezüglich ihrer Teilnahme an einer SHG,
- Gruppenprozeß, Gruppenstruktur, Thematik und Vorgehensweise der Gruppen,
- Erfolge und Mißerfolge in der Arbeit der Gruppe und die Einschätzung der Gruppe durch die Befragten.

Im Rahmen dieses Artikels wollen wir die wichtigsten Ergebnisse unserer Auswertung darstellen. Um sie verständlich zu machen und einen Eindruck von den von uns befragten Gruppen zu vermitteln, beschreiben wir zunächst kurz die Gruppen und ihren Entstehungszusammenhang.

Beschreibung des Münchner Projekts und unserer Vorgehensweise

Aus einem Arbeitskreis im Rahmen des Münchner Frauenzentrums, in dem sich Frauen aus verschiedenen SHG zusammengefunden hatten, entwickelte sich 1976 eine Beratungsgruppe. Die Frauen boten regelmäßige Termine im Frauenzentrum an, um interessierten Frauen die Möglichkeit zu geben, neue Gruppen zu gründen, bestehende SHG in Krisensituationen zu beraten und den Austausch zwischen bestehenden Gruppen zu organisieren und zu strukturieren.

Der oben bereits erwähnte Aufsatz (Psychologinnengruppe, 1978) war der optische Ausdruck der gut verlaufenden Anfangsphase der Arbeit der SHG.

Zu dem Zeitpunkt unserer Interviews (Winter 1979) wurde nur noch einmal monatlich ein Beratungsabend angeboten. Außerdem gab es so gut wie keine Rückkoppelung der bestehenden SHG an die Beratungsgruppe, so daß den Beratungsfrauen mittlerweile völlig unklar war, wieviel Gruppen überhaupt noch existierten.

Durch unsere Interviews und deren Auswertung wollten wir versuchen, den Münchner Frauen Anhaltspunkte über die Ursachen dieser Entwicklung zu geben. Wir begrenzten uns in unserer Gruppenauswahl auf thematisch »offene« SHG. Die Zusammenstellung beinhaltete folgende Gruppen:

- Eine Gruppe aus der »1. Generation«,
- zwei Gruppen, die schon längere Zeit arbeiteten,
- zwei abgebrochene Gruppen und
- eine neugegründete Gruppe.

Die von uns angesprochenen Frauen waren fast ausnahmslos sofort bereit, uns ein Interview zu geben. Nur einmal erhielten wir eine Absage, eine zweite Frau bat um Bedenkzeit.

Wir führten insgesamt 12 Interviews. Aus jeder der 6 Gruppen fragten wir 2 Frauen, ob sie bereit wären, einzeln mit einer von uns zu sprechen. Durch das Gespräch mit 2 Frauen aus einer Gruppe erwarteten wir uns einen differenzierteren Eindruck von der jeweiligen Gruppe als mit nur einem Interview. Durch eine technische Panne wurde ein Interview nicht auf Cassette aufgenommen, so daß wir in unserer Auswertung nur 5 Gruppen berücksichtigen konnten.

Gruppenbeschreibungen

Gruppe: Anita/Maria (Alle Namen sind geändert)
Die Gruppe von Anita und Maria gründete sich 1974 über einen Neuenabend im Frauenzentrum. Sie gehörte damit zu den Gruppen der »1. Generation«. Anita und Maria sind beide Mitte 30 und arbeiten in qualifizierten Berufen. Als ihre Gruppe sich nach 1½ Jahren auflöste, arbeiteten beide in der sich gerade konstituierenden Beratungsgruppe mit.

Gruppe: Petra/Wilma
Zum Zeitpunkt der Interviews arbeitete diese Gruppe seit drei Jahren. Sie besteht aus Müttern im Alter zwischen 30 und 36 Jahren. Die Gruppe zeichnet sich in ihrer Grundstruktur dadurch aus, daß alle Frauen eine Therapie oder Psychoanalyse außerhalb der Gruppe wahrnehmen bzw. wahrnahmen. Petra hatte die Gruppe drei Monate vor dem Interview verlassen.

Gruppe: Irene/Myriam
Die Gruppe von Irene und Myriam löste sich nach einem Jahr wieder auf. Die Frauen arbeiteten entweder in qualifizierten Berufen oder studierten. Gemeinsam war allen Frauen, daß sie Probleme mit Eifersuchtsgefühlen in bezug auf ihren Partner hatten.

Gruppe: Fee/Julia
Die Gruppe von Fee und Julia bestand z.Z. unserer Interviews etwas länger als zwei Jahre. Im Laufe des einen Jahres waren sie von zeitweise bis zu 25 Frauen auf sechs Frauen geschrumpft, die auch jetzt noch zusammen sind. Im Gruppenverlauf lassen sich deutlich zwei Phasen unterscheiden, da durch ein gemeinsames Gruppenwochenende die Basis für ein vertrauensvolles Miteinander-Umgehen der verbliebenen sechs Frauen gelegt wurde.

Gruppe: Gerda/Ursula
Die Gruppe von Gerda und Ursula bestand z.Z. der Interviews drei Monate. Die Frauen der Gruppe sind meist Mitte 20 und zum großen Teil noch in der Ausbildung. Gerda ist mit 19 Jahren die Jüngste, Ursula mit 34 die Älteste. Sie ist als einzige der Gruppe verheiratet, hat einen Sohn und ist Hausfrau.

In der Auswertung der Interviews kristallisierten sich vier Themenschwerpunkte heraus, die uns von allen Aspekten am wichtigsten erschienen:
1. Gemeinsamkeiten der Gruppenprozesse,
2. Einschätzung der Wirkung der Gruppen durch die Frauen und durch uns,
3. die Vergleichbarkeit von SHG und geleiteten Therapiegruppen,
4. die Unterstützungsfunktion der Gruppen.

Gemeinsamkeiten der Gruppenprozesse

Trotz der sehr großen Unterschiede zwischen unseren Gruppen fielen uns doch immer wieder Anhaltspunkte für ähnliche Gruppenprozesse auf. Z. B. dominierten in allen Gruppen zu unterschiedlichen Zeiten und auf unterschiedliche Weise zwei Frauen, die sich teilweise Machtkämpfe lieferten. Sowohl Petra und Wilma als auch Gerda und Ursula beschreiben sich als die zwei dominanten Frauen ihrer Gruppe. Irene und Myriam bzw. Fee und Julia dagegen bezeichnen jeweils zwei andere Frauen ihrer Gruppe als dominierende bzw. zeitweise dominierend. In der Gruppe von Maria und Anita war der Konflikt zwischen Anita und Doris Anlaß zur letztendlichen Auflösung.

Dies zeigte uns, daß es nicht ausreicht, »frau zu sein«, um von vornherein eine positive und angstfreie Gruppensituation zu schaffen. Um die Gruppenprozesse beschreiben und miteinander vergleichen zu können, unterscheiden wir vier Phasen des Gruppenverlaufs: *die Gruppenbildungsphase, die Machtphase, die Intimitätsphase* und *die Differenzierungsphase.*

Obwohl die jeweiligen Gruppensituationen meist Momente mehrerer Phasen beinhalteten, stellte sich dieses Modell als hilfreich heraus. Im folgenden führen wir beispielhaft einige typische Momente der einzelnen Verlaufsphasen an.

a) Gruppenbildungsphase

In der Gruppenbildungsphase macht sich die Kommunikation besonders stark an Außenseiterinnen fest. Der Anspruch, Probleme tiefergehend zu bearbeiten, kann wegen des fehlenden Vertrauens noch nicht eingelöst werden.

In der Gruppenbildungsphase springen oft noch viele Frauen ab. Meistens sind es die Außenseiterinnen und/oder die Frauen mit den größten Problemen. Die Gespräche drehen sich in der Gruppenbildungsphase oft um die weggebliebenen Frauen. Es werden z. T. ganze Abende damit verbracht, eine Frau, der es besonders schlecht geht, wieder aufzubauen. Bei den anderen entsteht dann leicht ein Gefühl der Unzufriedenheit, wenn sich bei der Frau nichts ändert, und sie sich nicht trauen zu sagen, daß sie etwas anderes machen oder besprechen wollen. Zuwendungen werden anfangs hauptsächlich an die verteilt, die am besten »jammern« können.

b) Machtphase

In der Machtphase machen sich Konflikte an Frauen in »Außenseiterinnenposition« fest. Sie tragen oft stellvertretend für die Gruppe einen Konflikt aus.

Fee: »Wir hatten zwei extreme Pole in der Gruppe, und zwar eine Medizinstudentin und eine Mutter. Die beiden waren praktisch die Störfaktoren überhaupt in der Gruppe. Daran hat sich die ganze andere Problematik aufgehängt, und wenn irgendwie mal was Aggressives da war, dann haben die beiden das eigentlich für die Gruppe ausgetragen.«

Trotz der teilweise sehr starken Konfrontation und auch Machtkämpfen der Frauen untereinander fällt in allen Gruppen immer wieder auf, wie stark Frauen konfliktunfähig und aggressionsgehemmt sind. Verstärkt wird diese Tendenz noch durch einen Wunsch nach Homogenität innerhalb der Gruppe. Alle Frauen sollten dasselbe wollen, und es darf keine Unterschiede geben. Beide Faktoren wirken sich besonders in der Machtphase hemmend auf einen positiven Gruppenverlauf aus.

c) Intimitätsphase

Eine Intimitätsphase kann sich in der Gruppe erst richtig entfalten, wenn gelernt worden ist, daß es Unterschiede zwischen den Frauen gibt. Da jede Frau andere Erfahrungen gemacht hat, können und müssen die Meinungen, Interessen und Bedürfnisse der einzelnen Frauen nicht gleich sein. Die Gruppe von Fee und Julia hat es geschafft, die unterschiedlichen Interessen und Bedürfnisse der einzelnen Frauen zum Zuge kommen zu lassen.

Julia: »So ein grundsätzliches Akzeptieren, ja, das braucht eigentlich ganz, ganz viel Zeit, das zu empfinden und auch in der Gruppe sich das entwickeln zu lassen. Ich glaub, das geht nicht so schnell.«

d) Differenzierungsphase

Im weiteren Gruppenverlauf wechselt die Gruppensituation häufig zwischen der beschriebenen Unterstützungsfunktion und dem Prozeß der differenzierten Wahrnehmung von Unterschieden. Dieser Wechsel setzt sich so lange fort, bis sich die Gruppe schließlich aufgrund der unterschiedlichen Interessenentwicklung einzelner Frauen auflöst.

In den psychosozialen Frauen-SHG findet ein kollektiver Lernprozeß statt, d.h. indem jede an sich selbst arbeitet, hilft sie den anderen, über sich nachzudenken. Spontanes, selbstbeobachtendes Verhalten und Feed-Back kann dabei desto besser in einer Gruppe praktiziert werden, je mehr Vertrauen in ihr herrscht.

Fee: »Was ich unheimlich toll finde, ist, daß wir jetzt auch unsere Aggressionen total reinbringen können... und daß dann auch wieder so eine Reflexion kommt: Warum war ich da aggressiv, oder daß eine sagt: Du, was ist denn da los, ich erleb das jetzt so und so. Du kriegst halt ein unheimliches Feed-Back und kannst das auch weitergeben.«

Fees und Julias Aussagen illustrieren die Fähigkeit zur *Gruppenselbstbehandlung,* die in ihrer Gruppe voll entfaltet wurde. Den Frauen dieser Gruppe ist es gelungen, einen Mittelweg zwischen dem Einbringen ihrer persönlichen Erfahrungen, der aktuellen Problemlage einzelner Frauen und dem Interesse an mehr Gesprächen über frauenspezifische Themen zu finden. Sie haben hierarchische Strukturen aufbrechen können und gelernt, eigene Bedürfnisse mit der Gewißheit zurückzustellen, daß sie zu einem anderen Zeitpunkt wieder aufgenommen werden können.

Aus den Erfahrungen, die in der Gruppe von Julia und Fee gemacht wurden, lassen sich nach unserer Meinung einige allgemeingültige Bedingungen zusammenfassen. Sie scheinen notwendig zu sein für denjenigen Prozeß einer Gruppe, der von der Bereitschaft zum längerfristigen Bearbeiten der eigenen Probleme zum aktiven Handeln führt:

- Für eine positive Gruppenerfahrung reicht das Feststellen der Gemeinsamkeiten der Frauen untereinander nicht aus.
- Es muß ein Vertrauensverhältnis zueinander entwickelt werden.
- Es muß über einen längeren Zeitraum eine stabile Gruppensituation bestehen, so daß sich das Gefühl füreinander entwickeln kann, sich die Interessen angleichen können und die Bereitschaft, sich auseinanderzusetzen, in die Tat umgesetzt werden kann.

Hierarchische Strukturen und ein Gruppendruck entstehen durch neue Normen, durch unterschwellige Wertungen und durch das gegenseitige Erteilen von Ratschlägen. Ein derartiger Gruppendruck, wie er sehr ausgeprägt in der Gruppe von Petra und Wilma anzutreffen war, verhindert nicht nur die Entfaltung der Gruppenselbstbehandlungsfähigkeit, sondern beeinflußt auch die Selbstveränderungsprozesse der Frauen in der Gruppe.

Petra: »... wenn die anderen was an Problemen gebracht haben, dann kam sofort erstens der Ratschlag, und zweitens: ihr Therapeut sei besser. Und das war ein Spielchen, das war so schlimm in der Gruppe...«

Die Vermutung, daß eine eher homogene Zusammensetzung der Frauen in einer Gruppe erfolgversprechender sei für die weitere Arbeit als eine eher heterogene Zusammensetzung, läßt sich durch unsere Interviews nicht bestätigen. Dies wird an den Gruppenerfahrungen von Petra und Wilma einerseits und Fee und Julia andererseits deutlich:

Die Gruppe von Wilma und Petra setzte sich aus Müttern zusammen, die nicht außerhäuslich berufstätig waren. Diese Ausgangsvoraussetzung führte jedoch nicht zu einer angstfreien Gruppensituation. Im Gegenteil, die weitgehend ähnliche Lebenssituation der Frauen begünstigte in dieser Gruppe die Entstehung eines sehr ausgeprägten Gruppendrucks.

Die Gruppe von Fee und Julia war anfangs sehr gemischt und pendelte sich erst nach ungefähr einem Jahr auf einen festen Kern ein. Durch die Unterschiedlichkeit der Frauen und ihrer Erfahrungen war jedoch eine Auseinandersetzung über die verschiedenen Bedürfnisse notwendig, so daß eine stabile Gruppensituation entstehen konnte.

Die Auflösung einer Gruppe muß nicht immer ein Scheitern bedeuten, sondern es sind mehrere Gründe für eine Auflösung denkbar:

- Im Laufe eines Gruppenprozesses können sich die Interessen der einzelnen Mitglieder so stark verändern, daß kein gemeinsames Ziel als Gruppe mehr besteht.
- Das Interesse am Weiterbestehen der Gruppe kann sich durch das Erreichen des gemeinsamen Zieles auch erübrigen.

Wenn eine Gruppe sich auflöst, bevor das formulierte Ziel erreicht ist, können die Gruppenerfahrungen indirekt weitergeleitet werden, indem z. B. einzelne Frauen sich neu orientieren und/oder in anderen Gruppen teilnehmen: Maria und Anita engagierten sich z. B. nach der Auflösung ihrer Gruppe in der Beratungsgruppe des Frauenzentrums.

Einschätzung der Wirkung der Gruppen

Alle Frauen beurteilten die Wirkung der Gruppe für sich als außerordentlich positiv. Sätze wie: *»Die Gruppe hat mir persönlich viel gebracht«* oder: *»Ich hab sehr viel gelernt in der Gruppe«* tauchten so oder in ähnlicher Form immer wieder auf. Dies möchten wir im folgenden an einigen Aussagen beispielhaft verdeutlichen:

- Die meisten Frauen erwähnen, daß sie durch die Arbeit in der Gruppe gelernt haben, sich besser durchzusetzen und ihre Meinung nach außen zu vertreten, z. B. in Diskussionen.
- Myriam sagt, daß sie mittlerweile immer besser vor einer großen Gruppe von Menschen sprechen kann.
- Petra hat die Gruppe in ihrem Verhältnis zu anderen Frauen viel gegeben.
- Anita beschreibt, daß sie mit der Zeit in der SHG das gelernt hat, was sie sich in anderen Therapiegruppen immer so stark gewünscht hat: nämlich ein Stück mehr Selbstbewußtsein zu bekommen und ihre schweren Depressionen loszuwerden.
- Maria kann jetzt besser in sich »reinhorchen« und so ihre Interessen leichter wahrnehmen.
- Ursula betont, daß sie durch das Gespräch mit anderen Frauen sehr viel von ihnen lernen kann.

- Julia kann mittlerweile in ihrer Gruppe verlangen, daß die anderen Frauen sich mit ihr auseinandersetzen, ohne daß sie von vornherein immer davon ausgeht, daß die anderen an ihren Problemen nicht interessiert sind.

Wir können im Rahmen dieses Aufsatzes nicht weiter auf die Brüche eingehen, die möglicherweise zwischen dem angestrebten Verhalten der Frauen, wie es in diesen Sätzen zum Ausdruck kommt, und ihrem tatsächlichen Verhalten in der konkreten Situation bestehen. Sich über diese Diskrepanz klarzuwerden und an ihrer Überwindung zu arbeiten ist ein wichtiger Bestandteil der Arbeit der psychosozialen Frauenselbsthilfegruppen.

Die Vergleichbarkeit der Selbsthilfegruppen mit geleiteter Therapie

Im folgenden wollen wir zunächst kurz die Vorerfahrungen der insgesamt 10 von uns interviewten Frauen in Frauengruppen und Psychotherapien beschreiben, um auf diesem Hintergrund die Einschätzungen der Frauen in bezug auf Selbsthilfe und Psychotherapie vergleichen zu können.

Julia und Ursula hatten vor »ihrer« SHG an einer Selbsterfahrungsgruppe teilgenommen. Beide erkannten die Wichtigkeit einer Frauengruppe für ihre persönliche Entwicklung und sind von daher zu ihrer jetzigen Gruppe gekommen.

Myriam, Wilma und Gerda hatten zu Beginn ihrer jeweiligen SHG Erfahrungen mit Psychoanalyse gesammelt. Alle drei setzten ihre Analyse zumindest zu Beginn der Gruppe fort, da sie die Wirkung als für sich sehr positiv beurteilten.

Nur Anita hat mit dem Beginn ihrer SHG ihre Gruppentherapie abgebrochen, also die eine Gruppe durch die andere ersetzt, was sie im nachhinein als sehr wichtig für ihre persönliche Entwicklung beurteilt.

In den Interviews wurde deutlich, daß die Mehrzahl der von uns interviewten Frauen und der anderen Gruppenmitglieder während der SHG eine geleitete Therapiegruppe begonnen haben. Viele Frauen brachten in den Interviews den Wunsch nach Körperübungen zum Ausdruck und beschrieben die Schwierigkeiten, gemeinsame Übungen in der Gruppe durchzuführen. Bemerkenswert und interessant ist, daß viele der neu begonnenen Therapiegruppen körperzentrierte Erfahrungen in den Mittelpunkt ihrer Arbeit stellen. Für einige Frauen ist die SHG ein Zusatz zur Therapie oder umgekehrt, d.h. die Therapie stellt eine Ergänzung der Arbeit in der SHG dar. Fee beschreibt sehr anschaulich ihre Erwartungen, die sie an beide Gruppen hat, bzw. ihr unterschiedliches Verhalten in beiden Gruppen:

Fee: »Ich kann das nicht miteinander vergleichen, das ist für mich schon gefühlsmäßig was ganz anderes. Mit den Frauen in der Therapie bin ich nur für die kurze Zeit der Therapie zusammen und hab auch gar kein persönliches Interesse an ihnen. In der Therapie möchte ich etwas für mich erreichen, an meinen speziellen Problemen arbeiten und will auch etwas von der Therapeutin bekommen, aber ich will z. B. nicht mit den anderen Frauen einen Konsens finden. Jede macht halt ihre eigenen Sachen, und es wird nicht versucht, sich darüber auseinanderzusetzen, wie die Gruppenstruktur aussieht o. ä. Das ist halt eine konstituierte Gruppe, ich möcht das auch gar nicht anders haben. In der Therapie, da bearbeite ich nur punktuell meine Probleme, während ich in der Frauengruppe als ganze Person drin bin. In der Therapie ist es überhaupt nicht wichtig für mich, mit den anderen einen gemeinsamen Punkt zu finden, sondern ich möcht für mich weiterkommen. Das ist halt ein total egoistischer Standpunkt. Nur daß es beidesmal Frauen sind, ist unheimlich wichtig für mich, damit ich mich öffnen kann.«

Die Ergebnisse unserer Interviews haben uns teilweise sehr überrascht, da wir aufgrund unserer Literaturaufarbeitungen von der Annahme ausgegangen waren, daß SHG Therapien ersetzen wollen und auch können und dies in der Praxis auch häufig der Fall ist. Durch die Interviews haben unsere Hypothesen, die entsprechend dieser Ursprungsannahme aufgebaut waren, oft eine andere Richtung bekommen.

Als Ergebnis dieses Teils unserer Auswertung konnten wir feststellen, daß Frauen mit Erfahrungen in SHG Selbsthilfe und Therapie nicht als Gegensätze sehen, sondern beiden ihre spezifische Berechtigung zusprechen, gerade weil sie nicht austauschbar sind. Julia und Anita, die die Wirkung ihrer SHG für sich persönlich als außerordentlich positiv beurteilen, übertragen ihre Einschätzung bewußt nicht auf andere Frauen. Sie betonen beide während des Interviews immer wieder, daß dies ihre ganz persönliche Meinung sei und es sich für andere Frauen wieder ganz anders darstellen könne.

Die Unterstützungsfunktion der Gruppen

Ein wichtiger Aspekt besteht für alle Frauen in der Unterstützung, die sie in psychosozialen Frauen-SHG erhalten.

Die Motivation, mit der die von uns interviewten Frauen in die Gruppe gingen, umfaßt ein breites Spektrum. Genannt wurden u. a. folgende Punkte:

- Eine Gruppe wurde von Müttern gegründet, um der Hausfrauenisolation zu entgehen und gemeinsame Kindernachmittage machen zu können (Gruppe Wilma/Petra).

- In einer Gruppe kann man sich selber erfahren und Kontaktschwierigkeiten überwinden (Myriam).
- In einer Frauengruppe kann die eigene Beziehung zu Frauen geklärt werden, und verinnerlichte Normen und Vorurteile können abgebaut werden (Petra/Irene).

Trotz der z. T. sehr unterschiedlichen Motivation, mit der die Frauen in die Gruppe gingen, wurde in allen Interviews deutlich, daß die Unterstützung durch die Gruppe besonders wichtig ist. Eine Frau beschreibt sehr beeindruckend, was ihr die Gruppe bedeutet:

Fee: »Also, ich hab ein unheimlich tolles Gefühl für die Gruppe, ich bin da ziemlich verflochten mit allem, was ich fühle und was ich eigentlich bin... und jetzt spür ich die Kraft, die dahinter steckt, mit Frauen zusammen zu sein. Es ist auch ein ganz starker Wille dahinter, nicht nur, daß es vielleicht schön ist, sondern weil es eine ganz schöne ›Power‹ ist.«

Alle Frauen versuchen ihr gestärktes Selbstbewußtsein und Selbstvertrauen für sich zu nutzen und ihre neu erlernte Konfliktfähigkeit von der Gruppen- auf ihre Alltagssituation zu übertragen. Dafür ist es entscheidend, ob es innerhalb der Gruppe gelingt, ein Vertrauensverhältnis und gegenseitiges Verständnis zwischen den Frauen zu entwickeln, so daß es jeder Frau möglich wird, ihre persönliche Entwicklung erst einmal innerhalb der Gruppe zu leben. Um dies Gefühl der gegenseitigen Unterstützung zu erreichen, ist eine positive Gruppenerfahrung über einen längeren Zeitraum notwendige Voraussetzung. Dieser Prozeß der Selbstveränderung der einzelnen Frau beansprucht eine lange Zeit und erfordert ein Vorgehen in kleinen Schritten, da die neuen Einsichten nicht von heute auf morgen in die Tat umgesetzt werden können.

Einige abschließende Bemerkungen

Es gibt in unserer Gesellschaft keine Institution, die Frauen bei ihrer Identitätsfindung, Selbstverwirklichung und Problemlösung Hilfe anbietet. Genau diese Unterstützung wird in psychosozialen Frauen-SHG gesucht und gefunden. In der Gruppe erfahren die Frauen oft zum ersten Mal, daß sie nicht allein dastehen und es anderen Frauen ähnlich geht. Für alle von uns interviewten Frauen war es sehr erleichternd, die eigenen Probleme ansprechen zu können.

Trotz dieser von allen Frauen als sehr wichtig erkannten Funktion scheint ein »Nach-Außen-Gehen« der Gruppen, z. B. in Form eines Gruppenplenums, wie es Maria und Anita von der »1. Generation« der SHG berichteten, z. Z. nicht wiederholbar zu sein. Selbst Fee, die ihre

Gruppenerfahrung als sehr positiv und bestärkend beschreibt, zeigt an diesem Punkt wenig Selbstvertrauen:

Fee: »Da hatten wir aber das Gefühl, wir möchten mehr noch mit uns zu tun haben; und das käme dann eventuell zu kurz, wenn wir zu diesem Zeitpunkt nach außen gehen. Und dann war vielleicht einfach das Gefühl: Wir haben noch nicht so viel zum Vorzeigen; vielleicht hat das auch noch ein bißchen eine Rolle gespielt, daß wir uns jetzt noch nicht so nach außen hin präsentieren wollen. .... Viel wichtiger ist halt einfach, daß wir uns wohlfühlen, daß wir hier sind.«

In unseren Interviews wurden die Chancen und Möglichkeiten von psychosozialen Frauen-SHG sehr deutlich. Gleichzeitig sind aber auch Grenzen erkennbar geworden. Zum einen sind sie nur für eine begrenzte Anzahl von Frauen erreichbar, da sie ein relativ hohes Problembewußtsein der Teilnehmerinnen voraussetzen; zum anderen können in den Gruppen akute Problemlagen und »schwerwiegende Störungen« einzelner Frauen nur schwer bewältigt werden.

Sabine Schafft

»Ich bin die Kontaktstelle, denn irgendwo müssen die Fäden zusammenlaufen ...«

Ein Bericht über die »Frauenselbsthilfe nach Krebs«

Todesangst in Lebenskunst verwandeln!
Ich glaube, das tu ich jetzt.

Maxie Wander

Vor zwei Jahren begann ich im Rahmen eines Forschungsprojektes[1] mit einer empirischen Studie über die Rehabilitationssituation brustkrebserkrankter Frauen. Im Februar 1979 gründete sich dann eine Gruppe der *»Frauenselbsthilfe nach Krebs e. V.«* in unserer Gegend, an deren Treffen ich von Anfang an teilnahm.

Ich möchte hier allen Frauen dieser Gruppe ganz herzlich dafür danken, daß sie bereit waren, mich als Nicht-Betroffene an ihren Treffen teilnehmen zu lassen. Ohne diese Zusammenkünfte, ohne die Offenheit, mit der viele Frauen über sich selbst, über ihre Erfahrungen sprachen, und ohne die Anregungen aus zahlreichen Einzelgesprächen und aus der Gruppendiskussion zu diesem Buchbeitrag wäre der folgende Artikel nicht denkbar.[2]

In der Schilderung der Entstehung und Entwicklung der Gruppe habe ich versucht, ein möglichst umfassendes Bild der *»Frauenselbsthilfe«* zu zeichnen und mich genau an die Protokolle und Tonbandaufzeichnungen der Diskussionen zu halten, aber in der Auswahl und der Darstellung meiner Beobachtungen läßt sich mein theoretischer Hintergrund nicht verleugnen: Vier Jahre Frauenbewegung prägen meinen Anspruch an eine Frauenselbsthilfegruppe. Es ist klar, daß dieser Hintergrund den Blickwinkel bestimmt, unter dem ich die »Frauenselbsthilfe« betrachten möchte. Dementsprechend habe ich in meinen Erfahrungen mit der Gruppe Schwerpunkte gesetzt, die das Krebsspezifische einerseits und das Frauenspezifische andererseits aufzeigen und damit gleichzeitig vielleicht eine Möglichkeit bieten, die eigenen Vorstellungen von dem, was eine Selbsthilfegruppe »sein soll«, zu überdenken.

Die Beschreibung der »Frauenselbsthilfe«, ihrer Organisation, Entwicklung und Ziele, ist also nicht möglichst »objektiv«, sondern sie ist ein Versuch, Erfahrungen, die ich in der Gruppe immer wieder gemacht habe, in einem größeren Zusammenhang zu sehen und damit besser verstehen zu lernen:

- Einmal frage ich mich, ob wir richtig liegen, wenn wir den Grund für die Entstehung von Krebs-Selbsthilfegruppen ausschließlich in einer mangelhaften institutionellen Versorgung suchen. Die Krankheit Krebs mag für viele Aufhänger oder Auslöser sein, in eine Selbsthilfegruppe zu gehen, das dominante Problem muß sie nicht immer und nicht bei allen sein. Vielleicht ist die Gesundheits- bzw. Krankheitsbezogenheit der »Frauenselbsthilfe« weniger Ausdruck eines *Versorgungs-* als eines *Kommunikations*defizites: Für viele Frauen ist die Selbsthilfegruppe die erste »legitime« Möglichkeit, von sich selbst, vom eigenen Leben zu sprechen. Daß die Themen der »Frauenselbsthilfe« überwiegend krebsspezifische sind, heißt noch lange nicht, daß die Krebserkrankung das primäre Problem im Leben aller ist, die in die Gruppe kommen.
- Eine andere Erfahrung in der Gruppe ist der Widerspruch zwischen der in der Literatur und in feministischen Gesundheitsselbsthilfegruppen üblichen Forderung nach Selbstbestimmung einer Selbsthilfegruppe und dem tatsächlichen, geringen Grad an Selbstbestimmung in der »Frauenselbsthilfe nach Krebs«. Ich frage mich, ob es sinnvoll ist, von krebserkrankten Frauen Fähigkeiten zu erwarten, die selbst »Gesunde« nur unter Mühen zustande bringen. Die Krankheit im Kopf zu behalten, ohne die Frauen nur als »Kranke« zu sehen, ist wichtig, um auch kleine Schritte der Veränderung wahrnehmen zu können, das bedeutet aber nicht, daß man die Neigung vieler Frauen, Verantwortung abzulegen, Vorträge zu konsumieren und nicht den eigenen Fähigkeiten zu vertrauen, als Gegebenheit hinnehmen sollte, ohne nach Ursachen zu suchen, die außerhalb der Krankheit liegen.
- Die dritte Erfahrung, die ich abschließend herausheben möchte, hat mir selbst die meiste Toleranz abverlangt, weil es eine Erfahrung ist, die mir als mein eigenes Verhalten – auch und gerade in der Gruppe – unangenehm vertraut ist: die beständige Betonung der Frauen, nur in die Selbsthilfegruppe zu kommen, um anderen zu helfen.
  Daß die Ursachen für diese Haltung ebenfalls vielschichtiger sind, als es mir selbst zu Anfang schien, kommt hoffentlich im folgenden zum Ausdruck.

Die »Frauenselbsthilfe nach Krebs e. V.« ist eine – inzwischen bundesweite – Selbsthilfeorganisation, die 1976 in *Mannheim* mit einer ersten Gruppe begann. Diese Gruppe entwickelte sich recht bald nach ihrer

Gründung zur Zentrale (Bundesverband) weiterer, von ihr durch »Rundbriefe« und Öffentlichkeitsarbeit angeregter Selbsthilfegruppen in verschiedenen Städten der BRD. 1978 gab es dann bereits ca. 35 solcher Gruppen, deren (ehrenamtliche) Tätigkeit mit 50000 DM pro Vierteljahr von der *»Deutschen Krebshilfe«* unterstützt wird.

Die Organisation in den einzelnen Städten und die Verwaltung der Gelder ist Aufgabe sogenannter »Guppenleiterinnen« (zumeist Initiatorinnen der jeweiligen Gruppen). Über die Landesvorsitzenden, die für die regionale Organisation zuständig sind, halten sie Kontakt zum Bundesverband.

Anfang 1980 hat die »Deutsche Krebshilfe« in *Heidelberg* ein Schulungszentrum eingerichtet, in dem die »Gruppenleiterinnen« eine Art Aus- und Fortbildung für ihre Arbeit erhalten.

Der Bundesverband, der seit 1979 unter der Schirmherrschaft der »Deutschen Krebshilfe« arbeitet, hat sich im gleichen Jahr mit der *ILCO*[3] und dem *Bundesverband für Kehlkopflose*[4] zu einer *»Arbeitsgemeinschaft Selbsthilfe nach Krebs«* zusammengeschlossen, die wiederum Mitglied in der *»Bundesarbeitsgemeinschaft Hilfe für Behinderte«* ist. Dachorganisation ist der *»Deutsche Paritätische Wohlfahrtsverband«*, der auch die regionale Verteilung der Gelder an die Gruppenleiterinnen übernommen hat.

Die Entwicklung der »Frauenselbsthilfe« ist also gekennzeichnet durch eine früh einsetzende Tendenz zu starker Organisation und Bürokratisierung, durch eine damit zusammenhängende Hierarchisierung und einen Hang zur Professionalisierung (Verberuflichung). Über »Rundbriefe« an die Gruppenleiterinnen werden »Anregungen« und »Empfehlungen« gegeben, und erst kürzlich wurde ein »Leitfaden« für die Gruppenarbeit verschickt (Frauenselbsthilfe 1980).

Die Zahl der Gruppen der »Frauenselbsthilfe«, die nunmehr innerhalb dieser Sruktur arbeiten, beläuft sich nach eigenen Angaben 1980 auf über 100.

»Sie sind doch die Hauptperson von uns allen hier«

Zur Entstehung und Entwicklung der »Frauenselbsthilfe« in unserer Gegend läßt sich folgendes sagen: Die Gruppe wurde von der 61jährigen Frau R. initiiert, die drei Jahre zuvor wegen Brustkrebs operiert worden war. Im Herbst 1978 las sie in der Lokalzeitung von einer solchen Gruppe in einer benachbarten Stadt. Sie fuhr einige Male zu den dortigen Treffen, informierte sich darüber, *»wie man so was macht«*, und gründete im Februar 1979 durch eine Zeitungsannonce die hiesige Gruppe, die seither, zunächst bei ihr zu Hause, später im Raum einer

Kirchengemeinde, in dreiwöchtigem Turnus nachmittags für 2–3 Stunden tagt.

Gleich zu Anfang gab es einige Schwierigkeiten, da sich herausstellte, daß eine andere Betroffene, Frau B., bereits eine Gruppe geplant hatte und von Mannheim als Gruppenleiterin »anerkannt« war. Diese Situation führte zu verschiedenen Unstimmigkeiten, die jedoch nicht mit und in der Gruppe, sondern zwischen Frau B., Frau R. und der Vorsitzenden des Bundesverbandes ausgetragen wurden. Schließlich löste man den Konflikt, indem Frau B. »offizielle« Gruppenleiterin blieb und Frau R. ihre Stellvertreterin wurde. Sie teilten sich ihre Aufgabengebiete: Während Frau B. vor allem für Beratung in Rentenfragen, Schwerbehindertenrecht usw. zuständig war, übernahm Frau R. die organisatorische und inhaltliche Vorbereitung und Ausgestaltung der Treffen.

Wenn ich all dies so ausführlich schildere, dann deshalb, weil ich bei diesem Geschehen *»hinter den Kulissen«* den Eindruck niemals los wurde, daß bei der »Frauenselbsthilfe« ein bestimmter *»Gruppenleiterinnen-Typ«* bevorzugt wird: die sprachgewandte, dynamische, gutgekleidete und gepflegte »Dame«, mit anderen Worten, es dominieren Mittel- und Oberschichtfrauen. Dieser Eindruck (der nicht statistisch abgesichert ist) verstärkte sich, als ich an Gruppenleiterinnen-Treffen und Fortbildungsveranstaltungen teilnahm. Und auch bei uns hatte letztlich die wesentlich selbstsicherer auftretende, sprachgewandtere Frau R. die eigentliche Regie der Gruppe übernommen. Frau B. blieb zwar offiziell Gruppenleiterin, trat jedoch weder bei den Gruppentreffen noch in der Öffentlichkeitsarbeit als solche in Erscheinung.

»... die Krankheit – das ist ja das, was uns zusammenführt!«

Die organisatorischen Rahmenbedingungen und die Entstehungsgeschichte der hiesigen Gruppe führten fast zwangsläufig zu bestimmten Gruppenstrukturen und – wie ich zeigen möchte: damit verbunden – zu bestimmten Gruppengesprächs-Inhalten.

Die Einbindung in die Organisation erfordert die beständige Trennung in Gruppenleiterin und Gruppenmitglieder. Alle Informationen aus Mannheim erhält zunächst Frau R. (Frau B. verstarb Anfang dieses Jahres und Frau R. wurde offizielle Gruppenleiterin). Sie gibt die Informationen, die sie für wichtig erachtet, an die Gruppe weiter und informiert umgekehrt Mannheim über ihre Arbeit.

Es ist demnach kein Wunder, daß noch nie ein Treffen begonnen hat, solange Frau R. noch nicht anwesend war. Sie eröffnet und beschließt die Sitzungen, deren typischer Verlauf ungefähr folgendermaßen aussieht:

Frau R. begrüßt alle, öffnet ihren mitgebrachten Aktenkoffer, legt Rundbriefe, Informationsmaterial etc. aus, richtet Grüße verhinderter Mitglieder aus (viele entschuldigen sich telefonisch bei ihr, wenn sie nicht kommen können oder wollen), gibt organisatorische Hinweise und schlägt sodann ein Thema vor oder berichtet etwas, worüber man diskutieren könne. Meist lösen die Vorschläge Zweiergespräche aus, die, wenn sie eine bestimmte Lautstärke erreicht haben oder jemand allen etwas mitteilen möchte, von Frau R. unterbrochen werden (manchmal durch eine Tischglocke).

Gesprächsbeiträge werden häufiger an Frau R. als an die Gruppe gerichtet, was durch die Sitzordnung begünstigt wird: Mit seltenen Ausnahmen sitzt Frau R. in zentraler Position am Ende eines Hufeisens.

Aber nicht nur die Gruppenstruktur, sondern auch die Gesprächsinhalte werden durch die Institution der Gruppenleiterin geprägt: Da Frau R. viele Informationen aus Mannheim und von Schulungen oder Tagungen einbringt, bilden diese meist die Gesprächsgrundlage für die Nachmittage. Die häufigsten Themen sind: Ernährung, praktische Hinweise (prothetische Versorgung etc.), Rechtsfragen, neuere (spektakuläre) Erkenntnisse der Krebsforschung, Organisatorisches, Vorschläge zu gemeinsamen Tätigkeiten (Singen, Basteln, Spaziergänge etc.) und Besprechungen von Vorschlägen für Expertenvorträge.

Abgesehen von dem »kreativen« Bereich – der aber auch als Ablenkung von der Krankheit verstanden wird – *(»von der Krankheit mal weg und was Schönes tun«)* betreffen die Themen durchweg die Krankheit Krebs. Dies hat eine Festlegung der Gespräche auf Krebs zwangsläufig zur Folge.

Es mag merkwürdig klingen, wenn ich – zumal als Nicht-Betroffene – das Thema Krebs als Festlegung bezeichne. In Tiefeninterviews, die ich im Rahmen des Forschungsprojektes mit Frauen aus der Gruppe gemacht habe, ist mir aufgefallen, daß die Krebserkrankung, vor allem, wenn sie schon längere Zeit zurücklag, keineswegs bei allen Frauen das wichtigste Problem ist. Auch Gespräche vor und nach den Gruppennachmittagen, Einzelgespräche der Frauen untereinander und die Themen auf gemeinsamen Spaziergängen haben das gezeigt. Bei alledem liegt die Vermutung nahe, daß die Frauen möglicherweise aus ganz anderen Gründen als der Krebserkrankung, zumindest aber nicht nur deswegen in die Gruppe kommen, daß aber vielleicht eine Art unausgesprochener Konsens besteht, wonach Krebs das »offizielle« Thema ist – denn schließlich nennt man sich »Frauenselbsthilfe nach Krebs«.

Bei der Durchsicht der Sitzungsprotokolle eines Jahres fiel mir noch etwas auf, was diesen Eindruck verstärkt hat: Die beiden einzigen Diskussionen, an denen sich fast alle Frauen beteiligten und Frau R. sich nicht bemühen mußte, das Gespräch in Gang zu halten, waren Diskussionen über das Thema *»Einsamkeit«* (Probleme des Altwerdens aus der Sicht verheirateter und alleinstehender Frauen) und über Ehebeziehungen, also beides Themen, die mit dem gesamten Lebenszusammenhang der Frauen zu tun hatten und nicht unmittelbar mit der Krankheit zusammenhingen.

Die erste Diskussion war ausgelöst worden durch den Vorschlag, alle sollten bis zum nächsten Mal Probleme aufschreiben, die sie beschäftigten, die sie aber nicht mündlich vorzubringen wagten. Auf dem ersten Zettel, den Frau R. in der folgenden Sitzung vorlas, stand: *»Ich habe Angst, im Alter einsam zu sein.«*

Die Diskussion über Ehebeziehungen wurde ausgelöst durch die Frage, welche Bedeutung dem Partner in der Bewältigung der Krebserkrankung zukomme und wie es jenen Frauen geht, die alleinstehend sind. Im Verlauf dieses Gespräches brach eine Frau fast zusammen und berichtete verzweifelt über Eheprobleme, die mit der Krebserkrankung nicht zusammenhingen.

Wenn wir diese Erfahrungen zusammennehmen, dann ist es sicher wichtig, sich zu überlegen, was man in einer solchen Selbsthilfegruppe tun kann, damit die Krankheit nicht allen Raum einnimmt und damit Frauen nicht vor die Wahl gestellt werden, entweder nur über die Krankheit oder nur von »etwas Schönem« zu reden. Dies ist aber nur die *eine* Seite:

Die Krankheit Krebs als ein angsterzeugendes, das Leben der Betroffenen beeinflussendes Problem leugnen zu wollen hieße, die Krankheit verharmlosen. Das Lebensbedrohliche dieser Erkrankung und ihre gesellschaftliche Bedeutung – vor allem ihre Mystifizierung und Tabuisierung (Sontag, 1978) – sind Erfahrungen, die das Leben der Betroffenen in vielerlei Hinsicht einschneidend verändern können.

Diese Erfahrungen führen möglicherweise dazu, daß das Selbstverständnis der »Frauenselbsthilfe nach Krebs« eher in Richtung Krebs – als in Richtung Frauenselbsthilfe tendiert. Krebs, als die in unserer Gesellschaft vielleicht gefürchtetste Krankheit überhaupt, hat, wie Untersuchungen gezeigt haben (McIntosh, 1977), häufig – bedingt durch Stigmatisierung und Stigmatisierungsängste – die Isolation der Betroffenen zur Folge.

Die in der Frauenbewegung vielbeschworene weibliche Solidarität muß der an Krebs erkrankten Frau als Farce erscheinen, wenn ihr die Nachbarin aus Angst vor Ansteckung oder anderen mystischen Vorstellungen plötzlich nicht mehr die Hand gibt, wenn Kegelschwestern nicht mehr aus demselben Glas trinken und die Freundin die Ursache für die Krebserkrankung in mangelnder Gottesfürchtigkeit oder unmoralischem Lebenswandel sieht.

Wenn man sich das überlegt und sich zudem vor Augen hält, daß das Fühlen und Denken der einen oder anderen Frau immer wieder vom bevorstehenden Nachsorgetermin beherrscht wird und daß mit einer Krebserkrankung Ungewißheit verbunden ist, dann wird verständlicher, warum es für krebserkrankte Frauen schwerer ist, das gemeinsame Merkmal Frau zu betonen, als das gemeinsame Merkmal Krebs.

**»... wenn über die Krankheit selber gesproche wird,
müßt eigentlich wirklich jemand, der es kann –
also, da muß mer mim Arzt drüber spreche...«**

Es ist eben diese krankheitsbedingte Ungewißheit, das Gefühl der Angst und Ohnmacht und die mit der Diagnose Krebs verbundene Notwendigkeit einer lebenslangen Nachsorge, die uns frauenbewegte Frauen, die wir ein hohes Maß an Selbstbestimmung von einer Selbsthilfegruppe fordern, zwingen, diese Forderung genauer zu überdenken. Ich muß sagen, trotz aller Wünsche nach Verringerung der Abhängigkeit vom medizinischen System würde ich, wenn man mir die Diagnose Krebs mitteilte, meine Hoffnungen voll auf das medizinische System konzentrieren – unabhängig davon, ob ich Bestrahlung oder Chemotherapie vielleicht ablehnen würde oder nicht (was sich mit Sicherheit erst sagen läßt, wenn man selbst vor der Entscheidung steht). Bezeichnend für das Wissen um die Abhängigkeit vom medizinischen System einerseits und das Gefühl des Ausgeliefertseins andererseits ist der folgende Diskussionsbeitrag einer Frau aus der Gruppe:

»... da bin i einfach i selber – i gang au zu keim Homöopathe un nix, für des han i mein Frauearzt – un da gang i na und da laß i mi net verrückt mache, wisset se, mit keim Tröpfle, mit keim Wässerle, mit keim Spritzle, mit garnix. Der wird scho wisse, wenn i was brauch – un wenn nit, na han i Pech g'hätt. Aber i wönt da nit da zu 150 Homöopathe rumsause, mi vollpumpe lasse mit weiß kein Mensch mit was fürm Dreck un nachher stand i ja doch da un muß wieder zum Dokter – denn so isses ja dene Fraue au gange...«

Das Zitat steht nicht hier, um Homöopathen zu diskriminieren (mir selbst wäre die Nennung von Homöopath und Doktor in umgekehrter Reihenfolge lieber gewesen), sondern um deutlich zu machen, daß die Selbstbestimmung bei der Behandlung von Krebs (sicher nicht für alle, aber für die Mehrheit) ihre Grenzen hat.

Etwas anders sieht es mit der Selbstbestimmung im nichtsomatischen Bereich aus. Es scheint dabei fast so, als würden viele Frauen mit der Abhängigkeit vom medizinischen System gleichzeitig abhängig von

Experten überhaupt, was sich dann in dem immer wiederkehrenden Wunsch der Gruppe äußert, Psychologen, Sozialarbeiter, Ernährungswissenschaftler, Rehabilitationsmediziner etc. zu Vorträgen einzuladen.

Diese Wunsch, der vom Bundesverband gestärkt wird, ist auch in der hiesigen »Frauenselbsthilfe«-Gruppe nicht kleiner geworden – trotz zweier enttäuschender Erfahrungen mit Vorträgen.

Das Selbstvertrauen in das eigene Wissen, in die eigenen Erfahrungen und Fähigkeiten ist so gering, daß es den Frauen unvorstellbar scheint, sich selbst gemeinsam und ganz ohne kompetente Fachkräfte weiterzuhelfen. Eine Betroffene hat das in der Gruppe sehr klar formuliert und stieß auf Staunen und Unverständnis:

»... ich möchte sagen, daß, wenn sich niemand zur Wehr setzt oder wenn alle nur hinnehmen – wir Frauen sind das gewohnt: anpassen, hinnehmen, ruhig sein –, dann kann es sein, daß 'ne Gruppe ganz schief läuft, obwohl sich manche drin sehr wohlfühlen! Aber, es soll ja so sein, unser Kern, unser Ich ist ja durch die Krankheit geschwächt... und die Gruppe soll uns helfen, unser Ich wieder zu stärken... net, daß wir betüttelt werden und alles über unsern Kopf weg, sondern ich möchte auch mal mein Wort dazu sagen in der Gruppe... in der Gruppe, wo ich war, war ein dauerndes Konsumangebot... wir kamen gar nicht zum Sprechen.«

Der größte Fehler der Frauen sei der Mangel an Größenwahn, schreibt Irmtraud Morgner (1978) in ihrem Buch. Nimmt man nun noch die krankheitsbedingte Abhängigkeit vom medizinischen System hinzu und schaut sich dann noch einmal die Leiterinnen-Fixiertheit in der »Frauenselbsthilfe« an, dann kann man ermessen, wieviel Zeit es braucht (wenn es unter solchen Bedingungen in einer so hierarchisch aufgebauten Gruppe überhaupt möglich ist), bis mehr Frauen erfahren, daß Selbstbestimmung möglich ist.

»Also ich bin wirklich in die Gruppe gegangen, weil's mir gutging – um anderen zu helfen«

Scheinbar im Widerspruch zu jenem Mangel an Größenwahn steht die immer wieder gehörte Betonung der Frauen in der Gruppe, nur deswegen anwesend zu sein, um anderen helfen zu können. Daß aber helfen wenig mit Größenwahn und Selbstbestimmung zu tun hat, sondern leicht in Selbstverleugnung und Selbstaufgabe mündet, wissen wir nur allzu gut aus der Geschichte weiblicher Sozialarbeit (Kickbusch, 1979).

Mit wieviel Rücksichtslosigkeit gegenüber den eigenen Bedürfnissen der Anspruch, anderen helfen zu wollen, verbunden sein kann, kommt in dem folgenden Zitat einer Frau aus der hiesigen Gruppe zum Ausdruck:

»Also, ich betrachte unsere Gruppe, die schon länger beieinander ist, einfach als Hilfstruppe für die Neuen, nicht so sehr, daß wir da jetzt unser Vergnügen haben...«

Man könnte einen solchen Anspruch an sich selbst, ginge es nur um diese eine Frau, einfach beängstigend oder traurig finden; was ihn aber so problematisch macht, ist der moralische Druck, der durch die Weitergabe dieses Anspruchs als Forderung an die Gruppe, auf andere Frauen ausgeübt werden kann.

In der »Frauenselbsthilfe« ist die Gefahr des Konformitätsdrucks in dieser Richtung sehr hoch. Durch die hierarchische Organisationsstruktur wird die Einstellung vieler Frauen: nichts-für-mich-alles-für-die-anderen, in fataler Weise gefördert. Nach Auffassung des Bundesverbandes sollten die Gruppenleiterinnen ihre Krebserkrankung bewältigt haben und sie sollten denen, die mit ihren Problemen nicht oder noch nicht fertig würden, helfen.

Auch in der hiesigen Gruppe wird das so gesehen; die Gruppenleiterin sagt von sich selbst, sie habe keine Probleme mit dem Krebs mehr, sie selbst *»brauche die Gruppe eigentlich gar nicht«*, sie wolle sich um diejenigen kümmern, die *»noch nicht so weit seien«*. Unabhängig davon, ob dieser Anspruch an sich selbst erfüllt wird oder nicht, wird er in die Gruppe hineingetragen und erzeugt oder fördert dadurch Einstellungen, wie sie in dem oben zitierten Beispiel zum Ausdruck kommen.

Das Vorbild der beispielhaften Rührigkeit der Gruppenleiterin – sie macht Krankenbesuche, gibt telefonische Beratung, kümmert sich um die Öffentlichkeitsarbeit u. v. a. m. – verpflichtet die Gruppe geradezu zur Unterstützung. Und weil inzwischen allen klargeworden ist, daß die vielen »Aufgaben« von einer einzigen Frau nicht mehr zu bewältigen sind, ist aus dem moralischen Druck eine konkrete Forderung an die Gruppe erwachsen.

Nun wissen wir spätestens seit Riessmans Helfer-Therapie-Prinzip, daß »helfen« eine selbst-stabilisierende Funktion haben kann: Wer als Helfende auftritt, zeigt, daß sie stark genug dazu ist, und so sind auch häufig Äußerungen in der Gruppe zu hören wie: *»Also, da hab ich Glück, ich hab keine Schmerzen«* oder *»Ich bin da besser dran, mir nimmt mein Mann alle schwere Arbeit ab«* – alles Feststellungen, die die eigene Situation »relativ« gut erscheinen lassen. Das Problem dabei ist, daß die relativ Starken relativ Schwache benötigen, um helfen zu können, und so entsteht die Gefahr, daß in der Gruppe sich das wiederholt, was in der Beziehung von »Gesunden« und »Kranken« so häufig geschieht:

»Ich habe das selbst erlebt, wie schnell man in eine Patientenrolle gedrängt werden kann – innerhalb der Gruppe sogar ... wenn auch eine Gruppenleiterin sich aus ihrer eigenen Isolation dermaßen aufbaut, daß sie praktisch kein Gespür hat...«

Je länger in der Gruppe der Anspruch im Raum steht, Schwächeren helfen zu wollen, desto schwerer wird es für einzelne, auszubrechen und zuzugeben, daß das mit der Helferinnen-Rolle doch nicht durchgängig geht, desto größer wird die Angst, von lauter Stärke umgeben, mit der eigenen Schwäche alleine dazustehen. Wie belastend ein solches Klima werden kann, hat in einer der letzten Diskussionen eine Frau sehr klar gesagt:

»Ich han des in der Gruppe erlebt, wie verloge des war mit dem ›scho wieder voll lebensfähig‹ – erst wo i mal g'sagt hab, wie's, wo's langgeht, wo i's han müsse rausschreie, damit ihr emol zuhorchet, dann habt ihr mit eure Probleme erscht emol kumme – jeder spielt heile Welt un derweil hat mer solche Gesichter g'hätt...«

Daß eine solche Äußerung vor der Gruppe gekommen ist, macht vielleicht auch anderen Frauen Mut. Wie lange es gedauert hat, *bis* sie gekommen ist, zeigt die Schwierigkeiten dieser Selbsthilfegruppe, die – wie ich meine – so lange bestehen, solange die hierarchische Struktur aufrechterhalten wird oder die Gruppenleiterin es nicht schafft, sich ein Stück weit von der Rahmenorganisation zu lösen und damit der Gruppe die Möglichkeit erleichtert, ihr »Hilfstruppen«-Selbstbild loszuwerden.

Diese Einschätzung gilt meines Erachtens für alle hier umrissenen Erfahrungen in der Gruppe: für die gegenseitige Reduzierung auf die Krankheit, für den Mangel an Vertrauen in die eigenen Fähigkeiten und für die Vorstellung, edel sei nur, wer an sich selbst zuletzt denkt. Diese Probleme werden so lange in der Gruppe immer wiederkehren, solange die Vorstellung in die Gruppe hineingetragen wird, verlängerter Arm einer Hilfsorganisation zu sein:

»Un die is dagesessen, pumperlgesund und hübsch und nett – un da, da hab i denkt, ach Gott, brauchst doch net untergehen, gell...«

Ich habe eingangs das Anliegen formuliert, den eigenen, frauenbewegten Anspruch an die »Frauenselbsthilfe« überdenken zu wollen: Auch wenn die Gesamtorganisation einen Weg eingeschlagen hat, der mir nicht zusagt, ist mir doch klargeworden, daß sie etwas in Gang gesetzt hat, was von der Frauenbewegung lange Zeit vermieden wurde: die Auseinandersetzung mit einer lebensbedrohlichen Krankheit und mit Tod.

Die Bedeutung, die die Krebserkrankung für jede einzelne Frau der Gruppe hat, kann ich nur annähernd begreifen, ebenso annähernd bleibt dadurch aber eben auch meine Vorstellung, welche Bedeutung die Gruppe für die Frauen hat.

Ich hoffe, daß bei aller Kritik deutlich geworden ist, daß mir zur Beschreibung der Bedeutung dieser Selbsthilfegruppe etwas ganz Entscheidendes fehlt: die Angst.

Nachtrag
»Ich komm' hierher, weil's mir gefällt und ich mich bei euch wohlfühl'«

Dieser Beitrag ist – beim letzten Gruppentreffen verlesen – sehr unterschiedlich aufgenommen worden. Insgesamt war er vielen Frauen zu »wenig positiv«. Die Gruppe fand es wichtig, aus ihrer Sicht Stellung dazu zu nehmen, und ich wurde gebeten, einige Aspekte hinzuzufügen, die in meiner Darstellung keine oder zu wenig Beachtung fanden: *»Wir sind keine Selbsterfahrungsgruppe!«*

Vielen in der Gruppe erscheint der Anspruch, sich häufiger zu treffen, um *»zusammen kontinuierlich Probleme durchzuarbeiten, unrealistisch«*. Ebenso kommen wie wegbleiben zu können, sich nicht verpflichtet zu fühlen, aber in Krisensituationen die Gruppe im Rücken zu wissen ist für viele eine wichtige Funktion der Gruppe.

Gerade durch die Gruppenleiterin – *»und wir sollten ihr hier auch ganz herzlich danken«* – ist eine gewisse Kontinuität gewährleistet, wie sie bei der hohen Fluktuation sonst nicht möglich wäre.

»Man bekommt ja doch immer mal wieder einen nützlichen Hinweis oder hört was, was einem Mut macht...«

Die Weitergabe von Ratschlägen, Tips und Informationen und der Austausch darüber, wie andere mit ihrer Krankheit fertig werden, hilft vielen Frauen in der Gruppe über die eigenen Probleme hinweg. Den Mut, die Beruhigung und die Hoffnung, die manche durch ein kurzes Gespräch mit nach Hause nehmen, ist dabei besonders wichtig, vor allem weil es *»von Gleichbetroffenen kommt«*.

»Also wenn's mir schlecht geht, dann weiß ich doch, daß ich die oder die anrufen kann...«

Die informellen Kontakte, die sich im Laufe der Zeit unter den Frauen gebildet haben, spielen eine wichtige Rolle, die bei einer ausschließlichen Betrachtung der *Gruppe* nicht deutlich wird. Eine Frau schilderte als Beispiel die Sorge einer anderen Frau der Gruppe, die in einer gegenüberliegenden Wohnung wohnt: *»Sie hat mich lange nicht am Fenster gesehen und mich auch telefonisch nicht erreicht... also das Wissen, daß da jemand ist, der sich Gedanken macht... das ist doch sehr schön!«*

Ich hoffe, daß ich mit dieser sehr kurzen Darstellung des Gruppengesprächs der positiven Bedeutung dieser Gruppe gerecht werden konnte und danke noch einmal allen Frauen recht herzlich für ihre Mitarbeit.

Anmerkungen

1 Forschungsprojekt »Laiensystem und Rehabilitation« im Auftrag des BMFT.
2 Alle wörtlichen Zitate im Text sind den Tonbandaufzeichnungen eines Treffens der hiesigen »Frauenselbsthilfe«-Gruppe entnommen.
3 ILCO (Ileostomie-Colostomie-Urostomie-Vereinigung), Selbsthilfegruppe von Menschen mit künstlichem Ausgang. Anschrift für die BRD: Deutsche ILCO e. V., Kammergasse 9, 8050 Freising
4 Kontaktadresse: Ludwig Klär, Josefstr. 51, 5190 Stolberg

Ulrich Koschwald

Bewertung (Evaluation) von Selbsthilfegruppen

Warum Bewertung von Selbsthilfegruppen?

Bei der Evaluationsforschung (Evaluation Research) handelt es sich um ein relativ neues Gebiet; die heute allgemein verwendeten Methoden (Kosten-Nutzen-Analyse mit Variationen, Nutzwertanalyse u.a.) sind im Laufe der letzten zwanzig Jahre entwickelt worden, vor allem, um größere öffentliche Vorhaben vergleichend zu bewerten und politische Investitionsentscheidungen transparent zu machen. Welche Gründe gibt es vom Standpunkt der Selbsthilfegruppen(-bewegung), sich mit solchen Bewertungsmethoden auseinanderzusetzen?

- Organisierte Selbsthilfeaktivitäten entstehen meist aus dem unmittelbaren Erlebnis des Versagens der bürokratisch-professionell organisierten sozialen Dienstleistungsbetriebe. Vergleichende Evaluation der Ergebnisse beider Handlungsarten könnte sich klärend auf die Auseinandersetzung zwischen professionellem System und Selbsthilfegruppen auswirken, was die Wirksamkeit und den Mitteleinsatz bei den unterschiedlichen Arten von Hilfeleistungen angeht. Voraussetzung dafür ist allerdings, daß die verwendeten Methoden und Bewertungskriterien von beiden Seiten akzeptiert werden können.
- Wenn staatliche Unterstützung (bes. finanzielle Hilfe) von Selbsthilfegruppen in Anspruch genommen wird, kann es sein, daß solche Unterstützungen an die Durchführung einer Evaluation der Aktivitäten der Gruppe geknüpft sind. Bei größeren Ausgaben sind die staatlichen Körperschaften sogar haushaltsrechtlich dazu verpflichtet. Soll eine Selbsthilfegruppe sich gegebenenfalls auf derartige Untersuchungen einlassen und sie durch Informationen und Einblick in ihre Arbeit unterstützen? Sicher kommt es hier auf den Einzelfall an, aber zur Beurteilung sind wenigstens grundlegende Kenntnisse der verwendeten Methoden und ihrer Schwächen vonnöten.
- Formale Bewertungsverfahren könnten neben diesen politischen Funktionen auch für die interne Bewertung und die selbstkritische Überprüfung der Arbeit von Selbsthilfegruppen verwendet werden. Während bei den ersten beiden Punkten nur die allgemein akzeptier-

ten Verfahren zur Debatte stehen, müssen für solche internen Bewertungen neue Methoden schon deshalb gefunden werden, weil die gängigen Verfahren hohe Anforderungen an Zeit und »Knowhow« stellen.

Im folgenden sollen zunächst die traditionellen Evaluationsmethoden skizziert und auf ihre Schwierigkeiten hin untersucht werden, insbesondere die neuen qualitativen Dimensionen von Selbsthilfegruppen zu erfassen. Anschließend folgen einige Anregungen zu internen Bewertungsverfahren.

Herkömmliche Verfahren

Die *Kosten-Nutzen-Analyse* (Cost-Benefit-Analyse) ist in ihren verschiedenen Varianten das heute noch gebräuchlichste formale Evaluationsverfahren. Sie wurde aus Konzepten der ökonomischen Wohlfahrtstheorie entwickelt, und es handelt sich dabei im Prinzip um eine einfache Gegenüberstellung von erwarteten Kosten und Erträgen der zu bewertenden Aktivität, wie sie auch in der Buchhaltung eines Unternehmens durchgeführt wird. Der Unterschied zu einer privatwirtschaftlichen Kalkulation besteht darin, daß nicht nur die in Geldeinheiten tatsächlich anfallenden Kosten und Erträge, sondern auch die sogenannten *externen Effekte** erfaßt werden sollen: diejenigen positiven und negativen Auswirkungen auf die Außenwelt, denen keine Geldbewegungen entsprechen (Beispiel: schädliche Emissionen bei Industrieunternehmen). Diese Auswirkungen werden, soweit möglich, geschätzt und in Geldeinheiten umgerechnet, so daß eine in Geldeinheiten ausgedrückte »Bilanz« der gesamtgesellschaftlichen Effekte der betreffenden Aktivität herauskommt.

Dieses Verfahren kann aus einer ganzen Reihe von Gründen kritisiert werden. Was die psychosoziale Versorgung angeht, so sind die Kosten wohl mit einiger Genauigkeit erfaßbar, die gesamtgesellschaftlichen »Erträge« (Nutzen) etwa von Heilungserfolgen sind jedoch nur schwer festzustellen, geschweige denn zu quantifizieren. Willkürliche Quantifizierungen sind hier kaum auszuschließen: die Evaluationsfachleute sehen sich z.B. vor die peinliche Aufgabe gestellt, den Wert eines Menschenlebens in Mark und Pfennig anzugeben, um etwa den Nutzen der Heilung oder Verwahrung eines suizidgefährdeten Patienten zu bestimmen (vgl. Mishan, 1971). Ein grundsätzlicher Einwand gegen die Kosten-Nutzen-Analyse ist, daß sie die marktmäßige Bewertung von

* Siehe: K. William Kapp, »Soziale Kosten der Marktwirtschaft – Das klassische Werk der Umweltökonomie«, fischer alternativ, Band Nr. 4019, Frankfurt/M. 1979

Aktivitäten gerade dort simulieren will, wo sie nicht funktioniert und auch wohl – wie im Fall der psychosozialen Versorgung – nicht erwünscht ist. In der Kosten-Nutzen-Analyse verbirgt sich also das Werturteil, die bewerteten Aktivitäten müßten nach Maßgabe einer um die externen Effekte erweiterten Marktbewertung »effizient« sein (vgl. Kirsch, 1975).

Die aus der Systemtheorie entwickelte *Nutzwertanalyse* vermeidet dieses »ökonomistische« Werturteil. Die Bewertung beginnt hier mit der expliziten Formulierung von Zielen, die je nach der subjektiven Einschätzung der Bewerter verschieden gewichtet werden. Das hat den Vorteil, daß die zugrunde gelegten Ziele und Zielgewichte offengelegt werden und kritisiert werden können. Über die so festgelegte Zielhierarchie werden nun die Auswirkungen unterschiedlicher Handlungsmöglichkeiten (z.B. Selbsthilfeaktivität versus professionelle Behandlungsformen) auf einen Nenner gebracht und beurteilt.

Die große Frage bei dieser Methode ist, ob sich derartige Zielkataloge und Zielgewichte im Fall der psychosozialen Versorgung überhaupt allgemeingültig bestimmen lassen, und wenn ja, wie das geschehen soll und wer sie bestimmt. Die meisten in der Selbsthilfe-Gegenkultur Engagierten werden etwa völlig andere Ansichten bezüglich der erstrebenswerten Ziele von psychotherapeutischen und sozialtherapeutischen Heilungsprozessen haben als die meisten professionellen Helfer. Kann oder soll der Heilungserfolg einer Psychotherapie an der reibungslosen sozialen Reintegration des Betroffenen gemessen werden – oder an was sonst? Ist Selbstverwirklichung und Autonomie des Individuums das Ziel der Anstrengungen oder Anpassung an herrschende gesellschaftliche Zwänge und Gegebenheiten? Die meisten Selbsthilfegruppen werden sich mit den meisten Professionellen und Sozialpolitikern darüber schwerlich einigen können, und ein »unparteiischer« Evaluationsexperte setzt sich bestenfalls zwischen alle Stühle. Dazu kommt, daß auch die professionellen psychotherapeutischen Schulen sich untereinander über Kriterien für Heilungserfolge, Gesundheit und »Normalität« nicht einigen können; ihre Protagonisten pflegen sich seit der Freud-Jung-Kontroverse gegenseitig der Neurose zu bezichtigen.

Es ist also nicht zu erwarten, daß über Zielkataloge und Erfolgskriterien psychosozialer Hilfe Einigung erzielt werden könnte. Werden Evaluationsstudien von seiten des Staatsapparats oder der Wissenschaft gemacht, so ist wohl in den meisten Fällen anzunehmen, daß die Ziele und Kriterien sich an professionellen Standards orientieren und daß die spezifischen Qualitäten der Selbsthilfe nicht berücksichtigt werden – die Freiwilligkeit der Mitarbeit und die Auflösung des Arzt-Patienten-Verhältnisses durch Gleichrangigkeit der Mitglieder und Gegenseitigkeit der Hilfe ebensowenig wie das »Produkt« dieser kollektiven

Hilfe, die autonome Bewältigung sozialer und psychischer Krisensituationen.

Interne Zieldiskussion

Das Problem der Zielfindung tritt aber auch innerhalb der Selbsthilfegruppen auf. Entsprechend den Vorbildern in den USA haben sich auch in der Bundesrepublik viele Selbsthilfegruppen auf eng begrenzte Probleme spezialisiert (z. B. Alkoholismus, Heroinabhängigkeit, übergewichtige Frauen). Sicher hat das einige Vorteile: Auf diese Weise kommen Personen mit gleichgearteten ernsten und drängenden Problemen zusammen, um diese möglichst schnell und gründlich zu beseitigen.

Was aber ist die dabei zugrundeliegende Konzeption von »Gesundheit«? Es scheint mir, daß hier notgedrungen eine inhaltlich eingeschränkte Definition von »Gesundheit« und »richtigem Leben« verwandt wird, die den entsprechenden professionellen Einstellungen ganz ähnlich ist. Kann man sagen, der gesunde (glückliche, richtig lebende) Mensch ist das, was übrigbleibt, wenn sein Hauptproblem, seine Neurose, seine Sucht oder sein Fehlverhalten auf irgendeine Weise beseitigt worden ist?

Meiner Ansicht nach müßten hier explizite und über die Lösung der akuten Probleme hinausreichende Ziele der individuellen und gemeinsamen Lebensgestaltung diskutiert und formuliert werden, wenn Selbsthilfegruppen nicht in die Gefahr kommen sollen, dieselbe Funktion einzunehmen wie das professionelle System: Krisenfeuerwehr und Reparaturservice für Individuen zu sein, deren Krisen und Probleme nur krasser Ausdruck einer allgemein verbreiteten falschen Art zu leben sind.

Sind nicht Alkoholismus und Heroinabhängigkeit nur die Spitze des Eisbergs der allgemein verbreiteten Konsumsucht, der Fixierung auf tausenderlei gesundheitsschädliche, teure und umweltschädigende Gebrauchsgüter, die uns mit der Zeit aufgeschwatzt worden sind, an die wir uns gewöhnt haben und die wir nicht mehr missen wollen? Sind Vereinsamung, soziale Kontaktschwierigkeiten, neurotische Störungen nicht Ausdruck einer allgemeinen Entfremdung der Menschen voneinander, der Ersetzung von Mensch-Mensch-Beziehungen durch Mensch-Ding-Beziehungen, der Vereinzelung der Individuen und der Zersplitterung der Lebensbereiche, des Vordringens von Macht- und Tauschbeziehungen im persönlichen Bereich?

(Um Mißverständnissen vorzubeugen: Ich möchte damit nicht sagen, daß das Ziel, sich eine gefährliche Sucht oder ein leiderzeugendes Fehlverhalten gemeinsam abzugewöhnen, falsch ist. Nur scheint es mir zu wenig radikal. Selbsthilfegruppen im Suchtbereich, z.B. Synanon, haben nach den mir vorliegenden Informationen ihre Ziele in diesem Sinne auf eine übergreifende Änderung der Lebenspraxis ausgerichtet.)

Ich meine, daß der so skizzierten Krise des »westlichen Lebensstils«, die sich unter anderem in gehäuft auftretenden und massiven psychosozialen Problemen niederschlägt, nur bedingt durch partielle Problemlösungen und Verhaltensänderungen begegnet werden kann. Die Selbsthilfegruppen – wie auch alle, die sich (noch) nicht in organisierten Selbsthilfegruppen zusammengeschlossen haben – werden nicht umhin kommen, sich zu überlegen, wie ein »richtiges« Leben in Zukunft aussehen könnte, schon um das speziell Falsche, das sie jeweils beseitigen wollen, wirksam bekämpfen zu können. Inhaltlich auf mögliche Entwicklungslinien solcher Zieldiskussionen einzugehen würde den hier gegebenen Rahmen sprengen, auch möchte ich solche Diskussionen in keiner Weise durch meine noch nicht ganz fertigen Meinungen hierzu beeinflussen.

Interne Arbeitsbewertung und Selbstreflexion

Eine regelmäßige Bewertung der Gruppenarbeit durch die Mitglieder im Sinne einer kritischen Selbstreflexion ist aus folgenden Gründen sinnvoll:

- zur Vermeidung von *»Betriebsblindheit«,* gegen die keine engagierte Aktivität gefeit ist;
- um Gruppenziele gemäß den gemachten Erfahrungen zu verändern, zu erweitern, zu konkretisieren;
- um Spannungen, *»Psycho-Spiele«,* Asymmetrien und offene oder versteckte Machtpositionen zu erkennen, zu analysieren und zu beseitigen;
- um mögliche Verbesserungen des Arbeitsmodus durchzusetzen und gegebenenfalls Fehlverhalten zu korrigieren.

Eine solche Bewertung könnte in regelmäßigen Zeitabständen im Rahmen einer Gruppensitzung stattfinden. Sinnvoll wäre es, wenn eine solche Diskussion anhand eines Fragenkatalogs strukturiert werden könnte, um Gründlichkeit zu gewährleisten und das Unter-den-Teppich-Kehren von Problemen, an dem einige Mitglieder interessiert sein könnten, nach Möglichkeit zu vermeiden. Eine solche Checkliste könnte Störungen der Gruppenarbeit berücksichtigen, die aus systematischen Gründen immer und überall entstehen, wie etwa die folgenden:

- Gerade Außenseiter der Gesellschaft (was sie durch die zu behebende Verhaltensstörung, Neurose, Abhängigkeit wurden) haben häufig eine Tendenz zur Überanpassung an die »Normalität« (oder was sie dafür halten), zur Außengesteuertheit und starken Über-Ich-Fixierung. Das kann dazu führen, daß selbst wenn das Gruppenziel die Selbstverwirklichung der Mitglieder ist, unterschwellig Anpassung an herrschende gesellschaftliche Normen vorherrscht.
- Wie sich bei professionellen Helfern gezeigt hat, ist Hilfeleistung häufig als eine Abwehrreaktion zu deuten, die auf starke Über-Ich-Fixierung und narzißtische Schädigungen zurückzuführen ist (Schmidbauer, 1977). Es wäre erstaunlich, wenn dieses ebenso weitverbreitete wie leicht zu beobachtende *»Helfer-Syndrom«,* das zu schier ausweglosen Helfer-Schützling-Kollusionen führt, in Selbsthilfegruppen nicht auftreten sollte.

  Zwar dürfte es durch die Gegenseitigkeit der Hilfeleistung und die Aufhebung der Rollen von Arzt und Patient ein wenig entschärft werden, es tritt aber in ähnlich strukturierten Therapiegruppen häufig in Erscheinung. Wenn die Gleichrangigkeit der Mitglieder und die Gegenseitigkeit der Hilfeleistung in einer Selbsthilfegruppe nicht mehr gegeben sind, so ist dies der ideale Nährboden für derartige verfahrene Situationen und gleichzeitig ein Warnsignal.
- In intensiv zusammenarbeitenden Gruppen kann sich leicht ein Wir-Gefühl entwickeln, das sich zu einer Art Korpsgeist verfestigt und ausschließend und ablehnend auf (potentielle) Neumitglieder, ja mitunter feindselig und überheblich auf die gesamte soziale Umwelt wirkt. Gleichzeitig kann diese Entwicklung (die in den sechziger und siebziger Jahren in einigen linken Gruppierungen überdeutlich auftrat) zu übersteigertem missionarischen Ehrgeiz und einer bemerkenswerten Unsensibilität gegenüber neuen Entwicklungen, unverhofften Situationen und schöpferischen Gedanken führen. Indikator könnte hier das Verhalten gegenüber Neumitgliedern und Interessenten sein: haben sie einen niedrigeren Status als die »Alteingesessenen«? Werden ihre Ideen ernst genommen oder stoßen sie auf eine Mauer von »Expertentum«? Ein weiterer Indikator wäre die Fluktuation besonders unter den Neumitgliedern.

Diese Liste von unerwünschten Gruppenprozessen könnte sicher entsprechend den Erfahrungen in den Selbsthilfegruppen erweitert werden. Aus den angedeuteten Problemen könnte beispielsweise der folgende Fragenkatalog erstellt werden:

1. Existieren Keimformen von Machtstrukturen oder »Para-Expertentum«?

2. Ist die Gegenseitigkeit der Hilfe und die Gleichrangigkeit der Mitglieder gewahrt?
3. Ist Anpassung an gesellschaftliche Normen (Eingliederung in bestehende Strukturen) oder die Selbstverwirklichung der Beteiligten das Ziel, auf das die Gruppenarbeit zusteuert?
4. Welche Gefühle haben die Mitglieder bei der Gruppenarbeit?
5. Ist die Gruppe ausschließend, entwickelt sich ein Cliquengeist?
6. Wie werden Neuankömmlinge behandelt? Wie fühlen sie sich bei den ersten Sitzungen?
7. Fluktuation in der Gruppe? Mögliche Gründe?

V. Selbsthilfegruppen und professionelle Helfer

Übersicht über die einzelnen Beiträge

Dieser Abschnitt behandelt ein Thema, das sich nach unseren Erfahrungen in allen Diskussionen über Selbsthilfe als am brisantesten erweist: das Verhältnis professioneller Helfer zur Selbsthilfe. Als das ganz andere (das »Alternative«) in Selbsthilfegruppen wird die Kommunikation zwischen Gleichberechtigten angesehen; es gibt kein hierarchisches Gefälle zwischen einem (wissenden) Therapeuten und den (unwissenden) Klienten. In seinem Beitrag über *psychotherapeutische Selbsthilfegruppen und professionelle Helfer* (S. 181 ff) weist Kurt Buchinger u. a. auf die Gefahr hin, daß auch nichtprofessionelle Gruppenmitglieder eine Führungsrolle sich aneignen oder von der Gruppe zugewiesen bekommen können. Im Gegensatz zum nichtprofessionellen Gruppenleiter hat der Therapeut (im Idealfall!) gelernt, seine Machtwünsche zu reflektieren und eine anfängliche Abhängigkeit der Gruppe von seiner Person auch wieder abzubauen. Teilnahme Professioneller an Selbsthilfegruppen geht nicht automatisch mit einer hierarchischen Beziehung einher; Fehlen Professioneller bedeutet nicht auch automatisch Fehlen von Hierarchie in der Gruppe!

Der folgende Beitrage behandelt *Hindernisse in der Zusammenarbeit von Professionellen und Selbsthilfegruppen* (S. 189 ff), die in Interviews mit Angehörigen unterschiedlicher Helferberufe zum Ausdruck kamen. Unseres Erachtens deuten die Aussagen darauf hin, daß ein gewichtiges Argument gegen Selbsthilfegruppen nicht zutrifft. Wir meinen die Auffassung, daß das Vorhandensein von Selbsthilfegruppen zur totalen Verbannung der Kommunikation aus dem Arzt-Patient-Verhältnis führe, da diese Funktion nun mit der Begründung der eigenen Zeitprobleme an die Selbsthilfegruppe (»Spezialisten für Kommunikation«) abgegeben würde. Die Befragungsergebnisse zeigen, daß z. B. die »Überweisung« an eine Selbsthilfegruppe zunächst einmal Aufklärung über die Krankheit und ihre langfristigen Folgen erfordert. Die Zusammenarbeit mit Selbsthilfegruppen würde also die Ausklammerung psychosozialer Krankheitsprobleme und die Einengung der Arzt-Patient-Gespräche auf »rein« medizinische Probleme erschweren und nicht erleichtern!

Der Beitrag über *Erfahrungen mit der Förderung und Anregung von Selbsthilfegruppen* (S. 198 ff) kommt aus Gießen. Die dortige Arbeitsgruppe, zu der auch Prof. Michael-Lucas Möller gehört, hat in der Bundesrepublik die längsten Erfahrungen mit Selbsthilfegruppen und kann für sich in Anspruch nehmen, eine Vielzahl von Initiativen zur Bekanntmachung des Selbsthilfegedankens in die Wege geleitet zu haben. Wie immer bei Universitätsangehörigen vermischen sich die Funktionen des Forschers und des Therapeuten auch hier in der Zusammenarbeit mit (vor allem psychotherapeutischen) Selbsthilfegruppen.

Der letzte Beitrag dieses Abschnitts stellt die Frage, ob *Selbsthilfe* nicht – außer für ihre Klienten – auch *für die Professionellen* selbst eine notwendige Überlebensstrategie darstellt (S. 205ff). Im ersten Teil des Beitrags wird durch die Schilderung der Berufsprobleme des professionellen Helfers der Hintergrund für viele Selbsthilfeaktivitäten von Patienten deutlich: Die Mediziner u.a. Helfer sind bei vielen Problemen »ihrer« Kranken hoffnungslos überfordert; aus den spürbaren Mängeln der »Experten«-Versorgung konnten die Kranken das Vertrauen in eigene Fähigkeiten wiedergewinnen.

Selbsthilfe der Professionellen setzt vielfach an ihren Arbeitsbedingungen an (vgl. z.B. S. 63ff) und ist damit auf einer Ebene angesiedelt wie die gesundheitsrelevanten Aktivitäten der »homogenen Gruppe« in der Fabrik (vgl. S. 109ff). Ellis Huber gehört zu den Initiatoren und Gestaltern des Gesundheitstages 1980 in Berlin und ist auch an der Vorbereitung des 2. Gesundheitstages mit dem Thema »Selbsthilfe und Selbstorganisation« beteiligt. Der 2. Gesundheitstag wird aller Voraussicht nach noch deutlicher als der erste zeigen, daß es nicht Barrieren zwischen Laien und Professionellen gibt, sondern vor allem zwischen *un*mündigen Laien und Professionellen einerseits sowie den mündigen Vertretern beider Gruppen andererseits. »Mündig« bezieht sich hier auf die Fähigkeit zu artikulieren, welche Probleme jeder mit sich selbst hat und mit dem professionellen System gesundheitlicher und sozialer Versorgung.

Kurt Buchinger

Professionelle Helfer und psychotherapeutische Selbsthilfegruppen

Medizinische und psychotherapeutische Selbsthilfegruppen stehen in eigenartiger Beziehung zum System professioneller Hilfeleistung, einer Beziehung, die eindeutiger erscheint, als sie tatsächlich ist. So gibt es – um im folgenden eine Einteilung von Kickbusch (1980) zu übernehmen und zu erweitern – einerseits Selbsthilfegruppen, die ihre Funktion *innerhalb* des Systems professioneller Hilfeleistung erfullen und damit deren Zielsetzungen unterstützen. Dazu gehören z. B. auch psychotherapeutische Selbsthilfegruppen, die sich – wie bei Prof. *Wesiack* in Aalen – in der Praxis eines Therapeuten und unter seinem Schutz treffen. Es gibt andererseits Selbsthilfegruppen, die sich *neben* dem offiziellen Hilfeleistungssystem ansiedeln. Sie bieten den Teilnehmern die Möglichkeit, einander Hilfe in Problembereichen zu leisten, die entweder nicht ins Blickfeld professioneller Hilfsangebote fallen (z. B. Mütter, denen ein Kind verstorben ist) oder die professionell mit nur geringem Erfolg betreut werden (z. B. Alkoholiker und Süchtige).

Selbsthilfegruppen können sich auch als *konstruktive Opposition* am Rande institutioneller Hilfeleistungssysteme etablieren. Sie sind als solche weder in die Institution professioneller Hilfeleistung integriert, noch bilden sie außerhalb dieser eine Gegenbewegung, sondern bleiben in ihrer Zielsetzung und Aktivität als kritische Instanz auf die Institution bezogen. Sie üben Kritik an professioneller Hilfe, kontrollieren sie und tragen darüber hinaus durch eigene Initiativen in einer Geschwindigkeit und einem Ausmaß, die institutionell undenkbar wären, zu deren Verbesserung bei. Elterngruppen langfristig psychiatrisierter Kinder gehören hierher (Buchinger 1980). Schließlich können Selbsthilfegruppen auch als *Alternativen* zu professioneller Hilfe auftreten, als Gegensysteme, die von einer grundsätzlichen Kritik an professioneller Hilfe getragen und vom Protest gegen die erlebte Entmündigung durch diese motiviert sind. Ein Beispiel dafür stellen Teile des radikalen Feminismus in der BRD dar, die unter anderem ein gynäkologisches Laienhilfesystem aufbauen wollen.

So unterschiedlich sich die jeweiligen Beziehungen dieser vier Typen von Selbsthilfegruppen zu den helfenden Professionen gestalten, so sind sie in einem wichtigen Punkt doch identisch: Als organisierte Formen medizinischer, psychotherapeutischer bzw. psychosozialer Hilfeleistung nehmen sie therapeutische Aufgaben und Funktionen wahr, ohne daß sie sich deshalb als »Therapie« bezeichnen ließen. Sie gelten nicht als Therapie im herkömmlichen Sinn des Wortes, weil sie ihre therapeutischen Aktivitäten nicht in einem professionellen Rahmen unter der methodischen Anleitung professioneller Helfer und unter der Einhaltung entsprechender technischer Regeln entfalten. Die Selbsthilfegruppe zeichnet sich unter anderem gerade dadurch aus, daß Betroffene einander die erwünschte Hilfe auf eine von ihnen selbst gewählte Weise unentgeltlich leisten (Möller 1978).

Die klare Abgrenzung der Selbsthilfe von der professionellen Hilfe wirft jedoch Probleme auf, wenn man beachtet, daß zumindest in Mitteleuropa ein Großteil der Selbsthilfegruppen von Professionellen initiiert, gefördert und sogar betreut wird. Oft scheint es, als wäre das Interesse professioneller Helfer an der Entstehung und der Verbreitung von Selbsthilfegruppen größer als das der Betroffenen. Sie erforschen die Selbsthilfegruppen, zu deren Gründung sie aufgerufen haben, stellen ihnen die gewonnenen Erkenntnisse zur Verfügung, gründen regionale Dachverbände, verfassen Broschüren zur Anleitung der Arbeit von Selbsthilfegruppen, beraten sie und tun manches mehr.

Was bedeutet dieses professionelle Interesse an der Selbsthilfebewegung für die professionellen Helfer und für die Selbsthilfe? Ich glaube nicht, daß das Interesse ausreichend verstanden wird, wenn man es als die hektische Bemühung der Professionellen auffaßt, eine Form der Hilfeleistung unter ihren Einfluß zu zwingen, die in Zukunft sicher an Bedeutung und Einfluß gewinnen wird und die ihrer Berufsausübung Konkurrenz macht. Ebenso wenig scheint mir das professionelle Interesse erklärt zu sein, wenn man in ihm eine Reaktion auf die Kränkung sieht, die dem professionellen Helfer durch eine Form therapeutischer Aktivität zugefügt wird, in der er überflüssig ist. Sicher verdienen solche und ähnliche Motive Beachtung, will man vermeiden, daß der Einsatz professioneller Helfer für die Selbsthilfeidee unter dem Vorwand der Unterstützung zu deren Vereinnahmung beiträgt (vgl. Behrendt u.a. 1981).

Der Grund, der das Interesse der Professionen an der Selbsthilfe rechtfertigt, scheint mir vielmehr in folgendem zu liegen: *In der Selbsthilfeidee finden bestimmte wichtige Eigenheiten des Verhältnisses von Helfer und Hilfsbedürftigem sowie bestimmte Charakteristika therapeutischen Vorgehens, die in der Schulmedizin ausgeschaltet, durch die Psychoanalyse aber wieder methodisch anerkannt worden sind, ihre konsequente Weiterentwicklung und Ausprägung.* Ich möchte diese Behauptung am Beispiel der psychotherapeutischen Selbsthilfegruppen kurz illustrieren:

In der traditionellen, naturwissenschaftlich orientierten Schulmedizin und der auf ihr fußenden therapeutischen Hilfe ist der Patient Gegenstand (»Objekt«) einer Behandlung, die an ihm vollzogen wird. Seine Subjektivität spielt, wenn überhaupt, dann nur eine ganz untergeordnete Rolle in der Therapie. Der Helfer, der Arzt, obwohl ebenso ein Mensch wie sein Patient, unterscheidet sich von diesem, was den methodischen Vorgang der professionellen Hilfeleistung betrifft, außerordentlich, fast ist man geneigt zu sagen: grundsätzlich. Geleitet durch vorwiegend naturwissenschaftliche Erkenntnisse nimmt er bestimmte Eingriffe am Behandlungsgegenstand vor, die ihre gesetzmäßige Wirkung entfalten. Er ist sozusagen der Techniker eines Geschehens, das ihn selbst (methodisch) nicht betrifft. Er ist, um ein Bild zu borgen, das Aristoteles in anderem Zusammenhang verwendet, eine Art unbewegter Beweger.

Die psychoanalytische Behandlung beinhaltet eine andere Auffassung des therapeutischen Vorgehens und damit der Position und Autorität des professionellen Helfers. Sie erzielt ihre Wirkung durch das gesprochene Wort. Das Wort ist aber kein Medikament, das eingenommen werden kann wie Aspirin. Anders als dieses verlangt es Verständnis, ist Mitteilung, Frage, Appell und fordert zur Antwort auf. Das Wort hat eine beziehungsherstellende Wirkung, auch wenn es noch so reduziert eingesetzt wird. Wenn die Psychoanalyse auch die volle Bedeutung des Wortes als therapeutisches »Instrument« in ihren Anfängen unterschätzte, weil sie an einer Analogie zur Schulmedizin festhalten wollte, so wurde diese schrittweise aufgegeben. Sollte das Wort zunächst als Skalpell des Analytikers (Stone 1973) in seiner Wirkung einem chirurgischen Eingriff gleich verwendet werden und den Krankheitsherd, d.h. das traumatische Ereignis, von dem die Störung ausging, entfernen – d.h. durch Erinnerung unwirksam machen (Freud, 1912a) –, so erkannte *Freud* bald, daß die *aktuelle Beziehung zwischen Arzt und Patient* größere therapeutische Bedeutung hat als die Erinnerung (Freud, 1912b): Das hier und jetzt in Form von Widerstand, Übertragung und Gegenübertragung ablaufende Geschehen und die Kommunikation darüber *ist* die Therapie. Patient und Therapeut arbeiten an einem Prozeß, der beide betrifft, es geht tatsächlich um die *beiderseitige Betroffenheit* – wenn auch in unterschiedlicher Weise. Der Mensch ist wieder Subjekt *und* Objekt der Behandlung. Der Therapeut ist ein selbst bewegter – in seinem Anteil an der therapeutischen Beziehung, seiner Gegenübertragung betroffener – Beweger, der, um seine Betroffenheit kennen und handhaben zu lernen, selbst Patient gewesen sein, d.h. eine Lehranalyse absolviert haben muß. Dennoch wird die Beziehung therapeutisch einseitig gestaltet: Es geht um die Probleme des Patienten.

Eine weitere Erkenntnis der Psychoanalyse, der multipersonale Ursprung psychischer Störungen, begünstigt die Entwicklung von Mehrpersonentherapien. Damit gewinnt der Aspekt der aktuellen Beziehungen zwischen den beteiligten Personen und ihrer Gestaltung, obwohl er schon in der klassischen psychoanalytischen Zweiersituation Träger der therapeutischen Wirkung war, weiter an Bedeutung. Das Beziehungsgeschehen, die Regeln der therapeutischen Kommunikation zwischen den Patienten sowie zwischen ihnen und dem Therapeuten werden viel mehr noch von ihnen gestaltet als in der Psychoanalyse. Sie übernehmen füreinander therapeutische Funktionen, sind Helfer und Empfänger von Hilfe in einem. Der *Therapeut* ist eine Person von vielen und schon dadurch *in seiner Position relativiert.* Er muß darüber hinaus, um die Entstehung des wichtigsten Heilfaktors der Gruppe, ihre Kohäsion (Zusammenhalt), nicht zu behindern, bis zu einem gewissen Grad in sie integriert werden (Yalom, 1974). Damit ist er in seiner Rolle innerhalb der Gruppe noch mehr vom aktuellen Geschehen betroffen, zu dem er aus therapeutischen Gründen auch seine Gefühle sparsam äußern soll. Im Laufe der Entwicklung der Gruppe werden ihm mehr und mehr therapeutische Aufgaben abgenommen (Buchinger, 1978).

Auch in der Selbsthilfeidee finden sich diese Momente professionellen therapeutischen Handelns, die in der Schulmedizin ausgeschaltet, in der Psychoanalyse methodisch genutzt worden sind und sich in den Mehrpersonentherapien weiter entfalten konnten. Ich meine die Momente

a) der aktuellen Kommunikation,
b) der beiderseitigen Betroffenheit und gegenseitigen Hilfeleistung und damit
c) der im Dienste dieser Hilfeleistung vorgenommenen Relativierung der Rolle und Autorität des Helfenden.

Daß viele Selbsthilfegruppen von professionellen Helfern initiiert und unterstützt werden, darf also weder nur als Folge mangelnder Autonomie der Teilnehmer verstanden werden, noch als Versuch der Professionen, alles, was sich ihnen entziehen will, wieder ihrer Kontrolle zu unterwerfen. Es kann ebensogut Ausdruck dafür sein, daß den genannten Momenten professioneller Betreuung eine Tendenz zur weiteren Entfaltung eignet, die in der Selbsthilfeidee ihren konsequenten, nichtprofessionellen Niederschlag findet. Unter diesem Gesichtspunkt ist das Interesse professioneller Helfer, insbesondere von Psychotherapeuten, an der Selbsthilfe deshalb verständlich, weil der Grundgedanke ihrer Tätigkeit, Hilfe zur Selbsthilfe zu leisten, hier neue Verwirklichungsmöglichkeiten findet.

Wie sieht es aber umgekehrt mit dem Interesse der Selbsthilfegruppen an Kooperation mit den Professionen aus? Zu dieser Problematik, die in der amerikanischen Selbsthilfebewegung – von Professionellen – verschieden reflektiert wird, lassen sich verschiedene Überlegungen anstellen. Oft lehnen Selbsthilfegruppen eine Kooperation ab, weil sie der immerhin gegebenen Gefahr einer Vereinnahmung entgehen wollen. Dies wird besonders dann geschehen, wenn eine Selbsthilfegruppe im Protest gegen verschiedene Aspekte der professionellen Betreuung entstanden ist, z.B. im Protest gegen mangelnden Erfolg professioneller Therapien, gegen technische Haltung dem Menschen gegenüber oder gegen die Entmündigung des Patienten. Der Protest und die Suche nach Alternativen, die aus ihm geboren sind, bedeutet nicht automatisch, daß man das, wogegen protestiert wird, überwindet und nicht ungewollt in ihm befangen bleibt. In unserem Fall kann das vom Protest gegen professionelle Entmündigung getragene Bemühen um Autonomie der Selbsthilfegruppen auch dazu führen, daß bloß die Art der Abhängigkeit verändert wird. Das sei an einem zentralen Punkt psychotherapeutischer Selbsthilfegruppen erläutert, einem Punkt, dessen Diskussion zugleich weiteren Aufschluß über die Möglichkeit einer Kooperation von Selbsthilfegruppen mit professionellen Therapeuten gibt.

Die Abwesenheit eines Therapeuten in der Arbeit einer psychotherapeutischen Selbsthilfegruppe sichert zwar deren Autonomie gegenüber den »heilenden« Professionen, sichert aber nicht generell die Autonomie der Gruppe hinsichtlich ihrer freien Entfaltung auf der Basis von Gegenseitigkeit (im Gegensatz zur Über- und Unterordnung einzelner Gruppenmitglieder). Therapiegruppen beginnen, wie andere Gruppen auch, mit einer Regression, d.h. einem Rückfall des Verhaltens ihrer Teilnehmer auf frühere Phasen ihrer Entwicklung – einer Regression, die *Bion* (1974) das Stadium der Abhängigkeit nennt. In dieser Anfangsphase wird der Therapeut bzw. eine andere Person idealisiert und in der phantasiegelenkten Erwartung der Teilnehmer mit der Macht ausgestattet, das Gruppengeschehen zu bestimmen und somit den regressiven Wunsch nach Geborgenheit zu erfüllen. Daß die Teilnehmer den Therapeuten oder eine andere Person mit solcher Macht ausstatten, behindert die Möglichkeit, Beziehungen, die auf Gegenseitigkeit begründet sind, herzustellen, mehr noch, es dient der Verhinderung und Abwehr dieser mit erheblichen Konflikten verbundenen Möglichkeit (Pages, 1974). Nun übernimmt der Therapeut zur anfänglichen Enttäuschung der Teilnehmer aber diese ihm als Rolle zugedachte Aufgabe der Abwehr von Gegenseitigkeit nicht. Er akzeptiert die ihm übertragene Macht nur soweit, als er damit die Gruppe aus der Regression, das heißt aus ihrem Wunsch, von ihm geführt zu werden, herausführen kann. Die Teilnehmer müssen beginnen, sich miteinander zu beschäftigen, sich aufeinander zu beziehen und ihre Unterschiede der Wahrnehmung, des Fühlens, der psychischen Problematik zu erkennen, anzuerkennen. Damit sind sie über die erste Erwartungsenttäuschung durch den Therapeuten hinaus tendenziell allerdings einer weiteren Frustration ausgesetzt. Denn das Anerkennen von Differenzen bedeutet ein weiteres Stück Verlassenheit, vor der der Therapeut (vermeintlich!) schützen sollte. Diese beiden einander bedingenden Frustrationen gehen einher mit der Entstehung des Prinzips der Gegenseitigkeit in der Kommunikation und mit der Erkenntnis, daß der Therapeut ein Gruppenmitglied neben anderen ist.

Der Therapeut entmündigt also die Gruppe nicht, sondern er hilft im Gegenteil, die Wünsche der Gruppenmitglieder, sich aus Gründen der Geborgenheit entmündigen zu lassen, zu bearbeiten und überwinden.

Man kann davon ausgehen, daß dieselben Wünsche nach Abhängigkeit und Geborgenheit auch den Beginn von Gruppen kennzeichnen, die als Selbsthilfegruppen *ohne* Therapeuten arbeiten. Da die eigene Betroffenheit ein Charakteristikum der Teilnahme an Selbsthilfegruppen ist (Möller, 1978), verfügen diese über keine besonders ausgezeichnete Person, an die sie ihre Regressionswünsche heften können. Bietet sich dennoch einer der Teilnehmer an, so höchstwahrscheinlich nicht deshalb, um die Gruppe in ihrer Regression langsam und gezielt zu enttäuschen, sondern um die Wünsche zu erfüllen und damit die Funktion der Autorität zu übernehmen, in der sie Gegenseitigkeit verhindert. Damit hat die Gruppe ihre Autonomie, die Möglichkeit der Selbstbestimmung ihrer Kommunikation delegiert und das heißt verloren, außer sie erobert sie zurück, was oft genug problematisch ist, weil die inzwischen entstandene Autorität ja annimmt – und anfangs durchaus zu Recht –, im Interesse der Gruppe zu handeln.

Noch problematischer als diese ist die Situation in einer Gruppe, wenn Regressionswünsche nicht durch eine Person erfüllt werden können, obwohl man meinen sollte, daß in einem solchen Fall die Gefahr der Abhängigkeit und »Entmündigung« gar nicht auftritt. Sie tritt jedoch auch gelegentlich in Form von strengen Normen, Regeln, Ritualen auf, deren strikte Erfüllung und Ausübung für alle gleichermaßen Bedingung der Teilnahme ist. Je strenger sie sind und je ausschließlicher das Leben der Gruppe durch sie geregelt wird, desto eher darf man schließen, daß sie das Produkt des regressiven Anfangswunsches nach Geborgenheit sind, den sie dann ein für allemal auf Kosten anderer Entwicklungsmöglichkeiten der Gruppe erfüllen: Je eher und je verbindlicher man sich auf feste Regeln geeinigt hat, desto weniger gestatten sie eine Übertretung bzw. ihre Weiterentwicklung und Veränderung – sind sie doch ein Ausdruck des Wunsches nach Kontinuität und sicherer Ordnung. Die Gruppe macht aus ihrem regressiven Anfangsstadium ein fixiertes und autoritäres System ihres Funktionierens, das durch Preisgabe der Vorstellung, Gemeinsamkeit durch das Anerkennen von gleichwertigen Unterschieden herzustellen, also durch Preisgabe der Idee der Gegenseitigkeit erkauft wird. Insofern ist die Wirkung dieser Normen und Rituale dem Wirken des Therapeuten, der an der Relativierung der ihm übertragenen Machtstellung arbeitet, entgegengesetzt. Sie sind starr und fordern eine Abhängigkeit, an deren Überwindung niemand arbeitet, weil sie wichtigster Faktor des Weiterbestehens (d.h. auch Grundvoraussetzung eines möglichen Erfolgs) der Gruppe ist.

Es gibt Selbsthilfegruppen, die durch extreme Abhängigkeit und Unterwerfung unter strenge Rituale eine positive therapeutische Wirkung erzielen. Die Erfolge der Anonymen Alkoholiker – ebenso wie der Synanongruppen – beruhen darauf, daß sie Sucht und Abhängigkeit von Suchtmitteln durch Entwicklung eines suchtähnlichen, ritualisierten Verhaltens in der Gruppe bekämpfen (Erb, 1979). Nicht immer jedoch können therapeutische Wirkungen in Selbsthilfegruppen auf diesem Wege erzielt werden. In vielen Fällen werden Erfolge durch die Entstehung starrer, fixierter, Abhängigkeit fördernder Gruppenstrukturen eher verhindert. Hier könnte ein professioneller Therapeut behilflich sein, derartig regressive Gruppenstrukturen in Bewegung zu bringen oder ihre unerkannten Ursachen zum Thema der Gruppendiskussion zu machen.

Wie soll er das tun? Indem er als Therapeut wie in der Therapiegruppe auftritt – bloß in vorübergehender Teilnahme? Indem er als gleichberechtigter Teilnehmer seine Hilfeleistung gibt? Tritt er als Therapeut auf, so scheint das der Selbsthilfeidee zu widersprechen; erscheint er als gleichberechtigter Teilnehmer, so kann er den professionellen Beitrag, den er ja liefern soll, nicht geben. Diese Frage richtet sich nicht primär auf Rezepte für optimales Verhalten eines kooperationsbereiten Therapeuten in einer hilfesuchenden Selbsthilfegruppe. Es geht allgemein um die Frage der Möglichkeit einer Kooperation zwischen psychosozialer Selbsthilfebewegung und den therapeutischen Professionen – einer Kooperation, in der der Therapeut seine professionelle Hilfe leisten kann, ohne daß dies der Selbsthilfeidee widerspricht.

Die Beantwortung dieser Frage scheint mir nur unter einer Voraussetzung möglich: Eigene Betroffenheit und gegenseitige Hilfe, die man wohl die wichtigsten Prinzipien der Selbsthilfe nennen kann, müssen auch für die Kooperation mit den helfenden Professionen volle Geltung haben. Teilnahme an Selbsthilfegruppen, auch wenn es nur die vorübergehende Teilnahme zum Zwecke der Hilfeleistung ist, darf nicht zu der eines Übergeordneten werden, der sich einer Sache zur Verfügung stellt, die nicht seine Sache ist, der zwar helfen kann, aber selbst nicht hilfsbedürftig ist auf dem Gebiet, in dem er hilft. Die Voraussetzung der Kooperation ist also nicht die Aufkündigung der professionellen Identität der Helfer, sondern ihre Erweiterung um das Eingeständnis der eigenen Hilfsbedürftigkeit, als dem Motiv zu helfen!

Daß die Zunahme des Bedarfs an therapeutischen Helfern ein Anzeichen einer zunehmenden Unfähigkeit in der Erfüllung von psychosozialen Funktionen durch nicht-professionelle Gruppierungen darstellt, ist bekannt (Richter, 1972) und sollte Teil der Einsicht professioneller Helfer in die gesellschaftliche Stellung ihrer beruflichen Tätigkeit sein (Halmos, 1972). (Selbsthilfegruppen können als Versuch gesehen werden, die Ausbreitung dieses Symptoms einzudämmen, und nehmen gesellschaftlich insofern eine wichtige Funktion wahr.) Die Angehörigen der *»therapeutischen Subkultur«,* d.h. die professionellen Helfer, sind durch den Zerfall natürlicher Hilfssysteme auch betroffen. Ihnen ist es bloß gelungen, ihre Hilfsbedürftigkeit nicht zu einem individuell und sozial störenden Symptom werden zu lassen. Sie konnten ihre Hilfsbedürftigkeit umformen in ihr Gegenteil, in eine sozial brauchbare Funktion, die sich des Symptoms einer Gesellschaft, welches die Psychotherapie darstellt, bedient: sie helfen professionell. (Auch diese Umformung von Hilfsbedürftigkeit in Hilfeleistung findet in der Selbsthilfe ihre Fortsetzung, allerdings unter Aufhebung des professionellen Charakters der Hilfe.)

Das Eingeständnis und die Darstellung der eigenen Hilfsbedürftigkeit müßte ein fester Bestandteil der professionellen Therapeutenrolle werden – den man früher vielleicht mit dem Wort Demut bezeichnet hätte. Bisher ist dies nur vereinzelt und ohne großen Widerhall im Sinne von Konsequenzen für die Therapeutenidentität gelungen. Der Gedanke der gemeinsamen Betroffenheit, der zur Bewältigung der Hilfsbedürftigkeit der Helfer beitragen könnte, wird von den Professionen oft verleugnet. Das kann dazu führen, daß die professionelle Hilfeleistung belastet wird durch das »Helfersyndrom«: Der Helfer kann es nicht ertragen, wenn er nicht oder nicht mehr gebraucht wird (Schmidbauer, 1972).

Die Selbsthilfebewegung stellt eine Herausforderung an den professionellen Helfer dar, insbesondere auf dem Gebiet der psychotherapeutischen und psychosozialen Hilfeleistung. Nimmt er die Herausforderung als Einladung an, seine berufliche Identität um die Reflexion der eigenen Betroffenheit und Hilflosigkeit zu erweitern, dann kann er auch als professioneller Helfer dennoch gleichberechtigter Problempartner sein, der an der Lösung gemeinsamer Schwierigkeiten in Selbsthilfegruppen beteiligt ist. Solange die professionelle Autorität jedoch zu einem Teil von der Verleugnung der eigenen Hilflosigkeit und Hilfsbedürftigkeit getragen wird, ist ihr die in einer Selbsthilfegruppe geforderte gegenseitige Hilfe nicht möglich. Daß gegenseitige Hilfe keine Bedrohung der professionellen Identität darstellt, sondern durchaus die Weiterentwicklung bestimmter therapeutischer Prinzipien einschließt, verbirgt sich oft den betroffenen professionellen Helfern.

Jörn-Uwe Behrendt/Christiane Deneke/Eva Schorsch

Hindernisse in der Zusammenarbeit zwischen professionellen Helfern und Selbsthilfegruppen

Vor dem Hintergrund des Helfersyndroms (Schmidbauer 1977) wäre eine eher ablehnende Einstellung gegenüber Selbsthilfegruppen unter helfenden Berufen, zumal Ärzten, verständlich, weil Selbsthilfegruppen tendenziell in Frage stellen, was der Professionelle (unbewußt) am meisten schätzt: kindliche Abhängigkeit des Patienten. Im Rahmen des Forschungsprojektes *»Gesundheitsselbsthilfegruppen: Entstehung, Entwicklung, Arbeitsweise, Effektivität«* ist eine Teilstudie zur Einschätzung von Gesundheitsselbsthilfegruppen durch Professionelle vorgesehen, um die Chancen einer Förderung von Selbsthilfegruppen durch Professionelle zu klären.[1] Zu dieser Teilstudie wurde eine Voruntersuchung durchgeführt, aus der einige Hindernisse in der Zusammenarbeit von Selbsthilfegruppen und professionellen Helfern deutlich geworden sind.

Ziele und Methodik

Bei der Voruntersuchung haben wir uns auf einige wenige Ärzte, Psychotherapeuten und Sozialarbeiter beschränkt.[2] Wir haben Personen befragt, die uns beruflich bekannt waren und sich im weitesten Sinne für das Thema Selbsthilfe interessierten. Wir wollten von ihnen hören, wie sie als Professionelle zur Selbsthilfe stehen, wie sie die Beziehung von ihrem Arbeitsgebiet zur Selbsthilfe sehen und wie sie Selbsthilfe für sich selber und für ihre Klienten einschätzen.

Dazu führten wir Gespräche anhand eines Leitfadens, der den Befragten Raum ließ, selbst Zusammenhänge zwischen ihrer Arbeit, sich und Selbsthilfe herzustellen.

Das Anknüpfen an Lebensbereiche, die von den Interviewten als relevant betrachtet werden, und die Möglichkeit, weitgehend frei zu erzählen und einen Standpunkt zu entwickeln, wurde von den Befragten durchgehend als positiv empfunden. Bei der Reflexion über die Arbeitssituation kamen Bereiche subjektiv erlebter Unzulänglichkeiten und Überforderungen zur Sprache. Dieses Thema stellte einen indirekten Zugang zum Thema Selbsthilfe dar. Wie sich zeigte, war für die meisten befragten Professionellen Selbsthilfe mit keiner eigenen praktischen Erfahrung im Beruf verbunden. Wir stellen im folgenden die inhaltlichen Schwerpunkte dar, die sich aus den offenen Gesprächen ergaben. Die Aussagen verdeutlichen wir durch thesenartige Leitaussagen und belegen sie mit entsprechenden Interviewpassagen.

Allgemein positive Einstellungen gegenüber Selbsthilfegruppen

Unsere Gesprächspartner waren durchaus bereit, die entscheidenden Vorteile von Selbsthilfegruppen anzuerkennen und ausdrücklich anzusprechen. Die im folgenden deutlich werdenden *positiven* Einstellungen zu Selbsthilfegruppen sind wichtige Anknüpfungspunkte für die Zusammenarbeit von professionellen Helfern und Klienten.

Leitaussage: Aufgrund der gemeinsamen Leidenserfahrung können sich Betroffene selber helfen.
- *»Ich habe schließlich keine Ahnung, wie es ist, mit einem Anus praeter zu leben.«*
- *»Ich sitze schließlich nicht im Rollstuhl.«*
- *»Ich sehe eine Selbsthilfegruppe als Entlastung, da Gleichbetroffene eher Leiden zulassen können; sie kriegen da viel mehr als von uns Medizinern.«*

Leitaussage: Der Versuch, sich selbst zu helfen, kann als ein Zeichen persönlicher Stärke betrachtet werden.
- *»Leute können viel mehr, als sie sich zutrauen.«*
- *»Verweigerung von Therapie kann ein wertvolles Instrument sein.«*
- *»Widerstand gegen Therapie ist erstmal gut.«*
- *»Mitgliedschaft in einer Selbsthilfegruppe bedeutet, in der Lage zu sein, Bedürfnisse zu artikulieren, eine bestimmte Selbständigkeit; etwa Freiheit von sich selbst; gucken, wie es den anderen geht, nicht so in sich gefangen zu sein.«*

Aus den Antworten werden auch »Indikationen« deutlich, d.h. Angaben, für welche Problembereiche Selbsthilfegruppen in Frage kommen könnten. Die genannten Bereiche waren überwiegend sozialer Art oder in Tabubereichen (z.B. Tod) angesiedelt. Dies sind Bereiche, die in der Kommunikation zwischen Ärzten und Patienten meist ausgeklammert werden.

Leitaussage: Selbsthilfegruppen sind geeignet zur Bewältigung sozialer Schwierigkeiten und bei unheilbaren Krankheiten.
- *»Selbsthilfe ist besser bei den sozialen Problemen und solchen, die schwer veränderbar sind; z.B. ist Sterben ein Problem, wo ein Profes-*

sioneller nicht weiter sein kann als der Betroffene, deshalb hat Professionalität keine Funktion.«

- *»Bei mangelndem Selbstbewußtsein... ist eine Selbsthilfegruppe besser als eine therapeutengeleitete Gruppe; dasselbe gilt bei Problemen wie z. B. Arbeitsschwierigkeiten, Partnerproblemen, Problemen mit den Eltern.«*
- *»Ich fühle völlige Ohnmacht gegenüber bestimmten Leiden; Therapie bei Multipler Sklerose ist mir noch nie eingefallen; »unheilbar krank« ist ein Tabu-Bereich; würde mich unheimlich erleichtern zu wissen, daß Selbsthilfe funktioniert; kommt mir vor wie ein Wunder.«*

Auch der Aspekt der Arbeitsentlastung wird gesehen und als Vorteil einer Zusammenarbeit mit Selbsthilfegruppen begrüßt:

- *»Das ist auch eine Effektivierung der Arbeit, daß nicht immer ein Therapeut dabeisitzen muß, aber letztendlich passiert dasselbe, aber, daß die Leute da gestärkt rausgehen.«*

Einige Befragte berichteten, daß sie mit Überraschung bei Patienten manchmal Eigeninitiativen beobachten konnten, die sie bis dahin nicht für möglich gehalten hatten. Diese Beobachtung scheint für professionelle Helfer erst dann möglich zu werden, wenn sie das eigene Gefühl, immer verantwortlich zu sein, zurückstellen.

Leitaussage: Wenn Experten den Mut haben, eine Gruppe sich selbst zu überlassen, funktioniert sie auch; Selbsthilfegruppen fördern die Entwicklung eigener Fähigkeiten.

- *»Die Gruppe ist ohne mich weitergelaufen, das war unheimlich toll zu sehen, daß es funktioniert.«*
- *»Am Anfang ist es wichtig, den Organisationskram zu machen, die Räume zu besorgen, bis sich das eingespielt hat, daß die regelmäßig kommen. Daß dann aber, auch mit dem Risiko, daß es auseinanderbricht, alleine gelassen wird.«*
- *»Erst als wir gesagt haben, das ist der letzte Kurs, wir strengen uns nicht mehr an, ... dann fingen die an, haben Adressen ausgetauscht, da fing das an, daß sie selber aktiv wurden.«*
- *»Eine ältere Frau wurde vorher immer von der (sich verantwortlich fühlenden Gruppeninitiatorin) abgeholt, sie kommt jetzt selbst mit dem Bus (nachdem die Leiterin einige Zeit ausfiel).«*

Abgesehen von diesen Äußerungen wurden berufliche Erfahrungen mit Selbsthilfegruppen von den meisten verneint; das Interview führte aber häufig zur Beschreibung privater Erfahrungen mit selbsthilfegruppenähnlichen Zusammenschlüssen wie Examensgruppen, Kinderladeninitiativen oder privaten Selbsterfahrungsgruppen. Dabei stand die Beobachtung im Vordergrund, wie hilfreich es sein kann, mit anderen in gleicher Lage zusammenzukommen.

Angaben über erschwerende Bedingungen der Zusammenarbeit mit Selbsthilfegruppen

Welches sind die Bedingungen, die aus der Sicht der befragten Professionellen die Zusammenarbeit mit Selbsthilfegruppen bzw. ihre Förderung behindern?

In den Gesprächen sind teilweise recht konkret bestimmte Bedingungen angesprochen worden, die einer Initiierung von Selbsthilfegruppen und engerer Zusammenarbeit mit ihnen entgegenstehen. Im Vordergrund standen jedoch Aussagen, die eine allgemein skeptische Einstellung gegenüber Selbsthilfegruppen bzw. den Fähigkeiten der Patienten zeigen. Die allgemeinen Hindernisse, die in negativen (Vor-)Urteilen liegen, werden wir zuerst darstellen.

Es gibt erschwerende Bedingungen, die in einer skeptischen Einschätzung der Fähigkeiten von Selbsthilfegruppen und Patienten liegen.

Leitaussage: Selbsthilfegruppen sind in ihren Wirkungsmöglichkeiten auf »kleinere Probleme« begrenzt; sie können die Notwendigkeit professioneller Autorität nicht ersetzen.

– *»Die Frauen in der Depressiven-Gruppe sind zu wenig aufbauend, zu wenig aktiv, zu wenig lebendig, zu isoliert, zu resignativ – wie soll eine Selbsthilfegruppe das leisten, wenn die eigene Situation bewußt wird, das Ausmaß an Elend aufzufangen?«*
– *»Selbsthilfegruppen sind zu oberflächlich, denke ich; sie gehen zu wenig auf die persönliche Geschichte und die Hintergründe ein.«*
– *»Bei schweren Problemen, z. B. Wahnvorstellungen, ist die Selbsthilfegruppe überfordert, ebenso bei starken Spannungen und Aggressionen und bei Nichtakzeptieren von Gruppenmitgliedern.«*
– *»Keine ganz dicken Probleme: Wenn es jemand ganz dreckig geht, muß er zum Therapeuten.«*
– *»Der Therapeut ermöglicht Konfrontation, Erkennen des kritischen Punktes. Ich denke, das fehlt den Selbsthilfegruppen.«*

Schließlich, als Kehrseite zur positiven Einschätzung des Versuches der Problembewältigung durch Gruppenarbeit gleichermaßen Betroffener wurde auch Skepsis darüber ausgedrückt, wie weitgehend diese »Gleichen« helfen können: Gerade die Gleichheit der Gruppenmitglieder lasse Veränderungschancen gering erscheinen.

Angesprochen auf die eigene Person zogen die befragten »Helfer« Selbsthilfegruppen als Hilfsmöglichkeit kaum in Betracht. Tendenziell wenden sie sich selbst eher an professionelle Helfer oder verleugnen die eigene Problematik.

Der hier offenbar werdenden Einschätzung von Selbsthilfegruppen liegt zweifellos viel berechtigte Skepsis zugrunde, weil das gesicherte Wissen über Selbsthilfegruppen bisher gering ist. Andererseits lassen sich einige der vorstehenden Aussagen auch als Ausdruck der Angst deuten, durch Selbsthilfegruppen in Frage gestellt zu sein, an Einfluß zu verlieren, therapeutische Funktionen zu verlieren.

Eine solche Interpretation – Mischung aus einerseits berechtigter Skepsis, andererseits unberechtigter Selbstüberschätzung und Unterschätzung der Klienten – könnte auch auf die Aussagen passen, die zeigen, wie die Patienten gesehen werden.

Leitaussage: Dieselbe psychische Disposition, die zur Erkrankung führt, wird verhindern, daß der Patient sich einer Gruppe anschließt.

- *»Patienten, das sind zum Teil einsame Leute, die noch nie in einer Gruppe waren. Leute, die z. B. ihren Nachbarn das Leben zur Hölle machen.«*
- *»Da ist die Frage, wie weit die von sich aus bereit sind, in eine Gruppe zu gehen, wie weit die Gruppe auf die zukommen muß.«*
- *»Viele gehen ja auch nicht in Seniorengruppen. Wenn sie mal in einer Gruppe sind – gut; aber das bringen sie nicht, sich von sich aus an eine Gruppe zu wenden.«*

Leitaussage: Viele Patienten werden nicht in eine Selbsthilfegruppe gehen, weil sie die eigene Hilfsbedürftigkeit nicht akzeptieren können.

- *»Ich bin unsicher, ob alleinstehende alte Leute in eine Selbsthilfegruppe gehen würden; ich denke, daß sie nicht zugeben werden, daß ihnen etwas fehlt,* wie *einsam und alt sie sich fühlen. Bei Querschnittgelähmten ist das Problem offensichtlich, aber Krebs läßt sich ja verbergen – ich denke, diese Einsamkeit hat zum Teil mit zu dem Krebs geführt.«*

Als weitere mögliche emotionale Schwellen der Patienten nannten einzelne Befragte die Angst vor den nicht vertrauten anderen Gruppenmitgliedern und vor dem eigenen Versagen, das in der Gruppe herauskommen würde.

Während alle vorherigen Zitate auch Ausdruck einer allgemein verantwortungsbewußten Zurückhaltung gegenüber neuen Therapiekonzepten sein können, wurde von einigen Gesprächspartnern auch direkt ausgesprochen, was als »Helfersyndrom« charakterisiert worden war:

Leitaussage: Der abhängige Patient hat für den Arzt eine stabilisierende Funktion.
- *»Ich brauch' die (Patienten) auch so abhängig.«*
- *»Es will mir nicht in den Kopf, daß es so einfach sein sollte (Sprechen über die Krankheit); ich habe auch Angst, überflüssig zu werden.«*
- *»Es kommt mir vor wie ein Wunder, daß und wie Multiple Sklerose-Gruppen laufen, irgendwie macht es mich auch unzufrieden; ich denke, daß muß doch* meine *Macht sein.«*

Die in den Gesprächen deutlich gewordenen erschwerenden Bedingungen, die in einer (zu?) skeptischen Einschätzung der Fähigkeiten von Selbsthilfegruppen und Patienten liegen, werden auch in der Literatur häufig thematisiert.[3] Ebensowenig war es für uns überraschend, daß sich in den Gesprächen Hinweise auf das damit eng zusammenhängende »Helfersyndrom« fanden.

Es gibt erschwerende Bedingungen, die in äußeren und inneren Hindernissen liegen, mit den Patienten zu kommunizieren.

Als eigentlich neue Erkenntnis ergab sich aus den Interviews, daß *Aufklärung* über die Erkrankung und die Fähigkeit des Arztes, mit den Patienten *über die Erkrankung zu sprechen,* unabdingbare Voraussetzungen sind, das Thema Selbsthilfegruppen überhaupt ansprechen zu können. *»Damit jemand in eine Krebsselbsthilfegruppe gehen kann, muß ich ihm sagen, was los ist.«*

Ein Großteil der insbesondere von Ärzten angesprochenen Schwierigkeiten bezog sich daher nicht direkt auf Selbsthilfegruppen, sondern auf die Kommunikationsbarrieren zwischen Arzt und Patient. Die angesprochenen Probleme lassen sich unterteilen in solche, die in der *eigenen Person* liegen und *»äußere«* Gründe – z.B. institutioneller oder organisatorischer Art. Dabei ließ uns ein starkes Verharren auf organisatorischen Schwierigkeiten allerdings vermuten, daß diese Gründe zum Teil vorgeschoben werden, um sich mit den inneren Widerständen gegen Verselbständigungsversuche von Patienten nicht auseinandersetzen zu müssen. Auch hier mögen also unbewußte mit dem Helfersyndrom zusammenhängende Faktoren eine Rolle spielen.

Zunächst zu den Kommunikation erschwerenden Problemen, die in der eigenen Person liegen.

Leitaussage: Das eigene negative Verhältnis zu schweren Krankheiten verhindert, mit dem Patienten über die Krankheit zu reden.
- *»Ich kann nicht ... die Krankheit annehmen.«*
- *»Ich kann über* chronische *Krankheiten nicht sprechen.«*

– »Ich *kann es nicht ertragen* (das Gespräch mit dem Patienten), *also darf es nicht passieren.«*
– *»Ich könnte Gespräche führen, aber tue es nicht. Es ist* nicht *ein Zeitproblem.«*

Die Angst, selber schwer zu erkranken, die Vorstellung etwa, sich bei ernsthaften Erkrankungen das Leben zu nehmen, wird auch direkt angesprochen:
– *»Ich könnte mir im Extremfall vorstellen…, daß ich mir eine Kugel in den Kopf schieße.«*
– *»Ich würde nicht mehr leben wollen, wenn* ich *eine solche Krankheit hätte.«*

Leitaussage: Es fehlt der Mut, die eigene Unfähigkeit zu helfen, dem Patienten einzugestehen.
– *»Was würde passieren, wenn man den Patienten sagte: Wir können ihnen auch nicht helfen. Kann ich mir nicht ausmalen – die würden zusammenbrechen, würden völlig depressiv werden und bleiben.«*
– *»Ärzte können keinen Mißerfolg eingestehen, Schutz vor zuviel Leiden, Angst vor Auseinandersetzung.«*

Fast alle diese Aussagen kommen durch starke Identifizierung mit dem schwerkranken Patienten zustande. Unsere professionellen Gesprächspartner glauben, daß ihnen in einer vergleichbaren Situation niemand helfen könnte und daß ihr Versuch, hilfreiche Gespräche mit Patienten zu führen, daher von vornherein zum Scheitern verurteilt wäre.

Neben diesen persönlichen Schwierigkeiten, mit schwerkranken Patienten zu kommunizieren, gibt es aber auch konkrete *»äußere«* Erschwernisse.

Leitaussage: Bereits die äußeren Behandlungsbedingungen im Krankenhaus sind oft hinderlich für eine offene Kommunikation mit den Patienten.
– *»Es gibt keinen Raum, wo ich mit den Patienten hingehen kann* (um über ihre Erkrankung zu reden).«
– *»Ich kann nicht über einen möglicherweise bevorstehenden Tod sprechen, wenn -zig andere Leute im Krankenzimmer zuhören. Ich komme mir vor wie im Theater.«*
– *»Ich habe ein relatives Aufklärungsverbot von oben. Die Patienten wissen nicht einmal, daß es eine Krebsoperation war.«*
– *»Ich habe Schwierigkeiten aufzuklären, weil ja auch die Nachbetreuung der damit aufgeworfenen Probleme nicht gewährleistet ist.«*

Die Bedeutung all dieser Aussagen liegt darin, daß im ärztlichen Bereich offenbar gerade bei solchen Patienten innere und äußere Kommunikationshindernisse bestehen, für die Selbsthilfegruppen am geeignetsten wären (auch nach Einschätzung der von uns Befragten). Kommunikation mit dem Patienten über die Schwere seiner Krankheit und über unangenehme psychosoziale Folgen wäre jedoch die wichtigste Voraussetzung, um einem Patienten die Notwendigkeit bzw. den Sinn einer Selbsthilfegruppe einsichtig zu machen.

Zusammenfassung

Die geäußerten Einstellungen zu Selbsthilfegruppen bzw. zu möglicher Zusammenarbeit mit ihnen waren widersprüchlich: Einerseits schätzen die Befragten die Leistungsmöglichkeiten von Selbsthilfegruppen positiv ein, wenn auch meistens begrenzt auf bestimmte Patienten. Andererseits wirkte die Vorstellung von expertenunabhängigen Selbsthilfegruppen beunruhigend. Es wurden Zweifel geäußert an der eigenen Kompetenz bei chronischen oder zum Tode führenden Krankheiten; hier wurde daher ein wichtiges Anwendungsgebiet für Selbsthilfegruppen gesehen.

Wahrscheinlich sind in der Zusammenarbeit zwischen Selbsthilfegruppen und Professionellen, bedingt durch bestimmte Kindheitserlebnisse und unbewußte Wünsche, Hindernisse bei Professionellen zu erwarten, die sich im sogenannten »Helfersyndrom« äußern. Kennzeichnend für das Helfersyndrom sind vor allem Tendenzen, die eigenen Helferfähigkeiten zu überschätzen und die Abhängigkeit der Patienten zur eigenen psychischen Stabilisierung zu benutzen.

Bei Ärzten liegt das Problem vor allem in der mangelnden Kommunikation gerade mit denjenigen (schwer) Kranken, für die Selbsthilfegruppen den größten Nutzen haben könnten. Eine Voraussetzung für die Initiierung von und Zusammenarbeit mit Selbsthilfegruppen wäre also *verstärkte* Kommunikation mit dem Patienten. Diese Erkenntnis steht im Widerspruch zu der manchmal geäußerten Befürchtung, durch Selbsthilfegruppen würde die Kommunikation mit dem Patienten total aus dem Arzt-Patient-Verhältnis verschwinden, da die Ärzte dies nun an die Leidensgenossen als kompetentere Gesprächspartner abgeben könnten.

Wir waren von der Offenheit unserer Gesprächspartner beeindruckt und spürten trotz geäußerter Widerstände ein großes Bedürfnis nach Information über Selbsthilfegruppen.

Anmerkungen

1 Siehe Behrendt u. a.: Zwischenbericht und Anhang des Forschungsprojektes: »Gesundheitsselbsthilfegruppen: Entstehung, Entwicklung, Arbeitsweise, Effektivität«, Hamburg 1980.
2 Wir haben 18 Personen interviewt: Psychosomatiker/Psychiater (3), Allgemeinpraktiker (3), Krankenhausärzte neurologischer und chirurgischer Abteilungen (2), Mitarbeiter psychosozialer Beratungsstellen (7). Es sind allerdings aus verschiedenen Gründen nur acht Interviews intensiver analysiert worden.
3 Wir haben hier darauf verzichtet, den theoretischen und sozialpolitischen Hintergrund der Untersuchung ausführlicher darzulegen, weil wesentliche Informationen hierzu auch in anderen Beiträgen dieses Sammelbandes gegeben werden (vgl. Einleitung S. 181, S. 198 und S. 205, zu weiteren Angaben siehe das Projekt).

Karl-Werner Daum / Jürgen Matzat

Erfahrungen mit der Förderung und Anregung von Selbsthilfegruppen

Als Beginn der modernen Geschichte der Selbsthilfegruppen wird üblicherweise das Jahr *1935* genannt, als sich in den Vereinigten Staaten die erste Gruppe der Anonymen Alkoholiker bildete. Seitdem entstehen Selbsthilfegruppen in allen möglichen Bereichen gesundheitlicher, seelischer und sozialer Probleme. Sie entwickeln die unterschiedlichsten Konzepte, verfestigen sich zu großen Organisationen, die um Einfluß ringen, oder sie bleiben überschaubare Kleingruppen, in denen unmittelbare Kommunikation noch möglich bleibt und die sich selbst genügen. Sie entstehen spontan, wachsen, verbreiten sich, zerfallen wieder. Über ihre Verbreitung kann es nur grobe Schätzungen geben. So stimmen Katz und Bender (1976) und Evans (1979) überein, daß es allein in den USA ca. 500000 verschiedene Gruppen gibt. Tatsächlich gesichert erscheint jedoch lediglich ihre enorme Zunahme. Sobald Schätzungen über den engen, überschaubaren Rahmen hinausgehen, der dem Forscher persönlich bekannt ist, wird die »Dunkelziffer« unkalkulierbar. Allzu viele Gruppen blühen im verborgenen, erfüllen Aufgaben nur für ihre Mitglieder und sonst niemanden und wollen es nicht anders. Dies gilt vor allem für solche Basis-Gruppen, die keinem übergeordneten Dachverband angehören, und die gerade diese Organisationslosigkeit als wichtig ansehen. Sie haben wenig Grund, von sich aus an die Öffentlichkeit zu treten, es sei denn, die Gruppe selber sucht neue Mitglieder. Die Öffentlichkeit hat ihrerseits kaum Gelegenheit, aufmerksam zu werden; nur »Insider« wissen Bescheid.

Unter diesen Schwierigkeiten leidet auch die wissenschaftliche Beschäftigung mit Selbsthilfegruppen. Sowohl den Betroffenen als auch den sogenannten Experten[1] fällt es schwer, den jeweils anderen aufzusuchen und mit ihm ins Gespräch zu kommen. Die Experten haben Ängste und Bedenken, daß die Betroffenen ihre Belange selbst in die Hand nehmen und sie dadurch längerfristig entbehrlich werden. Die Selbsthilfebewegung hat Ängste und Bedenken, daß sich die Experten zu früh einmischen, was eine fehlende Selbständigkeit des Selbsthilfesystems und eine mögliche Anbindung an staatliche Versorgungseinrichtungen bedeuten könnte. Die Folge ist, daß die Experten noch sehr wenig von

Selbsthilfegruppen verstehen und die Selbsthilfegruppen die Hilfeleistungen noch nicht kennen, die sie von Expertenseite erwarten können.

Es versteht sich von selbst, daß der notwendige Lernprozeß nur wechselseitig sein kann, denn beide Partner verfügen über Erfahrungen, die der andere nicht hat. (Fälle von »Doppelqualifikation« sind heute noch Rarität.) Wechselseitige Lernprozesse können jedoch nicht nach dem klassischen Schüler/Lehrer- oder Lehrling/Meister-Schema ablaufen, sondern nur in einer Beziehung von Offenheit, Bereitschaft und Gleichberechtigung. Allzu oft steht man sich heute jedoch noch mißtrauisch und rivalisierend gegenüber. Modelle der beiderseitigen Zusammenarbeit gibt es heute schon einige, – eine Möglichkeit der Zusammenarbeit über das Gießener Modell des Gesamttreffens wird später noch vorgestellt.

In den 70er Jahren haben sich Wissenschaftler zaghaft dem Phänomen Selbsthilfegruppen genähert. Zeitschriftenaufsätze (z.B. in: Journal of Applied Behavioural Science, 12,3, 1976) und erste Sammelbände sind erschienen (Katz & Bender, 1976; Caplan & Killilea, 1976; Gartner & Riessman, 1977; Robinson & Henry, 1977; Moeller, 1978; Barkas, 1979; Lieberman & Borman, 1979; Gartner & Riessman, 1980; Moeller, 1981). Verschiedene Gruppen sind zunächst einmal beschrieben worden, und einige theoretische Überlegungen über Entstehungsbedingungen und Wirksamkeit wurden angestellt.

Vor allem entstehen aber auch Projekte, die sich mit der Anregung und Förderung von Selbsthilfegruppen beschäftigen: in *USA* das *National Self-help Clearinghouse;* in *London SHARE;* in *Tilburg (Niederlande)* an der Sozialwissenschaftlichen Fakultät der Katholischen Hochschule eine Projektgruppe *›Zelfhulp‹;* in der *Schweiz* die *Interessengemeinschaft Selbsthilfegruppen* und in der *Bundesrepublik* die *Deutsche Arbeitsgemeinschaft Selbsthilfegruppen* in *Gießen.*[2]

Gerade wer von der Nützlichkeit von Selbsthilfegruppen überzeugt ist, muß sich ja fragen, wie deren Überlebenschancen und deren Effektivität verbessert werden können und wie die Bildung weiterer Gruppen in anderen Bereichen angeregt werden kann.

Förderung und Anregung durch die Zusammenarbeit in einer bundesweiten Arbeitsgemeinschaft

Die Deutsche Arbeitsgemeinschaft Selbsthilfegruppen (DAG) ist ein lockerer, unbürokratischer Zusammenschluß von Gruppen und Einzelpersonen, die sich in irgendeiner Weise mit der Selbsthilfeidee verbunden fühlen und die miteinander in Austausch treten wollen. Sie ist noch kein eingetragener Verein, was aus finanziellen Gründen irgendwann nötig werden wird. Es gibt bisher weder Vorstand noch Satzung (lediglich ein kleines Faltblatt, das Sinn und Zweck, Aufgaben und Mitgliedergruppen vorstellt). Die Mitgliedschaft ist an keine weitere Bedingung geknüpft. Zunächst kaum mehr als eine Adressenkartei, wächst so doch immerhin die Chance, mit anderen Interessenten im Bundesgebiet in Kontakt zu kommen. Sucht ein Betroffener Anschluß an eine bestehende Gruppe seiner Gegend oder will er Tips zur Gründung einer neuen Gruppe, wünscht eine Gruppe beratenden Kontakt zu selbsthilfefreundlichen Fachleuten, möchte ein Journalist über Selbsthilfeaktivitäten in seiner Regionalzeitung berichten, kann man sich an die DAG wenden.

Anregung durch Faltblätter, Informationsbroschüren und Tagungen

Mittlerweile sind eine ganze Reihe Faltblätter[3] erstellt worden, die in getrennter Form wichtige Informationen vermitteln (z.B. ein Faltblatt allgemein über Selbsthilfegruppen; über das Gesamttreffen; Faltblätter für Paar-Selbsthilfegruppen, für Selbsthilfegruppen von Übergewichtigen, für Selbsthilfegruppen werdender Eltern; für Selbsthilfegruppen von Menschen mit neurologischen Erkrankungen; Tips zur Gründung und Organisation von Selbsthilfegruppen; Erfahrungen mit Selbsthilfegruppen). Sie sind ein Versuch, unser Wissen und die Erfahrungen der verschiedenen Gruppen zusammenzufassen und dieses »Know-how« jedem Interessierten zugänglich zu machen.

Zweimal jährlich gibt die DAG ein Heft *»Selbsthilfegruppen-Nachrichten«*[4] heraus, in dem Erfahrungsberichte aus Gruppen, interessante Zeitungsartikel, Literaturhinweise, wichtige Kontaktadressen usw. veröffentlicht werden.

Das Versenden solcher Informationspapiere kann aber den unmittelbaren Kontakt und den Erfahrungsaustausch im Gespräch nicht ersetzen. Deshalb finden im Rahmen der Jahrestagungen der Deutschen Gesellschaft für Soziale Psychiatrie (DGSP) und des sogenannten *Mannheimer Kreises* regelmäßige Arbeitsgruppen zum Thema Selbsthilfegruppen statt. Zwar sind sie jedesmal sehr gut besucht, doch stets von neuen Interessenten, so daß diese Möglichkeit zu einem kontinuierlichen Austausch leider bisher so gut wie gar nicht genutzt wird, vor allem nicht von Selbsthilfegruppenmitgliedern.

Für die sogenannten Selbsthilfegruppen-Berater, d.h. für die Professionellen, die Selbsthilfegruppen anzuregen und zu unterstützen versuchen, organisiert und veranstaltet die DAG seit 1979 ein sogenanntes Jahrestreffen der Regionalen Arbeitsgemeinschaften. Dieses jährliche

Treffen führt Selbsthilfegruppen-Berater aus dem gesamten Bundesgebiet zusammen, um über die Weiterverbreitung des Selbsthilfegedankens zu reflektieren und praktische Erfahrungen miteinander auszutauschen.

Anregung durch briefliche Kontakte

Bei ihren Vermittlungs- und Beratungsversuchen per Post stößt die DAG allzu oft und allzu schnell an ihre Grenzen. Die Zuschriften und Anrufe kommen aus Flensburg und Garmisch-Partenkirchen, aus Aachen und Berlin; und jeder möchte möglichst eine bestehende Gruppe, möglichst genau an seinem Wohnort vorfinden, die möglichst genau sein fest umrissenes Problem behandelt. Aber so reichhaltig ist das Angebot des Selbstbedienungsladens DAG leider noch nicht. Viele Ratsuchende müssen wir enttäuschen (und damit auch uns selbst). In der Regel ist der einzige Ausweg, die Leute zu ermutigen, doch selbst eine neue Gruppe ins Leben zu rufen, und ihnen dazu einige Tips an die Hand zu geben. Wir wissen jedoch nie, wie vielen es dann auch tatsächlich möglich ist, ihre Ängste und Hemmungen zu überwinden, die eigene Einsamkeit zu verlassen und sich selber das Instrument zur Selbstbehandlung zu schaffen.

Aufgrund der Öffentlichkeitsarbeit der DAG und ihrer Mitarbeiter, die durch Presseveröffentlichungen, Radio- und Fernsehsendungen, durch Vorträge und wissenschaftliche Publikationen auf das Selbsthilfekonzept aufmerksam gemacht haben, sind im Jahr 1979 über 3000 Zuschriften eingegangen. Sehr viel günstiger sieht es aus, wenn in der Nähe des Schreibers eine sogenannte Regionale Arbeitsgemeinschaft als Kontaktadresse zur Verfügung steht. Hier kann er mit Selbsthilfegruppen in Kontakt treten, evtl. um dort Mitglied zu werden, vor allem aber, um von ihren Erfahrungen zu profitieren, z.B. bei der Gruppengründung (vgl. dazu den Anhang).

Anregung über das Gesamttreffen

In manchen Städten findet diese Kontaktmöglichkeit und dieser Erfahrungsaustausch mit Selbsthilfegruppenmitgliedern zu einem regelmäßigen Termin einmal im Monat statt. Solche »Gesamttreffen« (nicht zu verwechseln mit den wöchentlichen Gruppensitzungen) sind vielleicht der wichtigste Beitrag zur Verbreitung und Weiterentwicklung der Selbsthilfeidee. An diesen Gesamttreffen nehmen in der Regel auch Professionelle teil (auch dies ist ein wichtiger Unterschied zu den

Gruppensitzungen, die ja leiterlos sein sollen!). Sie stellen ihre Kompetenz in fachlicher Hinsicht – z.B. über Gruppenprozesse wie auch persönliche Erfahrungen, etwa im Umgang mit Institutionen oder bei der Raumbeschaffung – den Selbsthilfegruppen bei Bedarf zur Verfügung. Dabei entsteht keine asymmetrische Arzt-Patient-Beziehung; der eine berät nicht nur den anderen, sondern man berät *mit*einander. Nach unseren Erfahrungen wird diese Möglichkeit, die keine Verpflichtung ist, von den allermeisten Gruppenmitgliedern, vor allem von den Neuen, begrüßt. Wenn auch viele von diesem Angebot nie Gebrauch machen, wird es doch anscheinend als eine Rückendeckung empfunden. Schließlich will man sich ja gerade mutig und experimentierend auf schwankendes Neuland begeben.

Umgekehrt fällt es auch den »Profis« nicht leicht, sich auf dieses neue Aufgabengebiet einzulassen: In ihren Ausbildungsgängen, und seien sie noch so hoch qualifiziert, ist das Thema Selbsthilfegruppen nicht aufgetaucht. Es gibt kaum wissenschaftliche Literatur und nur wenig Praxiserfahrung, auf die sie sich stützen könnten. Vor allem aber ist ihnen die Rolle ungewohnt, in die sie sich hineinfinden müssen. Hier sind sie nicht mehr die gewohnten Helfer, sondern müssen mehr und mehr lernen, wie weit sich die Betroffenen selber helfen können, wenn sie sich zusammenschließen. *»Instead of seeing 22 million people with arthritis as a problem only, it is possible to see them as resources for dealing with the problem of arthritis.«*[5] (Self-Help Reporter, 1980.) Das kann bei den berufsmäßigen Helfern natürlich leicht zu Ängsten führen, in der eigenen Kompetenz entwertet, ja überflüssig zu werden. In Wirklichkeit geht es jedoch darum, im Umgang mit Selbsthilfegruppen eine ganz neue Kompetenz hinzuzugewinnen.

Anregung durch Regionale Arbeitsgemeinschaften

Haben sich in einer Region (Stadt, Landkreis) erst einige Selbsthilfegruppen und einige Experten zu einer Arbeitsgemeinschaft zusammengefunden, fällt es ihnen leichter, neben einer Weiterentwicklung der eigenen Arbeit durch wechselseitige Beratung auch für ein Auftreten nach außen zu sorgen. Dabei ist der Arbeitsaufwand geringer, als man zunächst glauben möchte, wenn der Anfang, der bekanntlich immer schwer ist, erst einmal gemacht ist. Eine Telefonnummer sollte nach und nach bekannt gemacht werden, die (evtl. zu bestimmten Sprechzeiten) für erste Kontaktaufnahmen zur Verfügung steht. Dies würde natürlich durch das Büro einer Institution enorm erleichtert.

Anregung durch Massenmedien

Bei der Lokalpresse macht man sich auf die Suche nach einem Journalisten, der ein offenes Ohr für soziale Probleme hat und an den man sich immer wieder wendet, wenn die Öffentlichkeit über neue Selbsthilfeaktivitäten informiert werden soll. Solche Kontinuität in der Zusammenarbeit bewährt sich. Wir waren in Gießen überrascht, wie interessiert sich gerade Lokalredakteure mittlerer Zeitungen zeigten und mit welch gutem Gespür sie mitunter die Selbsthilfeidee in ihren Artikeln darzustellen verstanden. Dabei waren neben persönlichen Gesprächen auch schriftliche Informationen (z. B. Faltblätter der DAG) sehr nützlich.

Die Artikel sollten stets mit einer Kontaktadresse oder einem Treffpunkt enden, so daß sie die Leser unmittelbar aktivieren. So kamen in Gießen (einer Kleinstadt mit etwa 70000 Einwohnern) auf einen entsprechenden Zeitungsartikel siebzig Interessenten für Übergewichtigen-Selbsthilfegruppen, nachdem intensive Anregungsbemühungen über niedergelassene Ärzte und Universitätskliniken überhaupt keine Resonanz gefunden hatten. Die Massenmedien scheinen eine weitaus größere Möglichkeit zu bieten, Betroffene zur Teilnahme an einer Selbsthilfegruppe zu aktivieren, als der Weg des Schneeballsystems über die Experten des traditionellen Versorgungssystems. (Was natürlich keinesfalls gegen Versuche spricht, auch diese mit dem Selbsthilfegedanken vertraut zu machen!) Vor allem scheint die Information durch Medien auch dem Charakter des Selbsthilfeansatzes besser zu entsprechen: hohe Motivation durch Einsicht in die eigene Betroffenheit, Selbstindikation der Teilnahme statt Verschreibung durch Experten, Rückbesinnung auf die eigenen Fähigkeiten statt der eigenen Defizite, Vertrauen auf ein gleichberechtigtes und solidarisches Arbeitsbündnis statt Suche nach der eher hilflosen Patientenrolle.

Anregung durch Einzelgespräche

Bei Menschen mit besonderer Unsicherheit oder Bedenken haben sich Einzelgespräche bewährt, in denen die Vorbehalte und Ängste geklärt werden können, die von der Teilnahme an einer Selbsthilfegruppe abhalten. Es geht hierbei nicht etwa darum, diagnostisch bestimmte körperliche oder seelische Leiden abzuklären, sondern im Dialog die Möglichkeiten und Grenzen von Selbsthilfegruppen deutlicher zu machen, Ängste besser zu verstehen und zu einer Entscheidung zu ermutigen. Von daher erscheint es zwar nützlich, aber nicht unbedingt notwendig, daß der Berater ausgebildeter Psychologe, Arzt, Psychotherapeut oder ähnliches ist. Er muß auf jeden Fall über die verschiedenen

Selbsthilfegruppen, deren Arbeitweise, vor allem aber auch über deren Treffpunkte und Termine und über Angebote des normalen psychosozialen Versorgungssystems informiert sein. Im günstigsten Fall kann ein Mitglied aus einer bestehenden Selbsthilfegruppe dieses Gespräch mit dem neuen Interessenten führen. Solche Einzelgespräche haben eine wichtige »Schleusenfunktion«. Diese Möglichkeit scheint es – außer manchen Betroffenen – vor allem den Fachleuten in Institutionen leichter zu machen, ihr Klientel auf Selbsthilfegruppen hinzuweisen. Sie erleben die Vermittlung zu einem solchen Beratungsgespräch offenbar ähnlich wie eine Überweisung zu einem Fachkollegen. Das beruhigt sie und läßt das Gefühl entstehen, man habe korrekt gehandelt und gut versorgt.

Wir haben versucht, in der gebotenen Kürze einige unserer Erfahrungen bei der Förderung und Anregung von Selbsthilfegruppen darzustellen. Vielleicht ist aus dem Beitrag deutlich geworden, daß es umfangreiche Möglichkeiten der Öffentlichkeitsarbeit für die Selbsthilfeidee gibt. Aber alle diese Anregungen setzen voraus, daß es interessierte Personen gibt, die für sich selbst eine Gruppe initiieren möchten, oder daß es interessierte Experten gibt, die ihr Klientel ermutigen können, ein Stück Selbsthilfeerfahrung zu machen. Unsere Erfahrung ist auf jeden Fall die, daß Betroffene, wenn sie etwas für sich wollen, auch einiges auf die Beine stellen können. Nur manchmal benötigen sie am Anfang Hilfe und Unterstützung von außen.

Anmerkungen

1 Der Begriff »Experte« ist in diesem Zusammenhang äußerst problematisch, was hier jedoch nicht ausführlicher diskutiert werden kann. Ganz pragmatisch seien damit im folgenden die Professionellen – Ärzte, Psychologen, Sozialarbeiter, Seelsorger usw. – gemeint, die allgemein für solche psychosozialen und medizinischen Probleme als »zuständig« angesehen werden, um die sich neuerdings vermehrt Betroffene selbst in Selbsthilfegruppen kümmern.

2 Die Adressen der aufgeführten Organisationen sind über die Autoren zu erfahren.

3 Die Faltblätter können bei der DAG, Friedrichstraße 28, 6300 Gießen, angefordert werden.

4 Die Broschüre kann ebenfalls über die DAG bezogen werden.

5 »Statt 22 Millionen Personen mit Rheuma als ein einziges großes Problem zu sehen, wird es möglich, sie als Quelle der Hilfe beim Umgang mit dem Problem Rheuma zu sehen.«

Ellis Huber

Selbsthilfe – eine Chance für die professionellen Helfer?

»Ich hatte noch lange nach Kriegsende große Vorurteile gegenüber Deutschland und den Deutschen. Dieser Kongreß hat mir geholfen, sie abzubauen. Ich sah eine Motivation, die auch meine Motivation, Veränderungen in der Medizin und in der Gesellschaft herbeizuführen, verstärkt und neu entfacht.

Ich bin sehr bewegt über das, was ich in diesen Tagen gemeinsam mit Euch erfahren habe.

Der Gesundheitstag ist nicht beendet, er hat gerade begonnen.«

(F. Basaglia auf der Schlußveranstaltung des Gesundheitstages, 18.5.1980)

Kontrast zweier Welten

Erstmals in seiner Geschichte sah sich der Deutsche Ärztetag mit einem Gesundheitstag konfrontiert. Dazu aufgerufen hatte ein Gesundheitsladen aus Berlin, den die ärztliche Presse als *»Revoluzzerbund«* und *»versprengtes Häuflein unzufriedener Traumtänzer«* charakterisierte. *»Wir wollen ein politisch motiviertes Treffen all derer, die ihre Ohnmacht nicht mit schönen Worten zudecken und die bereit sind, eingefahrene Wege zu verlassen, um problemgerechtere Alternativen zu entwickeln und praktisch umzusetzen«*, meinten die Initiatoren aus dem Gesundheitsladen. Das Echo beeindruckte: Weit über 10000 Ärzte, Schwestern, Pfleger, Psychologen und Angehörige aller Gesundheitsberufe fühlten sich angesprochen und kamen zu ihrem Gesundheitstag nach Berlin.

Der Gesundheitstag verdeutlichte nicht nur ein breites Unbehagen an der Medizin und den Protest gegen die Arroganz der Mächtigen innerhalb des Gesundheitswesens, er setzte sich eigene Ziele: die Bereitschaft, bestehende Institutionen und professionelle Rollen radikal in Frage zu stellen und die Suche nach einer Neubestimmung medizinischen und sozialen Handelns. Das Ergebnis war eine blühende Wiese voller Initiativen und Ideen, praktischem Engagement und kritischem Nachdenken. Sie zeigte das grundlegende Umdenken vieler professioneller Helfer und ihr alltägliches Bemühen, die eigene Situation und die der Betroffenen zu verändern.

Entstehung, Verlauf und die Auswirkungen des ersten Gesundheitstages lassen eine Selbsthilfebewegung von Professionellen gegen die »Gesundheitskrise« erkennen, die sich von ständischer Interessenvertretung und traditionellen Organisationsformen abgrenzt und gemeinsam mit betroffenen Laien neue Beziehungsformen entwickelt. Der nächste Gesundheitstag im August 1981 in Hamburg (Redaktionsschluß November 1980) will diese Aufgabe gezielt angehen: Selbsthilfe und Selbstorganisation zur Gesundheit.

Mein eigenes Erleben des Gesundheitstages ist Anlaß, die Idee der Selbsthilfe als Chance für Professionelle zu überdenken. Ich gehe dabei hauptsächlich auf Ärzte und ärztliche Berufsausübung ein: Der Arzt ist der Prototyp des professionellen Helfers, an dem sich bisher alle anderen Gesundheitsberufe ausgerichtet haben. Weil ich selbst Arzt geworden bin, kann ich das ärztliche Selbstverständnis und die damit verbundenen Machtgefühle und Verunsicherungen auch persönlich nachempfinden.

Hilflose Medizin – hilflose Helfer?

Die Erfolge der institutionalisierten Medizin sind begrenzt. Obwohl der öffentliche und private Aufwand für die Gesundheitssicherung ständig zunimmt, ein stetig wachsendes Heer von professionellen Helfern Dienste anbietet und die Behandlungs- und Betreuungseinrichtungen mit modernsten Geräten und nach bestem Wissen ausgestattet werden, gelingt es nicht, den Gesundheitszustand der Bevölkerung wesentlich zu bessern. Im Gegenteil: Die heute vorherrschenden Massenkrankheiten stellen das Versorgungssystem zunehmend vor unlösbare Probleme. Chronisch degenerative Erkrankungen, Krebs, psychosomatische und psychosoziale Leiden oder Befindlichkeitsstörungen überfordern die Hilfsmöglichkeiten der Ärzte und ihrer Institutionen.

Das Bild vom beinahe allmächtigen Heiler – im Kopf des Arztes ebenso wie im Kopf des Kranken – verblaßt hinter dem Bild des hilflosen Helfers.

Je stärker die Einflüsse soziokultureller Umwälzungen, gesellschaftlicher Zwänge, zwischenmenschlicher Beziehungs- und sozialer Integrationsstörungen Entstehung und Bewältigung von Krankheiten bestimmen, desto stärker ist der Helfer gleichermaßen bedroht und betroffen.

Die *gemeinsame* Betroffenheit von Arzt und Patient eröffnet die Perspektive einer veränderten Beziehung. *Wenn Krankheit zunehmend die Folge allgemeiner, beide Seiten bedrohender Lebensbedingungen darstellt, wird der Kampf gegen die Krankheit zur gemeinsamen Aufgabe, die im dialogischen und gleichberechtigten Miteinander am besten gelöst werden kann.* Status und Privilegien schützen vor materieller, nicht aber vor emotionaler Verarmung. In der »Therapie« von Angst, Lebenskrisen, Partnerproblemen, unheilbaren und chronischen Krankheiten, sozialer Entfremdung und Umweltschäden ist der Arzt seinem Patienten vergleichbar mächtig bzw. ohnmächtig.

Die Krankheiten des Doktors

Die Tatsache muß verwundern: Der zum Heilen berufene Arzt gehört mit zur kränksten Bevölkerungsgruppe seiner Gesellschaft (Schmidbauer, 1977). Dies gilt vor allem für solche Leiden, die das Versorgungssystem allgemein beschäftigen und überfordern. Der professionelle Helfer hilft sich selbst noch schlechter als seinen Patienten? Die Kluft zwischen Helferideal und Helferwirklichkeit und zwischen Versorgungsanspruch und Versorgungsrealität der Klienten erscheint als zusätzlich krankmachender oder zumindest bedrohlicher Faktor im ärztlichen Alltag.

Über psychosomatische und psychosoziale Leidenszustände und über konturlose Krankheitsbilder mit Müdigkeit, Schlaflosigkeit, Schweiß, Verdauungsstörungen, Übelkeit etc. in unterschiedlichster Kombination klagt die Mehrzahl der Patienten, die einen Arzt aufsuchen. Emotionale Ansprüche und Hinweise auf gestörte soziale Kommunikationsformen treffen auf einen verständnislosen Arzt. Die übliche ärztliche Ausbildung läßt Medizinstudenten das meiste von dem verlernen, was sie an natürlichen Fähigkeiten zu einem einfühlenden Verstehen ihrer Mitmenschen mitgebracht hatten. Sie werden in wenigen Jahren emotionslos geprägt und denken über kranke Menschen nur noch in technischen Modellen. Das Ergebnis ist dann ein Gesundheitssystem, in dem nicht Ärzte gefühlsarmen Patienten gegenübersitzen, sondern in dem Patienten ihre Sorgen und Nöte emotionalen Analphabeten schildern müssen (Uexküll, 1979).

Nicht wenige Ärzte verarbeiten die Unfähigkeit der Medizin gegenüber den Krankheitsproblemen der Gegenwart als persönliches Versagen. Überstunden, ständige Verfügbarkeit, begierige Fortbildung und freundliches Eingehen auf die Fragen und Sorgen ihrer Patienten bekämpfen die chronische Angst, den eigenen und fremden Ansprüchen nicht zu genügen. Am Ende steht die völlige soziale Isolation außerhalb des Arbeitsplatzes und der physische oder psychische Zusammenbruch des Helfers.

Je direkter und klarer Krankheiten von der Not des sozialen Lebens sprechen und je weniger nachweislich Bakterien, Viren, Gene oder Stoffwechseldefekte als mögliche Ursache festgemacht werden können, desto stärker beschäftigt die Ärzte offensichtlich ihr Problem: Das Leiden an dem Widerspruch zwischen Patientenerwartung und eigenen Idealen einerseits und der beruflichen Realität andererseits.

Alle Beteiligten, Ärzte und Patienten, Schwestern und Kranke, klagen über die unmenschlich gewordenen medizinischen Institutionen. Man fragt sich, warum solche hierarchisch gegliederten Systeme mit Abhängigkeiten, emotionslosen Objektbeziehungen und unerträglicher Konkurrenz dermaßen stabil und warum diese krankmachenden Arbeitssituationen und bedürfnisfremden Aufenthaltsbedingungen so unveränderlich sind!

Der alternative Doktor

Immer mehr Helfer stehen täglich vor der Entscheidung: *Aussteigen oder drinbleiben?* Vielen ist das Aussteigen nicht möglich, aber sie sehen sich draußen um, suchen nach Auswegen und nach einer anderen Medizin: Psychotherapie, Akupunktur, Naturheilkunde, Homöopathie, Poona und die dritte Welt – Schlagworte, Schlaglichter, Alternativen? Die zahlreichen Erfahrungen wirken längst zurück und setzen Veränderungen durch, die den Patienten nützen und das Gesicht der institutionalisierten Gesundheitsversorgung menschlicher gestalten. Die psychosomatische Medizin, die Psychologie, die Soziologie erweitern die schulmedizinischen Blickwinkel. Sanfte Geburt, patientenorientierte Medizin, Balintgruppen, Arbeitermedizin, Gesundheitserziehung, Familientherapie, Laienmedizin, multiprofessionelle Teams und Patientenrechte bezeichnen wahllos einige positive Aspekte, die hier nicht näher beschrieben und hinterfragt werden sollen. Im Zusammenhang professioneller Selbsthilfestrategien interessiert vor allem die subjektive Bedeutung von psychotherapeutischen, psychosozialen und naturheilkundlichen Heilverfahren für den einzelnen Arzt und Helfer.

Die unterschiedlichsten Varianten der psychosozialen Weiterbildung innerhalb und außerhalb der institutionalisierten Medizin können als Helfer-Nische begriffen werden, die dem Arzt eine versteckte Therapie der eigenen psychosozialen Leiden im Zusammenhang mit seinen beruflichen Aufgaben ermöglicht.

Die allgemein drohende Vereinsamung und Vereinzelung, die ängstigenden Hilflosigkeits- und Ohnmachtsgefühle, Identitätszweifel und

Lebenskrisen betreffen den »gesunden« Helfer wie den Laien und es fällt auf, daß die sogenannten helfenden Berufe, vom Lehrer bis zum Arzt, überproportional häufig irgendwelche Angebote der Psychotherapie in Anspruch nehmen (müssen). Vielen dient das regelmäßige »Psycho-Wochenende« oder der Jahresurlaub in Poona inzwischen als notwendige Aufladestation für die kontinuierlich leerlaufenden *»Helferbatterien«*.

Die alternativen Heilmethoden erleben zur Zeit einen stürmischen Aufschwung. Gegenüber einigen der heutigen Krankheitsbilder und Leidenszuständen versprechen alternative Heilmethoden bessere Wirkung und weniger Schaden als die Chemotherapie und die Organmedizin. Ihr Einsatz ist berechtigt. Dennoch erscheint der Begriff der Alternativen Medizin oft als Projektionsfeld für unbefriedigte Helferwünsche und Heilsutopien. Zu kritiklos und auch zu gläubig werden selbst von Professionellen wahre Wundermittel, Allheilkuren und todsichere Rezepte propagiert, angeboten und verwendet. Der entmachtete Arzt versucht eine Wiederkehr als mächtiger Naturheilkundler oder bewunderter Akupunkteur.

Der ärztliche Einsatz in der dritten Welt, die Medizin in Entwicklungsländern lockt einige entmutigte Helfer zu sinnvoll empfundener Tätigkeit. Beinahe die gesamte kritische und früher oppositionelle Belegschaft eines Berliner Krankenhauses ging vor kurzem nach Übersee. Dort stehen Seuchen, Infektionskrankheiten und einfache chirurgische Eingriffe im Vordergrund des Krankheitsgeschehens und der therapeutischen Ansprüche. Das vorhandene schulmedizinische Wissen und Instrumentarium wird gebraucht und löst einen Großteil der Probleme im direkten Kontakt von Arzt und Kranken: Antibiotika, Impfungen, Vitamintabletten, Eisenpräparate, chirurgische Wundversorgung und kleine Operationen helfen den Menschen, die einen Arzt finden. Die Probleme des Hungers, der Armut, der Mangelernährung oder der fehlenden Hygiene für die Gesamtbevölkerung eines Entwicklungslandes werden dadurch nicht behoben. Zu Recht und mit Nachdruck stellen erfahrene Entwicklungshelfer und die Entwicklungsländer selbst den Transfer westlicher Medizin in Frage. Das ehemals strahlende Idealbild eines Dr. Albert Schweitzer wird zum »Albert-Schweitzer-Syndrom« der Ärzte.

Leider zeigt sich, daß gerade auch systemerweiternde Ansätze der Gesundheitsversorgung, wie z.B. Psychotherapie, alternative Medizin und medizinische Entwicklungshilfe, ein Ausweichen vor dem Dilemma des professionellen Helfers begünstigen: Die Abwehr der eigenen Bedrohung durch Lebensverhältnisse und Arbeitssituationen, die Kopfzerbrechen bereiten, auf den Magen schlagen, Durchdrehen bewirken, Abhängigkeit verursachen, Alleinsein produzieren und emotionalen oder materiellen Hunger verstärken.

Die kleine Welt der Therapeuten enthält genügend soziale Freiräume, die mit dem Leiden der größeren Umwelt versöhnen und ihnen relative Selbstverwirklichung möglich machen.

»Ein Häuflein unzufriedener Traumtänzer«

Im Sommer 1978 starteten Beschäftigte des Berliner Gesundheitswesens eine Selbsthilfeinitiative zur Überwindung ihrer Vereinzelung und ihrer Unzufriedenheit mit den Verhältnissen im Gesundheits- und Sozialwesen. *»Allein machen sie dich ein, gemeinsam sind wir stärker«* war das mobilisierende Motto, das zur Gründung des *Gesundheitsladens Berlin e.V.* aufrief: Inzwischen gestalten dreihundert Schwestern, Krankenpfleger, Ärzte, Studenten, Psychologen, Sozialarbeiter und Mitglieder weiterer Gesundheitsberufe mit Ideen und Geld die Arbeit im Gesundheitsladen; sie haben die Perspektive eines funktionstüchtigen Informations- und Kommunikationszentrums geschaffen, das zahlreiche autonom im Gesundheitswesen arbeitende Gruppen und Einzelpersonen vernetzt und unterstützt.

Der Gesundheitsladen ist durch den Wunsch entstanden, Veränderungen und Alternativen zur bestehenden Situation zu diskutieren, zu planen und praktisch umzusetzen. Er soll die Wirksamkeit einer größeren Organisation mit den Prinzipien der Selbstverwaltung und Selbstbestimmung vereinbaren und solidarische Zusammenarbeit ohne organisatorische Bevormundung und Machtdelegation an einzelne »Funktionäre« verwirklichen; außerdem gilt es, eine *»Herrschaft der Aktiven«* zu vermeiden. Da diese konfliktträchtigen Ansprüche nur schwer umzusetzen und durchzuhalten sind, müssen sie immer wieder diskutiert werden.

Das Leben im Gesundheitsladen, die inhaltliche Arbeit, Erfahrungsaustausch und Auseinandersetzung erfolgen in Arbeitsgruppen und Treffen, die von spontan (und manchmal »chronisch spontan«) tätigen Initiatoren angekurbelt werden. Es herrscht ein ständiges Werden und Vergehen: Selbsthilfe-, Patientenrecht-, Kräutergruppe, Massage, Akupunkturausbildung, Theatergruppe, AG Medizin im Nationalsozialismus, Ärzte gegen Atomkraftwerke, AG psychosoziale Versorgung etc. Informations- und Fortbildungsveranstaltungen, Feste, Wochenendtagungen und ad-hoc-Initiativen wie Solidaritätskampagnen für ein Gesundheitsprojekt in Nicaragua oder Aufklärungsaktionen über Arzneimittelschäden ergeben sich nach Bedarf und Bereitschaft zu Aktivitäten.

Ein ständiges Büro, eigene Gruppenräume, Rundbriefe, eine Zeitung und mehrere »Angestellte« unterstützen das Kontaktnetz und erweitern die Möglichkeiten des einzelnen Mitgliedes.

Aber *»der Gesundheitsladen ist nur so stark wie die Wünsche, Träume, Ideen und Aktivitäten seiner Mitglieder«,* heißt es in einer Selbstdarstellung. Die Absicht und Perspektive ist der Abbau von Kommunikationsbarrieren zwischen den Berufsgruppen im Gesundheitswesen, selbstorganisierte Kompetenzerweiterung der Professionellen, vermehrte Öffentlichkeitsarbeit in Richtung eines veränderten Gesundheitsbewußtseins und einer Umorientierung medizinischen und sozialen Handelns.

Erklärtes Ziel ist also die Selbsthilfe Professioneller des Gesundheitswesens, die sich freiwillig, über informelle Organisationsformen zusammenschließen, um die gemeinsamen Probleme in ihrer Arbeit und mit sich selbst solidarisch zu bewältigen. Erst in zweiter Linie wird die Arbeit mit Betroffenen, eine veränderte Patientenberatung und die Anregung und Unterstützung von »Patientenselbsthilfe« angestrebt und in Ansätzen verwirklicht.

Ermutigt durch die seit mehreren Jahren erfolgreich durchgeführte Sommeruniversität der Frauen und motiviert durch einige oppositionelle Versuche gegen den Deutschen Ärztetag in früheren Jahren, entstand im Gesundheitsladen die Idee, den Gesundheitstag 1980 zu planen und durchzuführen.

Was als schüchterner Versuch begann, entwickelte bald eine unerwartete Eigendynamik.

Macht aus jedem Tag einen Gesundheitstag!

»Medizin in Bewegung« überschrieben die Leute vom Gesundheitsladen Berlin ihre Darstellung ›was ist, was will der Gesundheitstag?‹

Angesprochen wurden nicht die professionellen Alleskönner und Besserwisser, angesprochen wurde die Hilflosigkeit:

»Wir haben keine Rezepte, keine neue Lehre von der heilen Medizin, nur das Wissen, daß die vorhandenen Rezepte und Lehren ihre Untauglichkeit alltäglich beweisen.« (Vorwort des Programms) Die Offenheit der Helfer kam an, bei ihnen selbst und in der Öffentlichkeit. Zeitungskommentare sprachen von einer medizinischen Aufbruchsbewegung und meinten, die Patienten könnten wieder hoffen.

»Es waren Tage voller Brüche und Widersprüche, an denen wir weiterarbeiten müssen«, formulierte selbstkritisch ein Teilnehmer der Schlußveranstaltung. Der Unterschied zwischen Ärztetag und Gesundheitstag ist, daß wir hier aussprechen können: *»Ich weiß es nicht«,* sagte ein anderer.

Der Gesundheitstag wurde für die meisten, die gekommen waren, zum emotionalen Ausnahmeereignis. Diskutiert wurde in einer ungewöhnlich solidarischen Art und Weise, mit großer Bereitschaft zuzuhören und voneinander zu lernen. Angstfreie Stimmung und emotionales Engagement, Gefühle der Gemeinsamkeit und der Verbundenheit bestimmten das Erleben.

Das Zustandekommen der politischen Aktion Gesundheitstag, das positive öffentliche Echo und die Verunsicherung des Deutschen Ärztetages stärkte das Selbstbewußtsein gegenüber der etablierten Medizin. Franco Basaglia faßte zusammen: *»Ich glaube, daß das Interesse dieser Tage, auch eure zahlreiche Anwesenheit, die mich immer wieder erstaunt, schon eine ganz konkrete Macht bedeutet. Es ist eine reale, eine praktische Macht, die wir umsetzen können, um unsere Forderungen voranzutreiben, um zu kämpfen für das, was uns wichtig ist.«*

Der Gesundheitstag wurde zum Begegnungsort auch gegensätzlicher Meinungen und zu einer Art großen Selbsthilfegruppe der professionellen Helfer: Eine soziale Insel voller Freundlichkeit, die neuen Mut schöpfen ließ. Das Beispiel einer spontanen Großveranstaltung *»Klinikgeburt-Hausgeburt«*, die den Oberarzt einer Geburtshilfe-Klinik so beeindruckte, daß er in der Woche darauf den Kreißsaal umgestaltete, zeigte dies sowie der Abschiedsruf: *»Macht aus jedem Tag einen Gesundheitstag!«*

In über zwanzig Städten der Bundesrepublik entstanden nach dem Gesundheitstag Initiativen zur Gründung von Gesundheitsläden ähnlicher Art wie in Berlin.

Der nächste Gesundheitstag wird unabhängig vom Ärztetag stattfinden. Die alleinige Identität des *»wir sind gegen etwas«* scheint überwunden, die Selbsthilfebewegung der Gesundheitsarbeiter nimmt einen eigenen Weg.

Grundzüge einer Neurorientierung

Die vorgesehene Thematik des nächsten Gesundheitstages deutet bereits an: Das Verhältnis zwischen Professionellen und Laien im Gesundheitswesen strukturiert sich um; neue Orientierungen nehmen Gestalt an. Die Selbsthilfebewegung der Laien ist nicht Bedrohung, sondern Hoffnung gerade für die verunsicherten Professionellen. Jean Carpentier, selbst praktizierender Arzt, bringt es auf den Punkt: *»Das Problem sind nicht die fehlenden Ärzte, das Problem sind zuviele Kranke«* (Carpentier, 1979).

Die Helfer laufen Gefahr, die Ohnmacht der Institutionen und Wissenschaft als individuelles Versagen zu erleben und über verzweifelte Selbsthilfeversuche ein realitätsfernes und überholtes System der Medizin zu stabilisieren, das bei aller Anstrengung um die Geheimnisse des

Lebens eines nicht vermag: sich selbst in Frage zu stellen und die Realität zu akzeptieren, daß es das Leben ist, das allen Menschen Krankheitsprobleme schafft. Das soziale Leben zu verändern und neu zu gestalten ist Aufgabe der gesamten Gesellschaft und nicht einer spezialisierten Berufsgruppe. Das Selbstverständnis und die Ideale der Helfer werden bescheidener und zugleich konkreter. Als Ziel erscheint der Bau einer Selbsthilfegemeinschaft, die zwischen den Professionellen und den Laien die Rollen neu verteilt. *Der Selbsthilfegedanke gibt dem Betroffenen die Macht über seine Heilungskräfte zurück, überwindet perspektivisch die »Enteignung der Gesundheit«* (Illich, 1977) *und entlastet den Helfer vom Anspruch, alles wissen zu müssen und für alles verantwortlich zu sein.*

Die Widersprüche zwischen Realität und Anspruch, die den Professionellen kränken und den Kranken entmündigen und damit beide an der Selbstbestimmung und Selbstverwirklichung hindern, machen einer Praxis Platz, in der beide Seiten als Wissende anerkannt sind und sich gegenseitig helfen. Die Versuche der Laien, die *Definitionsmacht* und die *(Be-)Handlungsmacht* selbst zu übernehmen, befreien den Arzt und den Therapeuten von der Last, zu definieren, was er allein nicht definieren kann, und von der Aufgabe, zu therapieren, was er allein nicht therapieren kann. Im entmythologisierten und von irrationalen Fremd- und Eigenansprüchen entkleideten Beziehungsgefüge können Helfer und Klient ihre menschlichen und sozialen Gestaltungskräfte optimal entfalten. Die Suche, das Finden und die gesellschaftliche Durchsetzung der neuen oder wiederentdeckten Gesundheitsziele ist die Chance einer gleichberechtigten Beziehung zwischen Professionellen und Laien. Gegenseitige Wißbegier und wechselseitige erfinderische Kraft kann die gemeinsamen Lebensverhältnisse verändern und dem Helfer eines vermitteln: daß er als Mensch mit allen Fähigkeiten des Lernens, Arbeitens und Lebens nicht überflüssig wird, wenn sein Expertenwissen durch soziale Veränderungen überholt ist.

Die Medizin hat Hierarchien aufgebaut, autoritäre Gewalt eingerichtet, gedemütigt und entmündigt im Bemühen, die eigene Bedeutung und Unersetzlichkeit zu beweisen. Jetzt, wo unter der gepflegten Haut die inneren Krankheiten hervorbrechen, wird sie von denen verlassen, die in sich die Zukunftsvision tragen, irgendwann entbehrlich zu werden: als professionelle, nicht aber als lebendige Helfer.

(Regina Fuchs-Hammoser, Ilona Kickbusch und Stefan Lundt haben diesen Beitrag mitbedacht.)

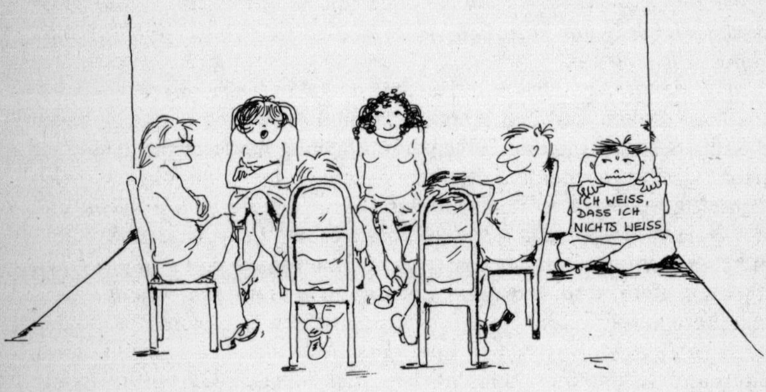

Manche Professionelle fühlen sich von SHG in die Ecke gedrängt.

VI. Sozialpolitische Zuordnungen

Übersicht über die einzelnen Beiträge

Der Selbsthilfegedanke ist keinesfalls so neu, wie er vielleicht erscheint. Der Beitrag über *Arbeiterselbsthilfe im 19. Jahrhundert* (S. 217ff) zeigt, in welch umfassendem Maße gesundheitliche und soziale Probleme schon früher auf dem Wege der Selbsthilfe angegangen wurden. Von historischen Selbsthilfebewegungen bzw. ihren heute zu »Institutionen« erstarrten Nachkommen (z.B. Krankenkassen, Gewerkschaften) können wir viel über mögliche Fehlentwicklungen lernen. Der Aufsatz von Martin Bellermann ist nur ein Beispiel; eine intensivere historische Aufarbeitung der Selbsthilfebewegung konnte – entgegen unserer ursprünglichen Absicht – in diesem Buch nicht geleistet werden.

Die Stellung der *Selbsthilfe im Sozialrecht* (S. 225ff) ist ein entscheidender Faktor für die Entwicklungschancen von Selbsthilfeansätzen in der Zukunft. Die Bewertung ist uneindeutig: Als individuelle unentgeltliche Erbringung von sozialen Dienstleistungen ist Selbsthilfe selbstverständlich sehr willkommen; als gegenseitige Hilfe in Gruppen wird Selbsthilfe im Sozialrecht ignoriert bzw. durch die Arbeitsweise des sozialen Sicherungssystems eher erschwert als erleichtert; als Mündigkeit und Fähigkeit des Bürgers, in Angelegenheiten seiner Gesundheit mitzusprechen, ist Selbsthilfe offensichtlich unerwünscht.

Wie alle Beiträge dieses Abschnitts ist auch Christoph Badelts Aufsatz über *ökonomische Perspektiven* (S. 235ff) mehr ein Aufriß von Fragen als der Versuch einer Antwort. Die wissenschaftliche Aufarbeitung aus historischer, sozialrechtlicher und ökonomischer Perspektive hat gerade erst begonnen. Zweifellos wird aber in allen drei Beiträgen sehr deutlich, daß Selbsthilfe auch eine politische Dimensionen hat!

Im vierten und letzten Aufsatz wird diese Dimension thematisiert. Selbsthilfe ist in ihrer allgemeinen Form von Sozialisten, Liberalen und Konservativen leicht akzeptabel; jede Partei kann mit diesem Begriff ohne Schwierigkeiten Leitgedanken des eigenen Programms verbinden. In der politischen Diskussion spielt Selbsthilfe als Basiskonzept die größte Rolle in der »Alternativbewegung«. Adalbert Evers reflektiert die *Selbsthilfe im Zusammenhang der Auseinandersetzung aktueller linksgerichteter Strömungen.* Gerade nach Abschluß seines Beitrages (Okt. 1980) sind in der »Tageszeitung« aus anderem Anlaß wichtige Elemente seiner Überlegungen in den Brennpunkt einer öffentlichen Diskussion geraten: Es geht um die Frage, ob – und wenn ja, unter welchen Bedingungen – Selbsthilfeprojekte staatliche Unterstützungsgelder akzeptieren sollen.

Da es auf diese Frage – wie auch für viele andere, die aufgeworfen werden – keine einfachen Antworten gibt, bleibt sie auch nach der Lektüre des letzten Aufsatzes in diesem Buch offen. Aber anders wäre es ja auch widersinnig: Wir wollten Erfahrungen vermitteln und Diskussionsbeihilfen geben; Antworten lassen sich am besten in Selbsthilfegruppen finden – auch und besonders in diesem Fall!

Martin Bellermann

Bedingungen und Formen von Arbeiterselbsthilfe im 19. Jahrhundert

»So bleibt denn nichts übrig, als... mit den Individuen, mit der Entwicklung und Ausbildung alles dessen in den Einzelnen zu beginnen... Das einzig richtige Ziel dabei ist und bleibt, die Menschen zur Selbsthilfe zu erziehen.«

Hermann Schulze-Delitzsch 1863

»Mit Geldstrafe bis zu 50 Thalern oder mit Haft wird bestraft... wer... ohne Genehmigung der Staatsbehörde Aussteuer-, Sterbe- oder Wittwenkassen, Versicherungs-Anstalten oder andere dergleichen Gesellschaften errichtet.«

Strafgesetzbuch für das Deutsche Reich 1871

1.
Die beiden Zitate bezeichnen den Rahmen, in dem sich die Selbsthilfe-Aktivitäten der Arbeiter zur Verbesserung ihrer Lebensbedingungen seit Mitte des 19. Jahrhunderts bewegten: Auf der einen Seite standen die mehr oder weniger gut gemeinten Versuche, die Arbeiter zur Selbsthilfe zu erziehen, wie die des '48er Demokraten und späteren Anführers der liberalen Fortschrittspartei, Schulze-Delitzsch. Auf der anderen Seite stand die Kontrolle des Staates, der argwöhnisch alle Selbsthilfe-Bestrebungen verfolgte, die die Beteiligten auf sozialistische oder sonstige staatsumstürzlerische Abwege hätten bringen können.

Liberale und konservativ-etatistische Standpunkte, Argumente und Interessen dominierten auch beim Streit um den richtigen, und das konnte nur heißen, den für die bestehende Gesellschaftsordnung unproblematischsten Weg zur Lösung der Sozialen Frage, als deren Kern man mehr und mehr *»die Arbeiterfrage«* anzusehen bereit war. Ebenso bildete das Gegenüber beider Positionen das Spektrum bei den Auseinandersetzungen um konkrete sozialpolitische Gesetzgebung.

Die Arbeiterschaft war bei alledem nicht aktiv beteiligt. Sie kam nur indirekt ins Spiel, insofern die Vorschläge oder Gesetzesprojekte ausdrücklich oder unausgesprochen auf Kontrolle, Integration oder Minderung des Kampfpotentials der Arbeiter als Klasse abzielten. Die erst erstarkende Arbeiterbewegung selbst entwickelte keine zur liberalen alternative Ideologie der Selbsthilfe, an der sich heutige Selbsthilfeprojekte orientieren könnten, noch besaß sie eine eigenständige Theorie der staatlichen Sozialpolitik, die der eigenen Orientierung und Selbstkontrolle hätte dienen können. Hieraus ist zum gut Teil das schwer durchschaubare Hin und Her der Arbeiterpartei in bezug auf die Arbeiter-Selbsthilfe und ihre eigenartig unproblematische Fixierung auf staatliche Leistungen zu erklären, die *Marx* in seiner Kritik des Gothaer Programms der Sozialistischen Arbeiterpartei 1875 polemisch als vom *»Untertanenglauben«* geprägte bezeichnet hatte. So waren die Arbeiter zumindest bis an die Schwelle der achtziger Jahre das mehr oder weniger passive Objekt sozialpolitischer Erziehungs-, Fürsorge- und Kontrollunternehmungen.

Es ist daher sicher auch kein Zufall, daß Berichte über die wenigen Versuche von Arbeitern, durch Selbstorganisation aus der sozialpolitischen Objektrolle herauszukommen, kaum überliefert sind. Auch hat sich die moderne Sozialgeschichtsforschung dieser Frage bisher kaum angenommen: Galt doch damals und gilt heute noch für die Beteiligten die öffentliche, die staatliche Sozialgesetzgebung als Krone des sozialen Fortschritts und mithin nur diese als überlieferungs- und forschungsrelevant. Deshalb können auch an dieser Stelle nur die Umrisse der sozialpolitischen Bedeutung der Arbeiterselbsthilfe anhand noch sehr spärlichen Quellenmaterials skizziert werden. Damit soll in Ansätzen der historische Hintergrund der heutigen Beziehungen zwischen Selbsthilfe und Arbeiterorganisationen sowie zur staatlichen Sozialpolitik verdeutlicht werden.

2.

Bis in die achtziger Jahre des 19. Jahrhunderts war der vorherrschende Typus sozialer Hilfe die nichtstaatliche, oft auf freiwilliger Basis organisierte Unterstützung, die sich auf die verschiedensten Lebensrisiken, Sozialgruppen und Regionen bezog. Sie erreichte immer nur einen Bruchteil der *»in Not Geratenen«* bzw. stellte nur einen kümmerlichen Ersatz für die traditionellen – und keinesfalls befriedigenden – Hilfeformen dar, die der moderne, sozial- und produktionsmittelgebundene Lohnarbeiter nicht mehr in Anspruch nehmen konnte: die familien- und zunftgebundenen Hilfen. Sie waren überdies völlig untauglich, gegen die aus der kapitalistischen Produktionsweise dynamisch zunehmenden Risiken der Arbeiter zu sichern. Die sozialen Hilfen bezogen sich auf die vier Komplexe:

1. Einrichtungen zur Hebung und Absicherung des Lebensstandards,
2. Vereine und Genossenschaften zur wirtschaftlichen Förderung ökonomisch Schwacher,
3. die Armenpflege,
4. das Unterstützungs- und Hilfskassenwesen.

Das gesamte soziale Unterstützungswesen war von Selbsthilfeaktivitäten getragen oder durchtönt. Unter *»Selbsthülfe«* verstand man alle Einrichtungen, die nicht staatlich organisiert und finanziert waren, gleichgültig, ob sie von menschenfreundlichen Bürgern für andere notleidende Mitmenschen eingerichtet, verwaltet und finanziert wurden – bei den sozialen Einrichtungen für Arbeiter dürfte dies vorgeherrscht haben – oder ob sie von den Betroffenen auch selbst verwaltet und womöglich auch finanziert wurden – wie dies für die Mehrzahl der sozialen Einrichtungen für Handwerker und Gesellen zutraf.

Der damals gängige Begriff von Selbsthilfe, der praktisch alle nichtstaatlichen Hilfen umfaßte, z. B. auch die von Unternehmern organisierten und kontrollierten Fabrikkrankenkassen, ist auch heute noch üblich. Er reflektiert den klassischen liberalen Hauptgedanken zur Sozialpolitik, daß es gesellschaftlich in erster Linie darauf ankomme, die Staatstätigkeit gering zu halten. Andere Ideen, wie die, daß Selbsthilfe die Betroffenen auch zum Handeln bringen müßte, wenn eine wirkliche Abhilfe des Problems erreicht werden sollte, gehen in diesen Begriff nicht ein. Er unterscheidet nicht zwischen selbstorganisierten, -verwalteten und -finanzierten und fremdorganisierten nichtstaatlichen Hilfeprojekten.

Für die Arbeiter hatten die diversen sozialen Hilfen und Selbsthilfen materiell relativ wenig Bedeutung:

1. Einrichtungen zur Hebung und Absicherung des Lebensstandards als »individuelle Selbsthilfe«.[1] Hierunter fielen Brotkassen zur Ausschaltung von Zwischenhandel und Verbilligung der Backprodukte, Baugesellschaften zur Förderung von Eigenheimen und Mietshäusern sowie als wichtigste die Konsumvereine zur Verbilligung des Lebensmittelbezugs: Wenn man Mitglied war, konnte man die unter Umständen von Zwischenhandelsspannen bereinigten verbilligten Preise der Genossenschaft ausnutzen. Die Konsumvereine entsprachen der Idee Schulze-Delitzschs zur »Hebung des Wohlstands«. 1871 gab es in Deutschland rund 800 dieser Konsumvereine.

Die Konsumvereine erreichten anfangs die Arbeiterklasse nicht und waren nur für kleinbürgerliche Familien eine Selbsthilfe-Möglichkeit. Die Arbeiterpartei sah in ihnen einen Irrweg und sprach sich noch 1892 in einer Resolution auf dem Parteitag von Berlin eindeutig gegen die Gründung von Genossenschaften aus.[2]

In späteren Jahren wurden die Konsumvereine von den Sozialdemokraten toleriert, schließlich unterstützt, was vor dem ersten Weltkrieg zu einem Aufschwung der Genossenschaftsbewegung mit (1913) rund 1500 Vereinen und 2 Mio. Mitgliedern beitrug.

2. Vereine und Genossenschaften zur wirtschaftlichen Förderung ökonomisch Schwacher als *»soziale Selbsthilfe«.*[3] Es handelt sich hierbei um Vorschuß- und Kreditvereine (in Deutschland 1875: 2764), Rohstoff- und Magazingenossenschaften (1875: 390) und Produktivassoziationen (1875: 294). Diese Vereine waren ebenfalls nach den Anregungen von Schulze-Delitzsch und anderer Liberaler entstanden und arbeiteten nach dem Prinzip, daß man als Genossenschaftsmitglied entweder gegen Beiträge von den wirtschaftlichen Vorteilen des Vereins profitieren konnte (z.B. durch Bezug von billigeren Rohstoffen) oder als Miteigentümer bzw. Mitproduzent die Arbeits- und Produktionsbedingungen in gewisser Weise selbst bestimmen konnte. Auch diese Einrichtungen kamen für die Arbeiterklasse als reale Hilfe kaum in Frage.

3. Auf dem Gebiet der Armenpflege herrschte ein Nebeneinander von Privatinitiativen und kommunaler Hilfe. In der Zielrichtung und Tendenz dürfte es bei den Wohltätigkeitsvereinen, die ebenfalls bürgerlich und kleinbürgerlich zusammengesetzt waren, neben der »Selbsthilfe« zur Besserung der Lage der Armen mindestens ebensosehr darum gegangen sein, die Armut zu kontrollieren, einzudämmen, die Bürger vor »Auswüchsen« der Bettelei zu schützen usw.

4. Das Kassenwesen. Kassen und Unterstützungsvereine für den Krankheits- und Sterbefall gab es grob nach vier Prinzipien. Einmal existierten Kranken- und Sterbekassen, die an ihre Mitglieder im Risikofall nur ein Kranken- oder Sterbegeld zahlten. Diese wiederum waren nach den verschiedensten Gesichtspunkten organisiert. Es gab solche Kassen für – meist handwerkliche – Berufe, auf Gemeindebasis und für Gewerbebetriebe. Hierunter befanden sich auch Arbeiterkassen. In Berlin gab es 1875 40 *Kranken- und/oder Sterbekassen* mit rund 60000 Mitgliedern, was etwa 6–7% der Bevölkerung entsprach. Daneben gab es *»Gesundheits- und Krankepflegevereine«,* die den beitragszahlenden Mitgliedern im Krankheitsfall nur Sachleistungen, freie Arznei, gewisse Hilfsmittel wie Bandagen und einen Zuschuß zu den Arztkosten gewährten oder diese völlig ersetzten (Berlin 1875: 8 Vereine nach Stadtbezirken gegliedert, etwa 6000 Mitglieder). Drittens gab es die *»Gewerkskranken-Vereine«* als berufsständische Krankenkassen den heutigen Innungskassen nicht unähnlich (Berlin 1875: 70 Kassen, 100000 Mitglieder, im wesentlichen für Handwerker). Viertens gab es noch die *Fabrikarbeiter-*

und Gesellenkassen, die wiederum nach Berufszweigen (z.B. für Weber), als Fabrikkassen, auf Gemeindeebene oder einfach »frei« organisiert waren.[4]

In Preußen gab es 1874 rund 1850 Fabrikarbeiterkassen aller Art mit etwa 500000 Mitgliedern, damit waren schätzungsweise für 7–9% aller Fabrikarbeiter in Kassen organisiert.[5]

Unter diesen Kassen befanden sich auch diejenigen, die als Hilfs- oder Freie Hilfskassen Einrichtungen der Arbeiterselbsthilfe darstellten und die nun näher betrachtet werden sollen.

3.

In Preußen war die Sozialpolitik des Staates in der Frage der Selbsthilfekassen vor der »Bismarckschen« Krankenversicherungsgesetzgebung 1873 widersprüchlich: Einerseits zielten diverse Gesetze und Verordnungen darauf hin, daß Gemeinden auf »ortsstatuarischer« Basis Kassen gründen konnten. Man konnte so die in einer Gemeinde tätigen Arbeiter zwingen, gemeindlichen Kassen beizutreten, die durch Beiträge der Arbeiter allein oder durch Beiträge von Arbeitern und den Unternehmern getragen wurden. Es handelte sich also um eine Art Zwang zur Selbsthilfe. Die gesetzlichen Bestimmungen (preußische Gewerbeordnung 1845 sowie mehrere Verordnungen hierzu) waren aber Kannbestimmungen, so daß keine Gemeinde unmittelbar gezwungen werden konnte, ihrerseits die Arbeiter zum Eintritt in Kassen zu zwingen.

Auf der anderen Seite ermöglichten es die Gesetze, daß private Kassen für Arbeiter gegründet wurden, sei es von Fabrikanten, von Kirchen, Gewerksvereinen oder einfach von privaten Arbeitern selbst. Das Paradoxe war bei der Situation, daß der Gesetzgeber zwar mehr Zwang zum Eintritt der Kassen über Ortsstatut *wollte,* daß aber in der Realität wenige Gemeinden aktiv wurden, so daß die Fabrik- und freien Kassen, die auch *erlaubt* waren, bis 1883 die Mehrzahl aller Kassen stellten. Bis in die 70er Jahre nahm nämlich die Zahl der Fabrik- und freien Kassen derart zu, daß sich der Gesetzgeber 1876 (Hilfskassengesetz) dazu überging, die freien Kassen unter bestimmten Bedingungen als ebenso vollwertig wie eine Ortskasse anzuerkennen: Wenn eine Hilfskasse bestimmte Mindestbedingungen (Höhe von Beiträgen und Leistungen) erfüllte, dann konnte sie den Status einer *»eingeschriebenen Hilfskasse«* erwerben, und ihre Mitglieder waren frei vom Zwang, einer Ortskasse beizutreten. Hiervon versprach sich der Gesetzgeber eine Kontrolle der freien Kassen-Selbsthilfe im Gesundheitswesen. Von den rund 1850 existierenden Fabrikarbeiterkassen in Preußen hatten bis 1880 112 den Status einer eingeschriebenen Hilfskasse erlangt. Von den 30 zentralen Gewerkschaften in Deutschland hatten im Jahre 1877 16 eine eingeschriebene Hilfskasse. Daneben blieben die – gewissermaßen außerhalb der geltenden Krankenversicherungsrechts stehenden – freien Hilfskassen weiter bestehen.[6]

Nach dem Hilfskassengesetz gab es damit im wesentlichen 5 Kassentypen: *die Fabrikkasse* (in der Regel Zwangskasse mit Beiträgen von Arbeitern und Unternehmern; bis 1883 dominierte dieser Typ), *die Ortskrankenkasse* (Zwangskasse, teilweise mit, teilweise ohne Unternehmerbeiträge; nach 1883 wurde dies der vorherrschende Kassentyp – er ist es bis heute), *die Innungskassen* (ähnlich strukturiert wie die Fabrikkassen), *die eingeschriebenen Hilfskassen* (freiwilliger Beitritt und Selbstfinanzierung durch Mitgliederbeiträge, genormte Leistungen) und *die freien Hilfskassen* (freiwillig, Selbstfinanzierung, ungenormte Leistungen). Will man die Kassen nach Selbsthilfearten einordnen, so könnte man nach dem oben erwähnten globalen Selbsthilfebegriff alle Kassen vor 1883, die nicht aufgrund eines Ortsstatuts zustande gekommen waren, als Selbsthilfe bezeichnen und nach der allgemeinen Verrechtlichung im Jahre 1883 der Kassenstruktur nur noch die freien Hilfskassen. Nimmt man Selbstfinanzierung und Selbstorganisation als Kriterien, so waren die eingeschriebenen Hilfskassen selbstverständlich Selbsthilfeeinrichtungen, wenn auch staatlich gesteuerte; die freien Kassen waren staatlich genehmigte Selbsthilfeunternehmungen.

4.

Aus dem sozialpolitischen Kontext ergab sich, daß die freien und eingeschriebenen Hilfskassen keine im heutigen Sinne »alternative« Selbsthilfe darstellten und darstellen konnten. Sie waren staatlich reglementiert und/oder fungierten als Ersatz für (noch) nicht bestehende gesetzliche Kassen. Sie konnten den von den Liberalen auf der einen Seite (freiwillige Selbsthilfe als Ersatz für staatliche Sozialpolitik) und dem Gesetzgeber auf der anderen Seite (kontrollierte freiwillige oder erzwungene Selbsthilfe als Form staatlicher Sozialpolitik) gesteckten Rahmen nicht sprengen. Die eingeschriebenen Hilfskassen entwickelten sich bis zum ersten Weltkrieg zu gesetzlichen »Ersatzkassen«, und die freien Hilfskassen blieben für diejenigen weiter von Bedeutung, die keinen gesetzlichen Krankenschutz hatten: Die Krankenversicherung von 1883 erfaßte mit den Industriearbeitern mit einem Jahreshöchsteinkommen bis 2000 Mark weniger als die Hälfte aller Arbeiter (größte ausgeschlossene Gruppen: Land- und Forstarbeiter, Dienstboten, kaufmännische Beschäftigte).

Ferner waren die Angehörigen der Arbeiter ausgeschlossen. Die freiwillige Selbsthilfe blieb nach 1883 für die Ausgeschlossenen die Möglichkeit des sozialen Schutzes, sie war also komplementär und im wesentlichen auf Nichtarbeiter bezogen.

Es bestand für diese Selbsthilfekassen kein Spielraum für alternative Gesundheitspolitik. Als einziger Vorteil gegenüber den Zwangskassen blieb die Selbstverwaltung, sie war mithin sozial-politischer Art:
»Merkmale der Selbsthilfekassen, die zur Solidaritätsbildung unter den Kassenmitgliedern beitragen, sind: die Freiwilligkeit des Beitritts und der Beitragsentrichtung, aber auch die häufig noch mögliche Überschaubarkeit und soziale Homogenität des Kreises der Kassenmitglieder, von deren Gesamtleistung der einzelne Versicherte im Notfall abhängig ist, so daß sich ein Bewußtsein von der gegenseitigen Abhängigkeit ausbilden kann. Daß diese Selbsthilfekassen der Arbeiter in der Tat der Solidaritätsbildung dienten, zeigt sich daran, daß sie auch zu anderen – und nicht nur geselligen – Zwecken funktionalisierbar waren, z. B. wenn es galt, politisch verfolgte Mitglieder zu unterstützen.«[7]

5.
Die sozialistische Arbeiterpartei hat sich im 19. Jahrhundert nie eindeutig für einen etwaigen Vorrang von Selbsthilfekassen gegenüber gesetzlichen ausgesprochen. Sie ließ, genauso wie der gesetzgebende Staat, die Selbsthilfeeinrichtungen gewähren, aber sie gab der Selbsthilfebewegung in Deutschland, die ja im wesentlichen von liberalen Ideen bestimmt und von kleinbürgerlichen Sozialgruppen getragen war, keine Impulse, etwa in Richtung auf einen Selbsthilfe-Sozialismus.

Als durch die Krankenversicherungsnovelle 1892 die Hilfskassen auch zur Gewährung von ärztlichen und medikamentösen Sachleistungen gezwungen wurden, bei Strafe ihres Verbots, war der letzte Spielraum für eigenständigere Gesundheitspolitik beseitigt; das Interesse der Partei an diesen Kassen ging immer weiter zurück, statt dessen machte man sich daran, die Ortskrankenkassengremien zu erobern, wo – entsprechend den Beitragsparitäten die Arbeitervertreter zu ⅔ vertreten waren. Einen Schlußpunkt in dieser Entwicklung der Sozialdemokraten stellt ihre Zustimmung zum Invaliditäts- und Altersgesetz von 1889 im Reichstag dar, das ohne ihre Stimmen nicht die erforderliche Mehrheit erhalten hätte. Die Partei setzte nun ganz auf die gesetzliche Sozialpolitik und auf ihren Einfluß, diese mitzubestimmen; die weiter fortbestehenden Selbsthilfeeinrichtungen rückten immer weiter aus dem Blickfeld.

6.
Zusammenfassend läßt sich anhand dieses noch sehr groben Umrisses sagen, daß die historischen Bedingungen der Selbsthilfe im 19. Jahrhundert allesamt ungünstig dafür waren, daß sich arbeitsspezifische, die Betroffenen in der Tendenz freimachende Selbsthilfeeinrichtungen herausbildeten:

1. Es herrschte die liberale Selbsthilfe-Ideologie vor, die dazu beitrug, daß die Einrichtungen zu »Anstatt«-Einrichtungen gegenüber möglichen staatlichen Leistungen wurden. Es entstanden keine »Gegen«- oder »Alternativ«-Einrichtungen; die Selbsthilfe war durchweg Ersatz- oder Ergänzungsselbsthilfe. Lediglich in den Zeiten des Sozialistengesetzes hatten manche Selbsthilfen erweiterte Funktionen; aber auch hier fungierten sie als Ersatzorganisationen, etwa für verbotene oder verfolgte Gewerkschaften.

2. Die schlechten materiellen Verhältnisse, in denen die Arbeiter lebten, ließen es für die Arbeiterfamilien kaum geboten scheinen, auch nur geringe Beiträge für freiwillige Selbsthilfeorganisationen abzuzweigen. Die freiwillige Selbsthilfe war daher eher eine Möglichkeit für Kleinbürger. Für die Arbeiter mußte die Krankenkassenorganisation durch das Gesetz von 1883 erzwungen werden.

3. Die wenigen – auch von Arbeitern – organisierten freiwilligen Selbsthilfen wurden vom Staat kontrolliert bzw. – wie über das Hilfskassengesetz – umgenormt, so daß rechtlich wenig oder kein Spielraum vorhanden war, etwa andere Leistungen als die gesetzlich vorgesehenen zu gewähren.

4. Die Arbeiterpartei machte die Selbsthilfen nicht zu ihrer Angelegenheit. Sie nutzte sie zwar und unterstützte sie wohl, aber sie spielten in ihrem gesellschaftspolitischen Konzept, in ihrer Strategie keine Rolle.

Anmerkungen und Literatur

1 Werner Hofmann, Ideengeschichte der sozialen Bewegung des 19. Jahrhunderts, Berlin 1968, S. 70 (1. Jahrgang)
2 H. Braun, Industrialisierung und Sozialpolitik, Köln/Berlin 1956, S. 37
3 Werner Hofmann, a.a.O.
4 Berliner Städt. Jahrbuch, 1877, S. 156ff.
5 Die unter staatlicher Aufsicht stehenden gewerblichen Hülfskassen für Arbeitnehmer, beabsichtigt im Auftrage des Ministers für Handel, Gewerbe und öffentliche Arbeiten, Berlin 1876, S. 8
6 Ludwig Preller, Geschichte der deutschen Sozialversicherung, Berlin 1962, S. 180, 231
7 Marianne Rodenstein, Arbeiterselbsthilfe, Arbeiterselbstverwaltung und staatliche Krankenversicherungspolitik in Deutschland, in: Starnberger Studien 2, Sozialpolitik als soziale Kontrolle, Ffm 1978, S. 117

Barbara Riedmüller

Selbsthilfe ist unerwünscht – Zur Stellung der Selbsthilfe im Sozialversicherungsrecht

Im folgenden soll an Beispielen der rechtlich fixierten Umgangsformen im Verhältnis von Sozialversicherung zum Versicherten gezeigt werden, daß *»Selbsthilfe«* als aktive Mitwirkung des Versicherten an der Gesundheitsversorgung mit den vorhandenen Strukturen der Sozialversicherung *im Widerspruch* steht. Ich zeige zuerst, daß bei der Gewährung einer Versicherungsleistung tendenziell immer davon ausgegangen wird, daß der Versicherte die Versicherungsgemeinschaft ausnützt bzw. täuscht. Dementsprechend werden eine Fülle von Rechtsvorschriften wirksam, mit deren Hilfe der Einzelfall überprüft und verhandelt wird. Erst wenn die individuelle Notlage durch die rechtliche und administrative Handhabung in einen »Fall« umgewandelt ist, läßt sich das sozialpolitische Ziel der Sozialversicherungsinstitutionen, die Arbeitskraft zu erhalten oder wiederherzustellen, verfolgen.

Ich zeige in einem zweiten Schritt, daß »Selbsthilfe« in diesen Grundregeln, nach denen ein »Fall« behandelt wird, immer nur als ausgrenzende bzw. negatorische Bestimmung enthalten ist. Zwar werden gemäß dem Prinzip der Subsidiarität andere Systeme (verbandliche, familiäre) als ›heimliche Reserven‹ sozialpolitischer Leistungen aktiviert, aber diese Hilfen sind nicht fester Bestandteil des Versorgungssystems.

Am Beispiel der »Mitwirkungspflicht« und der »Interessenvertretung« zeige ich abschließend, daß eine Einbeziehung von Selbsthilfegruppen in die Sozialversicherung mit der professionellen und institutionellen Definition einer Notlage bzw. einer Hilfe unvereinbar ist. Betroffene bzw. Selbsthilfegruppen mit abweichenden Interpretationen können deshalb weder Hilfe erhalten noch als Teil des staatlichen Versorgungsapparates Hilfe leisten.

Selbsthilfe als »Eigenverantwortlichkeit«

Wie eine individuelle Notlage in einen Versicherungsfall umgeformt wird

Die sozialpolitischen Institutionen, die sich zur Risikosicherung bei

Krankheit, Invalidität, Unfall und Alter herausgebildet haben, haben sich zu bürokratischen Systemen entwickelt, die dem Versicherten in Form eines hoch formalisierten und professionalisierten Apparates entgegentreten. Ich will eine kurze Darstellung der Prinzipien sozialer Sicherheit in der Bundesrepublik geben:
Das System der sozialen Sicherung kennt drei Konstruktionsprinzipien:

Versorgung,
Versicherung,
Fürsorge.

Versorgung umfaßt Kriegsopferversorgung, Beamtenversorgung und – einschließlich der Behindertengesetze – die Behindertenfürsorge. *Versicherung* umfaßt Kranken-, Unfall- und Rentenversicherung und Arbeitslosenversicherung. *Fürsorge* bezieht sich im wesentlichen auf den Geltungsbereich des Bundessozialhilfegesetzes mit den bekannten Institutionen der Sozialämter etc. Vernachlässigen wir den Versorgungsbereich, so sehen wir, daß der wichtigste Bereich die Versicherung ist, deren Funktionsmodus im *Beitragssystem* und der *Solidargemeinschaft* begründet liegt. Schon hier wird deutlich, daß der Bezugspunkt der sozialen Sicherung die Erwerbstätigkeit ist, d.h. der einzelne muß seinen Risikoausgleich vorfinanzieren. Diese Orientierung auf die *Arbeitskraft* ist in der rechtlichen Grundlegung der Sozialversicherung institutionalisiert. Alle Sparten der Sozialversicherung legen die Leistungen auf den Fall einer Unterbrechung des Arbeitsmarktes bzw. einer Erwerbsunfähigkeit oder Arbeitsunfähigkeit fest.

In dieser Perspektive auf die Arbeitskraft und deren »Marktgängigkeit« kann dem Hilfsbedürftigen nur dann geholfen werden, wenn eine Anspruchsberechtigung durch Beiträge (Höhe und Zeit) erworben wurde. Versagt dieses System, weil z.B. die Beitragszeiten zu gering waren, so tritt das Fürsorgesystem als Leistungsträger auf, etwa bei einer alten Frau, die nie berufstätig war oder nur kurzfristig, und somit keinen eigenen Rentenanspruch erworben hat; oder bei einer Hausfrau, die im Falle einer notwendigen Rehabilitation auf den guten Willen des Versicherungsträgers angewiesen ist. Im *Sozialhilfesektor* ist der Anspruch *subsidiär* geregelt, d.h. erst müssen alle anderen Hilfsquellen ausgeschöpft werden, bevor eine Hilfe zum Lebensunterhalt gewährt wird.

Schon Achinger (1958) hatte die Gefahren von Verrechtlichung, Bürokratisierung, Zentralisierung und Professionalisierung von Dienstleistungen gesehen, durch die der Inhalt einer Leistung, die soziale Notlage, von Paragraphen und verwaltungsmäßigen Routinen verdeckt werden. Wenn heute diskutiert wird, daß die Grenzen dieser sozialen Dienstleistungssysteme in zu knappen Mitteln und im organisatorischen

Aufbau bzw. den Strukturen der Leistungserbringung liegen, dann ist dies in der Regel mit der Auffassung verbunden, daß das Leistungsangebot dem Bedürfnis des Bürgers nicht entspricht. Diese Tatsache drückt sich z. B. darin aus, daß trotz steigenden Leistungsangebots durch die Institutionen der Sozialversicherung die *»soziale Frage«* unlösbar blieb, daß Leistungen »fehlgesteuert« sind, daß der Bürger mit den sozialpolitischen Institutionen unzufrieden ist (Zapf, 1979).

Betrachtet man die rechtlichen und institutionellen Grundlagen näher, die das Verhältnis des Versicherten zu den Sozialversicherungsinstitutionen regeln, so bestätigt sich diese Kritik. Die Inanspruchnahme einer Hilfe ist durch eine Fülle von Rechtsvorschriften geregelt, die zwar das Recht auf bestimmte Leistungen zum Gegenstand haben, andererseits aber den Versicherten zu einem *»Versicherungsfall«* abstrahieren. Seine Hilfsbedürftigkeit (Krankheit, Armut usf.) muß nachgewiesen werden, und die Hilfe muß gemäß dem versicherungsrechtlich festgelegten Leistungskatalog formuliert werden (z. B. Lohnfortzahlung bei Krankheit).

Die Feststellung der Hilfsbedürftigkeit und die Gewährung einer Hilfe geschieht im Verfahren der Antragstellung – Bearbeitung – Bewilligung durch Gutachter, Sachbearbeiter, Sozialarbeiter usf. Dabei wirken die juristischen und institutionellen Verfahren gegenüber dem Antragsteller tendenziell ausgrenzend, indem sie seine individuelle Not in eine bereits vordefinierte Versicherungsleistung pressen. Schon die rechtlichen und administrativen Voraussetzungen für eine Leistung bauen wirksame Filter gegenüber dem Hilfeersuchen auf: Antragstellung, Erfüllung von Beitragszeiten, medizinische Diagnose bzw. Expertenurteil stellen für den Versicherten institutionelle Verfahren dar, die seine individuelle Notlage in einen Leistungsanspruch umformen.

Der Versuch, die Inanspruchnahme von Versicherungsleistungen gering zu halten, findet seinen Niederschlag in der These des *»moral hazard«*, daß der Versicherte grundsätzlich das Versorgungsangebot zu seinen Gunsten *»ausplündere«* (Molitor, 1975; Schaper, 1978), und ebenso im Begriff der *»Rentenneurose«*, der das vermeintlich neurotische Verlangen der Versicherten, in den Genuß einer Rente zu kommen, bezeichnet. Um *»Überbeanspruchung«* dieser Art zu vermeiden, werden institutionelle Barrieren aufgebaut, die durch die dominierende Stellung der Experten (Juristen, Mediziner) im Prozeß des Aushandelns einer Leistung verfestigt werden. Die administrativen Regeln bewirken eine Umwandlung des Hilfeersuchens in einen administrativ bearbeitbaren »*Fall*«, für den das institutionell vorhandene Hilfsangebot zur Anwendung kommen kann. Diesen »Fall« definiert der Sachbearbeiter, der die Hilfsbedürftigkeit im Prozeß der Antragsbearbeitung nach den Regeln der Versicherung konstruiert, der Mediziner, der die Diagnose des Falles stellt, der Jurist, der die formalrechtliche Beweissicherung vornimmt usw.

Der Versicherte hat in diesem Prozeß der Konstruktion seines »Falles« nur eine Statistenrolle. Die subjektiv empfundene Hilfsbedürftigkeit wird zu Risikolagen wie *»Arbeitsunfähigkeit«*, *»Erwerbsunfähigkeit«* abstrahiert. Die *»Behandlungsbedürftigkeit«*, deren Feststellung für Hilfen bei einer Arbeitsunfähigkeit Voraussetzung ist, stellt der medizinische Experte fest, ebenso den Eintritt in die Erwerbsunfähigkeit. D.h. ob eine vorzeitige Berentung aufgrund von Krankheit im Interesse des Versicherten liegt bzw. ob diese Lösung seine Lage verbessert, ist zu bezweifeln; meist verschlechtert eine Berentung die materiellen Verhältnisse, ist aber gleichzeitig gegenüber der Alternative Arbeitslosigkeit die einzige Lösung (vgl. Russig, 1980).

Im Gesetz ist nicht ausdrücklich festgelegt, wann eine Krankheit ein Risiko für die Arbeits- bzw. Erwerbsfähigkeit darstellt. Geregelt ist allein das sozialpolitische Ziel einer Leistung; sie dient dem *»Schutz«*, der *»Verbesserung«* und *»Wiederherstellung«* der Arbeits- bzw. Erwerbsfähigkeit (vgl. Sozialgesetzbuch – SGB 1, §§ 4–10).

Mit dieser Orientierung auf die Leistungsfähigkeit des Versicherten geht eine arbeitsmarktpolitische *»Mission«* in die gesetzliche Regelung der Sozialversicherung ein. Krankheit wird, dieser Grundorientierung entsprechend, in der herrschenden Rechtssprechung als ein *»regelwidriger körperlicher, geistiger oder seelischer Zustand«* aufgefaßt (vgl. Bley 1975), zu dessen Beseitigung eine Heilbehandlung notwendig ist. Mit dieser Definition wird ein breiter Raum für eine *»situative«* Entscheidungspraxis der Sozialversicherung gelassen, der je nach Arbeitsmarktlage ausgefüllt werden kann (Riedmüller 1980a). Durch die sozialpolitische Umdefinition einer sozialen Not in einen administrativen »Fall« wird das subjektive Interesse des Versicherten arbeitsmarktpolitischen Gegebenheiten (z.B. Berentung als Alternative zur Arbeitslosigkeit, Hausarbeit als Alternative zur Erwerbstätigkeit etc.) angepaßt.

Prinzip der Subsidiarität

Subsidiarität bedeutet die Vorrangigkeit der Selbsthilfe bzw. Sorgeverpflichtung der kleineren Sozialverbände (z.B. der Familie) vor übergeordneten Sicherungssystemen (z.B. kommunalen oder staatlichen Stellen). Der aus der katholischen Soziallehre stammende Subsidiaritätsgedanke ließ sich in das ökonomisch-liberale Ordnungsdenken ohne weiteres integrieren, da er gegen »zuviel« Sozialstaat gewendet werden konnte.

In der aktuellen gesundheitspolitischen Diskussion wird über zu hohes »Anspruchsdenken« des Bürgers geklagt, der immer mehr und immer bessere Leistungen vom Sozialstaat fordere und immer weniger zu eigenen Leistungen bereit sei. Beispielhaft für diese Anklage stehen Namen wie Molitor, Schelsky, Baier (vgl. Scharf 1978). Sie fordern mehr Eigenverantwortung und eine höhere Selbstbeteiligung des Bürgers vor allem für *»selbstverschuldete«* Krankheit; gemeint sind hier die Gesundheitsrisiken Rauchen, Trinken, falsche Ernährung. Den Grund für dieses *»Anspruchsdenken«* sehen die konservativen Kritiker des Sozialstaates vor allem in der *»Zwangsversicherung«,* die jegliche Eigeninitiative und Eigenverantwortung lähme. »Gesundheit« werde für den Bürger zu einem beliebigen Konsumgut, das möglichst intensiv genutzt werde. Schuld am Fehlverhalten des Konsumenten ist in dieser Kritik die *»Zwangsmitgliedschaft«,* die zu einer Überbeanspruchung des Leistungsangebots führt.

Die Forderung nach mehr Eigenverantwortung für Gesundheit führt also implizit das *Schuldprinzip* in die Sozialpolitik ein, das in der Armenfürsorge des 19. Jahrhunderts einen wirksamen Filter für die Vergabe von Hilfen darstellte (Köhler, 1977). Die Zurechnung einer individuellen Schuld kann sich da auswirken, wo das persönliche Urteil des Sachbearbeiters eine Rolle spielt, weil ihm bei der Rechtsanwendung Ermessensspielraum eingeräumt wird (Wolff, Bonß, 1979). Ins Sozialversicherungsrecht hat der Begriff »Selbstverschulden« bisher nur zur Abwehr von »Geldleistungen« Eingang gefunden. So kann nach § 1 Abs. 1 Lohnfortzahlungsgesetz bei Selbstverschulden eine Leistung verweigert werden (bekannt geworden durch ein Grundsatzurteil, daß bei Autounfällen eine Leistung verweigert werden kann, wenn der Fahrer durch Anlegen des Sicherheitsgurtes eine Verletzung hätte vermeiden können). Ebenso kann das Krankengeld verweigert werden, sofern der Versicherte bestimmte Rehabilitationsleistungen nicht wahrnimmt. Doch sind solche Beispiele Ausnahmen.

Weitaus folgenreicher als die Aktivierung des Schuldprinzips dürfte die *Ausweitung des Subsidiaritätsprinzips* in der Sozialversicherung sein. Denn wird eine Versicherungsleistung abgelehnt und werden andere Sozialsysteme, z. B. die Familie, aktiviert, dann müssen implizit Annahmen über Selbsthilfepotentiale gemacht werden. Die Zuweisung einer individuellen Schuld bedeutet daher immer die Verweisung an andere, *»private«* Sicherungssysteme. Selbsthilfe wird hier zur *»Pflicht«* des einzelnen bzw. seiner Familie, aktiv Dienstleistungen zu erbringen. Diese »Pflicht« ist im »Subsidiaritätsprinzip« geregelt, allerdings ohne genauere Angaben über Art und Umfang dieser Dienste. Selbsthilfe im Rahmen nichtfamilialer Zusammenschlüsse verlangt aber eine positive Bestimmung der Hilfe, die entweder als Ergänzung oder als Alternative zum bestehenden Dienstleistungssystem verstanden werden kann.

Subsidiarität bedeutet, daß öffentliche Leistungen gegenüber privaten und gemeinnützigen Leistungen nachrangig sind, es läßt demnach Raum für eine Auslegung, was mit anderen nichtfamilialen »Selbsthilfen« gemeint ist. Zur Anwendung kommt das Prinzip der Subsidiarität vor allem im Bundessozialhilfegesetz (SHG); dort heißt es nach § 2 (1):

»Sozialhilfe erhält nicht, wer sich selbst helfen kann oder wer die erforderliche Hilfe von anderen, besonders von Angehörigen oder von Trägern anderer Sozialleistungen erhält.«

Staatliche Leistungen sind familiären Hilfen und den durch Beiträge erworbenen Sozialversicherungsbeiträgen nachgeordnet. Gleichzeitig regelt das Subsidiaritätsprinzip das Verhältnis Verbände/Staat. In § 10 Abs. 4 BSHG heißt es:

»Wird die Hilfe im Einzelfalle durch die freie Wohlfahrtspflege gewährleistet, sollen die Träger der Sozialhilfe von der Durchführung eigener Maßnahmen absehen; dies gilt nicht für die Gewährung von Geldleistungen.«

Im Fürsorgebereich sind familiäre und verbandliche Dienstleistungen von jeher integriert worden. Hier hat der Staat seine Leistungsverpflichtung nicht genau festgelegt. Im Sozialversicherungsrecht ist die Selbsthilfefunktion der Familie nur vorausgesetzt und nicht als Bestandteil der Sozialpolitik formuliert. Wenn überhaupt familiäre Selbsthilfe angesprochen ist, dann in Abgrenzung zur Versicherungsleistung oder schlicht, um Hilfen abzuwehren. Insgesamt läßt sich in der Sozialpolitik auch hier ein Trend zur stärkeren Rückbesinnung auf die Familie feststellen, wobei Kostenargumente vorherrschen.

Ein Beispiel für die Wiederentdeckung der Selbsthilfefunktion der Familie ist die Neuregelung der häuslichen Krankenpflege (§ 185 RVO) und der Haushaltshilfe (§ 185 Abs. 6 RVO). Die Erstattung häuslicher Krankenpflege ist nach § 185 Abs. 2 RVO nur möglich, wenn eine im Haushalt lebende Person die Krankenpflege nicht durchführen kann. Im Jahre 1977 ist der vier Jahre vorher eingeführte Anspruch auf eine bezahlte Haushaltshilfe wieder eingeschränkt worden, denn für »Verwandte und Verschwägerte bis zum zweiten Grad werden keine Kosten erstattet« (§ 185b Abs. 2 RVO). Die Bezahlung häuslicher Krankenpflege ist nur bei professioneller Erbringung, d.h. durch eine ausgebildete Pflegerin, anerkannt, die Pflege z.B. durch die Ehefrau wird nicht finanziert, aber als Dienstleistung vorausgesetzt.

In der Begründung eines Urteils des Bundessozialgerichts von 1977 heißt es: Bei der häuslichen Pflege durch die Ehefrau – es ging um eine Heimdialysebehandlung – handelt es sich

»um nichts anderes als um eine selbstverantwortliche Eigenleistung der Familie; denn es gehört zu den Pflichten jedes Versicherten und zumindest seiner mit ihm im Haushalt lebenden Familienangehörigen, alles in

ihren Kräften stehende Zumutbare zu tun, um neben den vorgesehenen Leistungen der Krankenkasse zur Behebung ihres eigenen Krankheitszustandes oder des Krankheitszustandes ihrer Angehörigen beizutragen« (Altschwager-Hauser 1978).

Offenbar wird familiäre Selbsthilfe also nur als Mittel zur Kostenersparnis gesehen; daß inner- und außerfamiliäre Selbsthilfe auch zu einer gegenüber dem staatlichen Angebot qualitativ besseren Versorgung führen könnte, wird demgegenüber vernachlässigt. Ebenso ausgeschlossen bleibt die Möglichkeit einer alternativen Unterstützung des Selbsthilfepotentials.

In einer Gesetzesvorlage zum Kostendämpfungsgesetz wird von der *»Erfüllung einer (...) bestehenden sittlichen Verpflichtung«* gesprochen, *»Verwandten und Verschwägerten bei Krankheit Hilfe und Pflege zu leisten«* (1976/77). Die »Sitten« werden also dort angerufen, wo die nichtprofessionelle Leistungserbringung zur Aufrechterhaltung des professionellen Dienstleistungssystems notwendig wird. Z.B. ist die oben genannte »Heimdialyse« zwar für die Behandlung des Patienten notwendig, aber durch das professionelle System nicht »leistbar«, weil der Patient dem Arzt nicht zur Verfügung steht.

Hervorzuheben ist dabei, daß familiale Selbsthilfe immer auf der unbezahlten Dienstleistung der Frau beruht (Kickbusch 1978).

Eine positive Bestimmung von Selbsthilfe müßte dagegen die Unterstützungsmöglichkeiten von Selbsthilfe in der Sozialversicherung ansprechen, z.B. für eine Selbsthilfegruppe, deren Entstehungs- und Arbeitsbedingungen nicht einfach als vorhanden vorausgesetzt werden können.

»Mitwirkung« in der Sozialversicherung

Die Macht der Experten

Es wurde oben bereits die passive Rolle des Versicherten in der Sozialversicherung betont. Im SGB, 1. Teil, §§ 60–67 wird die *»Mitwirkung«* des Versicherten geregelt. Im einzelnen umfassen diese Bestimmungen: die Angabe von Tatsachen, das persönliche Erscheinen auf Verlangen, Zwang zur ärztlichen und psychologischen Untersuchung, den Zwang zur Heilbehandlung und zu berufsfördernden Maßnahmen, wenn dies für den Gesundheitszustand bzw. für die Erhaltung der Erwerbs- und Vermittlungsfähigkeit notwendig ist. Im Unterschied zur Heilbehandlung, bei der die Hilfe allein vom Urteil des medizinischen Experten abhängt, sollen bei berufsfördernden Maßnahmen z.B. durch das Arbeitsamt die *»berufliche Neigung«* und *»Leistungsfähigkeit«* des Versicherten berücksichtigt werden. Allerdings wird auch hier die verwaltungsmäßige und juristische Definition der Sachlage ausschlaggebend sein. Wird die Mitwirkungspflicht nicht erfüllt oder erschwert, so kann eine Leistung verweigert oder entzogen werden.

Eine solche Bestrafungsmöglichkeit besteht oft im Sozialhilfesektor, aber auch im Falle von Arbeitslosigkeit, wenn der Versicherte seine Arbeitsfähigkeit bzw. Vermittlungsfähigkeit nicht erhält. Ist der Versicherte nicht bereit, sich einer ärztlichen oder psychologischen Begutachtung zu unterziehen, z.B. weil er der Auffassung ist, daß eine erneute Begutachtung zur Klärung des Sachverhalts nicht notwendig ist oder er negative Folgen fürchtet (etwa bei einer psychiatrischen Begutachtung), so kann der »Fall« wegen mangelnder Mitwirkung des Versicherten abgewiesen werden. In der Konsequenz bedeutet dies, daß der medizinische oder psychologische Gutachter eine Hauptfunktion bei der Anerkennung der Hilfsbedürftigkeit erhält, da sein Urteil bei der Zuweisung einer Leistung den Ausschlag gibt.

Betrachten wir den ärztlichen Gutachter der Rentenversicherung oder des vertrauensärztlichen Dienstes, so zeigt sich, daß das medizinische Urteil nicht nur eine eingeschränkte Erwerbsfähigkeit diagnostiziert oder eine Behandlungsbedürftigkeit feststellt, sondern daß mit dem Urteil gleichzeitig eine Statuszuweisung erfolgt: Der Versicherte erhält den Status des Rentners, des Vermittlungsunfähigen usw., und dadurch werden seine finanziellen, beruflichen und sozialen Lebensverhältnisse neu organisiert. Der Versicherte hat nur die Wahl, entweder sich diesem Urteil zu unterwerfen oder die Leistung ganz zu verlieren, z.B. indem er keinen Antrag stellt oder den Antrag zurückzieht. (Er kann auch den beschwerlichen Weg wählen, eine Leistung einzuklagen.) Der medizinische Experte erhält in der Sozialversicherung eine uneingeschränkte Kompetenz, die in ihren Folgen für den Versicherten weit über eine medizinische Diagnose und Behandlung hinausgeht (vgl. hierzu die Kritik am medizinischen Experten in der Einleitung des Buches). Diese Macht ist dem Mediziner im Kassenarztrecht zugewiesen worden. Da die Krankenkassen entgegen ihrem ursprünglichen Selbstverständnis nicht selbst als Anbieter von Leistungen auftreten, sondern die Leistungen durch die kassenärztliche Vereinigung erbringen lassen und durch öffentlich-rechtliche Verträge deren Kosten festlegen, wird weder die Form der Dienstleistung (Zeit, Raum etc.) noch der Inhalt der ärztlichen Tätigkeit bestimmt. Außer der formalen Bestimmung der freien Kassenarztwahl (§ 368d RVO) wird die Beziehung Arzt/Patient nicht geregelt.

Die Kontrolle ärztlichen Handelns ist in den Zulassungsverordnungen gesetzlich geregelt. Im übrigen wird die Definition ärztlichen Handelns den Standesorganisationen überlassen, die eine unangefochtene Machtposition innehaben. Das Verhältnis Versicherter/Versicherung ist also dort, wo es um die personenbezogene Hilfe geht, den professionellen Kompetenzansprüchen und ärztlichen Standesinteressen untergeordnet. Das Verstehen der Probleme und die Wahl der Problemlösung ist ausschließlich dem Experten zugewiesen, dessen Urteil der Versicherte ausgeliefert ist. Dieses Monopol wird durch die Experten verteidigt, so daß Selbsthilfegruppen bisher nur dort versorgungsrelevante Aufgaben erfüllen, wo kein Kompetenzanspruch der Mediziner besteht. Ein Beispiel dafür dürfte die Alkoholikerberatung und -therapie sein, die im großen Umfang von nichtprofessionellen Gruppen durchgeführt wird (vgl. S. 27 in diesem Buch).

Interessenvertretung

Die Ärzte haben sich gegenüber den Krankenkassen immer mehr Macht verschaffen können und sich gegenüber anderen Gesundheitsberufen erfolgreich durchsetzen können, da sie sich das *»Anbietermonopol«* für medizinische Dienstleistungen gesichert haben. Mit dieser Macht hat gleichzeitig eine Einschränkung der Mitsprache durch die »Konsumenten« (Patienten/Betroffenen) stattgefunden, da über die Verteilung der Versicherungsbeiträge und nicht über medizinische Dienstleistungen verhandelt wird. Die Selbstverwaltungsorgane der Krankenkassen, in denen Arbeitnehmer (Gewerkschaften) und Arbeitgeber gleichgewichtig vertreten sind, haben daher für den Versicherten an Bedeutung verloren (Rodenstein 1978). Dies zeigt auch die geringe Beteiligung an den Sozialwahlen. Die Einbeziehung von Laien- und Selbsthilfegruppen in die Gesundheitsversorgung ist angesichts dieser Verselbständigung der Sozialversicherungs-Institutionen gegenüber dem Versicherten mit der Forderung nach Demokratisierung und Humanisierung des Gesundheitswesens verbunden worden (Ferber 1976). Ziel ist, daß der Patient aktiv an der Gestaltung der Gesundheitsdienste teilnimmt. Während in den *USA* die »Mitwirkung der Nutzer« als wesentlicher Bestandteil der Gesundheitsplanung gesehen wird, fehlen in der Bundesrepublik Mitwirkungsmöglichkeiten der Patienten bisher völlig (Trojan 1980).

Selbsthilfegruppen sind vor allem in Bereichen entstanden, wo kein oder nur ein mangelhaftes institutionalisiertes Dienstleistungsangebot bestand, z.B. in der Behindertenarbeit oder in der psychiatrischen Versorgung. Aus der Tatsache, daß in diesen Bereichen zwei Formen der Versorgung entstanden sind (»duales Versorgungssystem«), lassen sich unterschiedliche Einschätzungen und Ansatzpunkte für Alternativen ableiten. Die Kritik an der Übermacht der Experten zielt auf Veränderung in den Institutionen der Gesundheitssicherung; die sozialpolitische Diskussion zielt vor allem auf Veränderungen in der Organisationsstruktur der Sozialversicherung. Vor allem von der Stärkung der

Selbstverwaltungsorgane im Sinne einer verbesserten Kommunikation zwischen Sozialverwaltung und Versicherten wird in der Folge auch eine Veränderung der angebotenen Leistungen erwartet (Standfest 1978). Erreicht werden soll dieses Ziel durch regionale Arbeitsgemeinschaften der Sozialleistungsträger, die sowohl ein bedarfsgerechtes Leistungsangebot als auch eine bedürfnisgerechte Leistungserbringung ermöglichen sollen. Eine *»Rekommunalisierung«* der Versorgungseinrichtungen, wie sie in Ansätzen der Gemeindemedizin und Gemeindepsychiatrie zu erkennen ist, soll den Abstand zwischen Hilfeleistenden und Betroffenen verringern (Kaufmann 1979). Dies bedeutet aber nicht nur eine Veränderung in der Organisation medizinischer und sozialer Dienste im Sinne einer »menschlicheren« Behandlung des Versicherten, sondern sie bedeutet auch eine Neufassung des Krankheitsbegriffs und Veränderungen in der professionell beherrschten Struktur der Gesundheitsdienste.

Eine nur formale Dezentralisierung der Versorgungseinrichtungen macht zwar das Versorgungsgebiet überschaubarer und ermöglicht dadurch mehr Mitwirkung durch die Betroffenen, aber sie stellt noch keine Alternative zur bestehenden Gesundheitsversorgung dar. Im Gegenteil – ohne eine Veränderung des professionellen Einflusses führt eine Verkleinerung des Versorgungsgebietes letztlich sogar zu einer Verstärkung der Macht der Experten, da das Arbeiten der Professionellen in der sozialen Umwelt des Hilfesuchenden die soziale Kontrolle erweitert. Ein Beispiel sind die gemeindepsychiatrischen Dienste. Gemeindenähe bedeutet in der Praxis nämlich auch, daß die soziale Kontrolle über sozial nicht erwünschtes Verhalten ins »Vorfeld« der etablierten Versorgungseinrichtungen rückt (Keupp 1980; Riedmüller 1980b). Mit der Reform der Institutionen der Gesundheitsversorgung muß demnach auch die Einbeziehung neuer Sichtweisen und neuer Hilfen in die Arbeit der Professionellen verbunden sein. Das bedeutet, daß der Betroffene selbst entscheiden können muß, welchen *»Beeinträchtigungen«* und *»Befindlichkeiten«* er Krankheitswert beimessen will und daß diese Entscheidung ernst genommen wird. Eine Veränderung auch des Verhältnisses zwischen den Klienten und den berufsmäßigen Helfern wäre dann unausweichlich, wenn Selbsthilfe als relevanter Versorgungsfaktor akzeptiert wird, ohne sie den beschriebenen rechtlichen und institutionellen Handlungsnormen unterzuordnen.

Christoph Badelt

Selbsthilfe – eine verborgene ökonomische Macht?

Mitglieder von Selbsthilfegruppen sind im allgemeinen überrascht, wenn man sie als »Produzenten« von Dienstleistungen ansieht, die einen Beitrag zur Versorgung einer Volkswirtschaft leisten. Dieses mangelnde Bewußtsein der wirtschaftlichen Bedeutung der Selbsthilfebewegung beschränkt sich allerdings nicht auf die Gruppenaktivisten. Auch die professionellen Ökonomen denken kaum daran, daß Selbsthilfegruppen, Alternativbewegung, Bürgerinitiativen, Freiwilligenvereine und ähnliche Gruppierungen *»Produktionswerte«* erzielen, die in den üblichen Statistiken des Sozialprodukts ignoriert werden.

Kann aber eine einzelne (Gesundheits-)Selbsthilfegruppe wirklich wirtschaftlich bedeutsam werden? Worin besteht denn der Wert bzw. die Menge ihrer »Produktion«? Eine erste Antwort auf diese Frage kann jedes Gruppenmitglied selbst geben. Es braucht nur zu überlegen, welcher Preis anzusetzen wäre, wenn die (z.B. therapeutische) Leistung der Selbsthilfegruppe durch einen bezahlten Angestellten des öffentlichen Sozialwesens oder gar durch einen privat finanzierten Therapeuten oder Berater zu erbringen wäre. Abgesehen davon, daß es oft zweifelhaft ist, ob professionelle Helfer überhaupt zu diesem Dienst imstande sind, vermittelt ein solches Rechenbeispiel wenigstens Größenordnungen. Daran ändert auch nichts die Fülle von Wenn und Aber, die an dieser Stelle in der ökonomischen Fachdiskussion (zu Recht) vorgebracht werden.

Was aus der Sicht der einzelnen Gruppe noch als informatives Gedankenexperiment erscheinen mag, gewinnt aus gesamtwirtschaftlicher Sicht erhebliche Bedeutung. Wenn etwa die Zahl der Selbsthilfegruppen in Amerika schon 1977 mit rund 500000 angegeben wird und es feststeht, daß diese Zahl einer raschen Aufwärtsentwicklung unterliegt, dann ist daraus zu erkennen, daß die oft nur als nebensächlich betrachteten Gruppenleistungen insgesamt einen nicht zu unterschätzenden Faktor darstellen. Darüber hinaus ist es nicht immer klar, wie eine Selbsthilfegruppe von ähnlichen Verbänden abgegrenzt werden kann, so daß auch andere Zahlen von prinzipiellem Interesse sind. So wird etwa in den USA die Zahl der »volunteer groups« (Freiwilligengruppen) mit sechs bis sieben Millionen angegeben, 37 Mill. Amerikaner seien irgendwo als »volunteer« aufgetreten; schon 1976 sollen fünf Mill. Amerikaner in (eher therapeutisch orientierten) Selbsthilfegruppen aktiv gewesen sein. Der Produktionswert des Freiwilligensektors wurde 1974 auf fast 70 Mrd. Dollar (nominell) geschätzt.

Leider existieren für die BRD und Österreich keine vergleichbaren Zahlen. Größenordnungen sind lediglich von den etablierten Wohlfahrtsverbänden bekannt. So hätten diese z.B. in der BRD schon 1972 produktive Werte von vier Mrd. DM geschaffen. Schätzungen der in Selbsthilfegruppen erzeugten produktiven Werte gibt es jedoch auf gesamtwirtschaftlicher Basis nicht.

Ideologische Positionen zur Selbsthilfe

Wie schon an anderer Stelle in diesem Buch angerissen, täuschen Überblickszahlen leicht darüber hinweg, daß sich hinter dem Begriff der »Selbsthilfe« ein weites Spektrum unterschiedlicher Gruppen mit verschiedener ideologischer Basis verbirgt. Radikale Alternativgruppen, die eine Überwindung des bestehenden gesellschaftlichen Systems anstreben, zählen z.B. genauso dazu wie bürgerlich-mittelständische Bürgerinitiativen oder Vereine, welche sich mit der vorhandenen Bürokratie arrangiert haben. Gesellschaftspolitisch gesehen ist es sicher problematisch, all diese Gruppentypen auf einen Nenner bringen zu wollen.

Aus der wirtschaftlichen Perspektive sind die Parallelen jedoch schon größer, weil eben alle Selbsthilfegruppen dadurch gekennzeichnet sind, daß sie Leistungen im ökonomischen Sinn erbringen. Dennoch schlagen sich die unterschiedlichen ideologischen Positionen auch in divergierenden wirtschaftlichen Konzepten der Selbsthilfe nieder.

Selbsthilfe als Ergänzung zum Staat

In der wirtschaftspolitischen Diskussion besteht kein Zweifel, daß die »öffentliche Hand« für die Erfüllung einiger Aufgaben in unserer Gesellschaft zuständig sein soll. Die politischen Divergenzen beginnen erst dort, wo es um die konkrete Definition und Abgrenzung der Staatsaufgaben, also letztlich um die Festlegung des Umfanges des Staatseinflusses geht. Diese Grundsatzfrage dokumentiert sich auch im Gesundheitsbereich. Während in manchen europäischen Ländern ein staatlicher Gesundheitsdienst dominiert, werden in anderen Staaten frei praktizierende Ärzte, mithin marktwirtschaftliche Elemente, stärker bevorzugt. Das Gesundheitswesen ist auch ein gutes Beispiel dafür, wie sehr sich die Diskussion unterschiedlicher Formen der Leistungserbringung oberflächlich auf den privaten Markt, den Staat oder allenfalls auf mögliche Mischformen zwischen beiden konzentriert, während die Alternative der Selbsthilfe bzw. überhaupt des »Dritten Sektors« noch kaum bedacht wird. (Der »Dritte Sektor« umfaßt alle Instanzen, die weder der öffentlichen Hand noch der privaten Wirtschaft zuzurechnen sind, z.B. private Freiwilligenverbände oder eben Selbsthilfegruppen in ihren verschiedenen Spielarten.)

Dennoch ist es möglich, vor diesem Hintergrund die erste Sichtweise der Stellung der Selbsthilfe zu skizzieren. Selbsthilfe wird oft als *Ergänzung zum staatlichen Leistungsangebot* gesehen, die überall dort ansetzen soll, wo die öffentliche Hand die Staatsbürger nicht ausreichend versorgt. Der Versorgungsmangel kann dabei unterschiedlich interpretiert werden. Zum einen rein quantitativ: die öffentliche Hand bietet zu wenig Leistungen an. Wenn es zu wenig Plätze in öffentlichen Rehabilitationszentren oder zu wenig Versorgungsplätze für Drogenabhängige gibt, dann müssen eben Selbsthilfegruppen diesen Mangel beseitigen. Zum anderen geht es um qualitative Mängel: Wenn die öffentliche Hand nicht in der Lage ist, einen Dienst (z.B. Integration von Alkoholikern) qualitativ den Erfordernissen entsprechend zu organisieren, dann sollen dies Selbsthilfegruppen tun.

Unabhängig von der Frage, ob ein solches Bild der Selbsthilfebewegung politisch wünschenswert ist, steht es fest, daß ein großer Teil der Selbsthilfegruppen tatsächlich in ihrer Entstehung auf diese Weise zu erklären ist. Gruppen sind oft eine Reaktion auf eine *»Unterversorgung«* durch öffentliche Stellen, die auch als *»Staatsversagen«* interpretiert wird. Worin aber liegen die Ursachen dieses »Staatsversagens«?

Eine vordergründige Antwort auf diese Frage ist die Krise der öffentlichen Budgets, die überall zu Einsparungen zwingt und kaum Spielraum für die Ausweitung oder Verbesserung von staatlichen Leistungen läßt. Die *»Kostenexplosion«* im Gesundheits- und Sozialwesen ist bereits ein gängiges Schlagwort. Dennoch können die finanziellen Engpässe allein nicht als Ursache angesehen werden, da sie nur Ausdruck politischer Wertungen sind und außerdem mitbedingt sind durch die spezifische Art und Weise, in der von der öffentlichen Hand Leistungen erbracht werden. Deshalb führt man in theoretischen Diskussionen die mangelnde Versorgung durch den Staat zunächst darauf zurück, daß öffentliche Entscheidungsträger lediglich im Hinblick auf Popularitätsgesichtspunkte entscheiden, was z.B. dazu führt, daß gesellschaftliche Randgruppen (Behinderte, Alkoholiker, psychisch Gestörte etc.) chronisch benachteiligt sind und gleichsam in die Selbsthilfe gedrängt werden. Die zweite entscheidende Ursache für die staatliche Unterversorgung liegt in der bürokratischen Leistungserstellung. Diese ist teurer als dezentrale und kleine Versorgungseinrichtungen und außerdem zwangsläufig mit professionalisierter Leistungserstellung verbunden. Zu den materiellen Nachteilen der Zentralisation kommt also noch der qualitative Nachteil der Professionalisierung, der an anderer Stelle dieses Buches bereits diskutiert wurde.

Die Zuordnung dieser Sicht der Selbsthilfebewegung zu politischen Lagern ist nicht einfach. Jene politischen Gruppierungen, die besonders drastisch darauf hinweisen, daß Selbsthilfe als Antwort auf Mängel in der staatlichen Fürsorge entsteht, verwenden dieses Faktum meist dazu, um von der Unfähigkeit des Staates auf die Notwendigkeit eines Abbaus der staatlichen Macht zu schließen. Diese Meinung wird sowohl von konservativen, liberalen, katholischen als auch von radikalsozialistischen Autoren vertreten, wenn auch mit gänzlich konträrem Hintergrund: Geht es den einen um den Abbau von sozialstaatlichen Auswüchsen und um eine Renaissance des Liberalismus, streben die anderen eine Basisdemokratie z. B. sozialistischer Prägung an. Daneben gibt es aber auch Auffassungen, die den diagnostizierten Ist-Zustand insofern als befriedigend ansehen, als sie der Meinung sind, der Staat solle primär für die Gesundheitsversorgung zuständig sein und die Selbsthilfebewegung solle ihn nur dabei unterstützen.

Selbsthilfe als Ergänzung zum Markt

Wenngleich in der ökonomisch-theoretischen Diskussion meist ignoriert, kann die Selbsthilfebewegung ebenso als Reaktion auf eine mangelnde Versorgung durch den Markt verstanden werden. Es gibt nämlich eine Reihe von Leistungen, die von den Betroffenen deshalb in Selbsthilfe erbracht werden, weil sie am Markt zwar vorhanden, jedoch für die Interessenten zu teuer wären. Beispiele dafür sind etwa Pflegeleistungen für Alte oder Kranke, Transportleistungen für Behinderte u. ä. Im Prinzip wäre es sicherlich möglich, private Krankenschwestern, Privatsanatorien oder Taxis als »Substitute« für einige Aktivitäten von Selbsthilfegruppen zu verwenden. Zwar stellt sich wiederum die Frage nach der Qualität und Vergleichbarkeit der Leistungen (Ist die bezahlte Pflege durch eine Krankenschwester vergleichbar mit der freiwilligen Betreuung durch einen Nachbarn?), doch ist diese Frage von nur geringer praktischer Bedeutung, weil die Betroffenen die entsprechenden auf dem freien Markt erhältlichen Produkte auf Grund ihrer Einkommenssituation ohnehin nicht erwerben könnten.

Welche Folgewirkungen hat eine solche Art von Selbsthilfe für die Wirtschaft? Gesamtwirtschaftlich bewirkt in diesem Fall Selbsthilfe eine

Verbesserung der Güterversorgung in speziellen Einkommensschichten. Selbsthilfe ist in der Lage, Bedürfnisse zu befriedigen, die vom Markt nicht befriedigt werden könnten. In einem technischen Sinn wird Selbsthilfe zu einer Konkurrenz für private Unternehmen, weil im Prinzip die gleichen oder ähnliche Leistungen erbracht werden. Im wirtschaftlichen Sinn ist die Konkurrenz jedoch kaum gegeben, weil der Konsumentenkreis der Unternehmen durch die Mitglieder der Selbsthilfegruppen kaum ausgedehnt werden könnte.

Über die politische Beurteilung dieses Bildes von Selbsthilfe wurde noch wenig diskutiert. Bisweilen wird sie in der Nähe der Schwarzarbeit angesiedelt, ein Effekt, der sich vor allem daraus erklärt, daß Selbsthilfe als Reaktion auf das Marktsystem weniger im Gesundheitswesen als noch viel mehr im Bereich des Wohnungsbaus massiv auftritt. Wenngleich die Grenzen zwischen organisierter Gruppenselbsthilfe und Schwarzarbeit, die mit Geld bezahlt wird, nicht exakt festzulegen sind, handelt es sich aber doch im Hinblick auf die Beweggründe der Leistungserbringung um grundverschiedene Phänomene. Davon abgesehen erscheint es problematisch, die Selbsthilfe als eine Notstandsaktion von Personen mit niedrigen Einkommen aufzufassen, weshalb Befürworter der Selbsthilfebewegung dieses wirtschaftliche Erklärungsmuster – das sich übrigens historisch in den Genossenschaften widerspiegelt – zwar anerkennen, es aber nicht immer als besonders wünschenswert und charakteristisch bezeichnen.

Selbsthilfe als Alternative zu Markt und Staat

Von den ersten beiden genannten Fällen sticht ein drittes ökonomisches Konzept der Selbsthilfe deutlich ab: Selbsthilfe wird nicht als eine Ergänzung, als *»Lückenfüller«* von Versorgungsmängeln der privaten Wirtschaft oder des Staates verstanden, sondern als eine grundlegend alternative Entwicklung zu beiden Sektoren der Gesellschaft mit dem Ziel, Bedürfnisse der Menschen unter Umgehung der etablierten wirtschaftlichen Institutionen zu befriedigen. Der Grund für die Suche nach diesen Alternativen liegt sowohl in der Art und Weise, wie die Leistungserstellung in Selbsthilfe erfolgt, als auch in den Zielen, unter die die Leistungserstellung bei Selbsthilfe bzw. in Unternehmen und öffentlichen Institutionen gestellt wird.

Betrachtet man die Selbsthilfegruppen bewußt einseitig aus ökonomischer Perspektive, dann könnte man sie dadurch charakterisieren, daß das Ziel der »Produktion« die direkte Bedarfsdeckung ist und außerdem die wichtigsten »Produktionsentscheidungen« unter Mitwirkung aller Betroffenen getroffen werden. Dadurch unterscheiden sie sich wesentlich von Unternehmen und öffentlichen Leistungsträgern. Diese beiden Grundeigenschaften haben zur Folge, daß manche Menschen es vorziehen, von einer Selbsthilfegruppe versorgt zu werden, obwohl sie im Prinzip Zugang zu öffentlicher Versorgung oder zur Versorgung durch den freien Markt hätten.

Beispiele sind zahlreich, wobei wiederum erhebliche Spannweiten im politischen und sozialen Hintergrund festzustellen sind: Eine Landkommune etwa, die eine weitgehende wirtschaftliche Unabhängigkeit anstrebt, ebenso wie eine Frauenselbsthilfegruppe, die sich als Alternative zur medizinischen Versorgung durch professionelle Gynäkologen versteht; aber auch eine mittelständische Siedlergemeinschaft, die einen Kindergarten oder Sportplatz selbst baut und betreut, obwohl die Mitglieder eine angestellte Kindergärtnerin bzw. den Sportplatzbau durch eine Baufirma finanzieren könnten.

Wo liegen die tieferen Ursachen für diese Art der Selbsthilfe? In der Sprache der Ökonomie könnten sie so beschrieben werden: Selbsthilfe ist offensichtlich imstande, den Gruppenmitgliedern einen Nutzen zu vermitteln, der über den bloßen Konsum der produzierten Leistung hinausgeht. Selbsthilfe vermag zusätzliche Bedürfnisse, wie z.B. soziale Integration, Selbstverwirklichung, Lebenssinn etc. zu befriedigen, ohne daß dadurch die Befriedigung der anderen Bedürfnisse (z.B. gesundheitliche Betreuung, Kinder- oder Altenpflege) im wesentlichen gefährdet wäre.

Das Maß, in dem Mitglieder von Selbsthilfegruppen ihre Bedürfnisse durch die etablierten ökonomischen Institutionen nicht befriedigt fühlen, ist letztlich ausschlaggebend für den Grad der Radikalität einer Selbsthilfegruppe. Ein gutsituierter Angestellter, der von einem selbstorganisierten Sozialprojekt Ausgleich und Lebenssinn erwartet, wird mit Gleichgesinnten zwar auch eine »alternative Selbsthilfegruppe« gründen, diese wird sich aber nur auf eine ganz bestimmte Leistung beziehen und sich selbst meist als unpolitisch verstehen. Das Mitglied einer radikalen Landkommune wird hingegen fast alle Güter seines Bedarfs in Selbsthilfe erstellen, weil die etablierten Instanzen seinen Bedürfnissen kaum entgegenkommen; die angestrebte »Alternative« soll nicht nur einen speziellen Ausschnitt seiner Bedürfnisskala betreffen, sondern in eine grundlegende Neuorientierung des sozioökonomischen Systems einmünden.

Ausgehend von diesen unterschiedlichen Einschätzungen der gegenwärtigen Selbsthilfeszene lassen sich zumindest zwei verschiedene *»Szenarien«* über die wirtschaftliche Bedeutung der Selbsthilfe in der Zukunft zeichnen. Beide können besonders drastisch skizziert werden, wenn man von der Hypothese ausgeht, daß *Selbsthilfe in der Zukunft an Bedeutung gewinnen wird.*

Szenario I: Selbsthilfe als Verbesserung des bestehenden sozio-ökonomischen Systems

Die erste Vision der wirtschaftlichen Bedeutung von Selbsthilfe beruht auf der Auffassung, Selbstorganisation sei eine Ergänzung zu Markt oder Staat. In diesem Zukunftsbild wird Selbsthilfe als Teil eines *»dritten«* (autonomen) Sektors gesehen, der in der Güterversorgung zu Markt und Staat hinzutritt. Dadurch wird Selbsthilfe automatisch zu einem integrierten Teil des bestehenden gesellschaftlichen Systems, das durch die Besinnung auf den »Dritten Sektor« eine deutliche Verbesserung erfährt. Diese wird insbesondere dadurch erreicht, daß eine globale Aufgabenverteilung zwischen der öffentlichen Hand und der Selbsthilfebewegung entwickelt wird, die beiden »Leistungsträgern« ein Höchstmaß an Effizienz ermöglicht. Ein solches Bild wird z. B. gegenwärtig in der angelsächsischen Literatur zur Stellung der Freiwilligen- bzw. Laienhilfe diskutiert.

Welche Konturen für die Aufgabenteilung zeichnen sich dabei ab? Selbsthilfegruppen hätten gegenüber dem Staat vor allem folgende Funktionen zu erfüllen:

- Sie identifizieren offene Probleme und Wünsche, mithin unbefriedigte Bedürfnisse, weil sie durch ihre Basisorientierung über bessere Informationsquellen verfügen als die staatlichen Bürokratien (z. B. Frauenhäuser).
- Sie verstärken die Wirkungen öffentlicher Leistungen, indem sie neuartige Methoden der Leistungserstellung anwenden oder neue Klientenkreise ansprechen. Dadurch werden z. B. öffentliche Subventionen besser genutzt, als wenn die gleichen Summen für unmittelbare staatliche Leistungen verwendet würden.
- Sie verbessern die Qualität öffentlicher Leistungen, weil sie über die materielle Hilfestellung hinaus qualitative Bedürfnisse der Menschen befriedigen können, was für nahezu alle sozialpolitischen Belange von Bedeutung ist.
- Sie ergänzen in bestimmten Bereichen öffentliche Leistungen, indem sie im Rahmen einer festen Arbeitsteilung für bestimmte Agenden vollständig die Verantwortung übernehmen (z. B. durch ein Abkommen zwischen lokaler Verwaltung und Selbsthilfegruppen im Bereich der Behindertenfürsorge).

Der öffentlichen Hand kommt in einem solchen Bild vor allem eine Unterstützungsfunktion von Selbsthilfegruppen zu. Diese besteht generell darin, daß öffentliche Stellen auf vielfältige Weise die Arbeit von Selbsthilfegruppen fördern, z. B.:

- durch Unterstützung in der Gründungsphase, etwa durch Liefern einer »Initialzündung«, die von einem Sozialarbeiter oder Psychotherapeuten ausgehen könnte.

- durch Übernahme einer Beratungs- und Anwaltsfunktion in rechtlichen, organisatorischen, manchmal auch rein politischen Belangen (Beratungsstelle, Advokatenplanung u. ä.)
- durch die (indirekte) Vermittlung von Kontakten zu anderen Selbsthilfegruppen (Adressenverzeichnisse, Informationsbroschüren u. ä.)

Es liegt auf der Hand, daß eine solche Arbeitsteilung von einem Basiswerturteil ausgeht, das eine Bejahung der prinzipiellen Strukturen des bestehenden sozioökonomischen Systems enthält. Allerdings treten auch unter diesem Gesichtspunkt Probleme auf, die die Realisierung eines solchen Konzepts erschweren. Dazu zählt insbesondere die Frage der Unabhängigkeit der Selbsthilfebewegung, die durch eine solche Einbindung zweifellos eingeschränkt, wenn nicht überhaupt beseitigt wird. Andererseits ist es offensichtlich, daß auch durch eine indirekte Hilfe der öffentlichen Hand (z. B. durch pauschale Subventionen) die Arbeitsmöglichkeiten von Selbsthilfegruppen verbessert werden, weshalb sich Gruppen oft um eine solche Unterstützung bemühen.

Szenario II: Selbsthilfe als Kern einer Alternativökonomie

Vertreter radikaler Selbsthilfegruppen haben für das oben gezeichnete Bild bestenfalls ein Lächeln über und würden den beteiligten Gruppen sowohl den Charakter der »Selbsthilfe« als auch den, »alternativ« zu sein, absprechen. Für sie wäre jedes Abkommen, jedes Arrangement mit den etablierten gesellschaftlichen Institutionen ein Widerspruch in sich. »Echte« Selbsthilfe muß vielmehr der Kern einer grundlegend alternativen Wirtschafts- und Gesellschaftsordnung sein.

Selbsthilfe als umfassendes wirtschaftliches Konzept geht von der Vision aus, die Trennung von Arbeitszeit und Freizeit (Konsumzeit) abzubauen, um der gemeinschaftlichen *»Eigenarbeit«* zum Durchbruch zu verhelfen. Das Prinzip der Selbsthilfe kann dann keineswegs auf den Gesundheits- und Sozialbereich beschränkt bleiben, sondern würde zum bestimmenden Prinzip der Organisation der Wirtschaft (»Dualwirtschaft«). Selbsthilfe ist daher nicht als Freizeitaktivität zu verstehen, sondern müßte schrittweise den Arbeitsprozeß ersetzen. Dies läuft darauf hinaus, die hochentwickelte Arbeitsteilung der industriellen Gesellschaft wieder zu reduzieren, das Prinzip der Geldwirtschaft wieder stärker von tauschwirtschaftlichen Elementen ablösen zu lassen.

In einem solchen Zukunftsbild der Selbsthilfe wäre auch die Frage der Vollbeschäftigung in neuem Licht zu sehen. Schon heute wird vielfach die Frage angeschnitten, ob nicht eine starke Intensivierung der Selbsthilfe Arbeitsplätze gefährden würde, was zweifellos immer dann ein reales Problem wird, wenn sich Selbsthilfe nicht nur als Ergänzung, sondern als Alternative zu bestehenden wirtschaftlichen Institutionen versteht. Im dualwirtschaftlichen Konzept wird diese Frage zwar erkannt, die »Gefährdung« bezahlter Arbeitsplätze jedoch nicht von vornherein als negativ betrachtet. Im Gegenteil: Die Reduktion der bezahlten Arbeit und ihre Ersetzung durch »Eigenarbeit« wird sogar zum ausdrücklichen Ziel. Die durch bezahlte Arbeit zu erzielenden Geldeinkommen würden außerdem ihre Wichtigkeit verlieren, weil an Stelle des passiven Konsums die Selbsterstellung von Gütern tritt.

Vertreter des etablierten Selbsthilfeszenarios (I) sympathisieren zwar oft mit den Gedanken der radikalen Dualwirtschaftler, halten sie jedoch für eine naive Utopie. Nicht nur, daß die einfache Rechnung *»Ersetzung bezahlter Arbeitszeit durch Selbsthilfe«* aufgrund struktureller Schwierigkeiten nicht aufgeht. Vor allem wird bezweifelt, ob sich tatsächlich eine bedeutende Zahl von Menschen zu diesem Konzept bekennt, was wiederum die Voraussetzung für seine umfassende Durchsetzung wäre. Dieser Pessimismus dürfte gegenwärtig – ungeachtet des rasanten Aufschwungs der Ideen der Selbsthilfe – berechtigt sein; ob dies auch für die fernere Zukunft gilt – darüber kann man zur Zeit nur spekulieren.

Adalbert Evers

Über Selbsthilfe, zwei Kulturen und Alternativbewegung

Am Anfang zwei Bemerkungen zu dem, worum es gehen soll:

Es soll um Theorien, Vorstellungen und Konzepte für Selbsthilfe gehen, also um *»Theorie«* und *»Politik«*, jene zwei Dinge, mit denen viele bei Selbsthilfeexperimenten Engagierte angeblich nicht gern zu tun haben. Nun, in Gesprächen und Auseinandersetzungen mit ihnen habe ich immer eines erfahren: daß die Ernsthaftigkeit und Lust an der Spekulation über die Zukunft – also an Theorie und Politik in diesem Sinne – ebenso groß ist wie die Ablehnung dessen, was jene daraus gemacht haben, die dieses Feld als Professionelle »beherrschen«.

Es soll um Selbsthilfe im Kontext der »zweiten« bzw. »Alternativkultur« gehen: So wie die außerparlamentarische Bewegung von 1968 weit mehr als eine Studentenbewegung war, haben auch die Zweifel, Ideale und Werte, um die es bei den »Alternativen« geht, eine viel breitere soziale Grundlage, als auf den ersten Blick erkennbar. Die alternativen sozialen Bewegungen von heute sollten nicht als auf die sog. »Alternativszene« beschränkt gesehen werden. Es könnte also sein, daß es im folgenden auch um die Probleme und Fragen solcher Selbsthilfeansätze geht, die mit der »Alternativbewegung« scheinbar wenig zu tun haben. Schauen wir uns um.

Konservative und Sozialdemokraten: Der Clinch der herrschenden Meinungen und eine freundliche Einladung

Eine Tatsache, die den Hintergrund für Diskussionen über die Alternativbewegung und die Rolle der sozialen Dienste bildet, wird heute in der parteipolitischen Diskussion zum zentralen Ansatzpunkt: mehr Personal- und Sachleistungen führen zu mehr Kosten, Bürokratie und Bevormundung, ohne den gewünschten sozialen Effekt zu haben.

1. Die Konservativen oder: Jeder kann sich selbst helfen

Das konservative Verständnis der Krise des Sozialstaats (wie etwa bei

Schelsky, 1976) hat als Antwort auf das Dilemma der Verstaatlichung und arbeitsteiligen Ausgliederung sozialer Dienste, die zum »betreuten Menschen« führen, vor allem eines zur Hand: die Rückwendung auf das »dispositionsfähige Individuum«. Dieser Vorstellung entspricht *ökonomisch* die Wiedervermarktung (Reprivatisierung) staatlicher Dienste und *sozialkulturell* die Herausstellung des »freien Individuums« und traditioneller Gemeinschaften (Familie, Verbandswesen).

Diese Art der Gesellschafts- und Kulturkritik und die ihr entsprechenden Lösungsvorschläge (Familienpolitik, freiwillige Versicherungen, Stärkung nichtstaatlicher Leistungsträger) bagatellisieren aber die Abhängigkeiten im Arbeitsleben, und dieser Weg der *»Stärkung traditioneller sozialer Gemeinschaften«* leugnet deren gleichzeitigen Zwangscharakter (wie im Falle des Familienverbandes). Darüber hinaus bleibt fraglich, inwieweit ein als Wählerpotential abdriftender Block von »Wertkonservativen« damit auf Dauer gebunden werden kann, ist es doch nicht allein der Sozialstaat, sondern gerade auch die von den Christdemokraten befürwortete *»moderne Leistungsgesellschaft«,* die systematisch die sozialen Werte und Institutionen unterhöhlt, auf die zu setzen man vorgibt: Mitmenschlichkeit, Solidarität oder auch »Familiensinn«.

Für Selbsthilfe bleibt in diesen Überlegungen nur ein schmaler Raum: verstanden als Eigenorganisation privilegierter sozialer Interessen, die sich einer bürokratisch-zentralstaatlichen Nivellierung entziehen wollen (z.B. Elternvereine für Privatschulen) oder als erzwungene Eigenversorgung der sowieso schon Benachteiligten (»hilf dir selbst, dann hilft dir...«); Selbsthilfe wird eingebunden in ein Konzept von Entstaatlichung und gesellschaftlicher Refeudalisierung.

2. Die Sozialdemokraten oder: Der Kunde ist zufrieden

Die rabiaten Konsequenzen konservativer Gesellschafts- und Staatskritik machen es der sozialdemokratisch geprägten Diskussion natürlich leicht. Sie selbst macht es sich mit ihren gängigen Denkschemata allzu leicht: Die Krise des Sozialstaates wird verkürzt auf eine *finanzielle* Krise und kann nur Modernisierung der sozialen Dienste, bessere Abstimmung, gerechtere Leistungen bedeuten (vgl. etwa die Argumentation beim SPD-Sozialexperten Olaf Sund, 1978). Indem die privatistischen *Konsequenzen* konservativer Sozialstaatskritik (»Ellenbogengesellschaft«) kritisiert werden, werden die Ansatzpunkte dieser Kritik – Bürokratisierung, Abhängigkeit durch Bevormundung, Zentralisierung usw. – gleich miterledigt, indem sie ignoriert oder bagatellisiert werden.

In einem solchen staatlichen Ordnungsdenken ist für Selbsthilfe kein Raum; in Vorstellungen von einer Ordnung und Verwaltung der sozialen Dienste nach dem Vorbild der Hermes-Versicherungs-AG paßt Selbsthilfe nicht hinein, und als ein in den letzten Jahren aufgekommenes Phänomen im Rahmen alternativer Bewegungen kann sie bestenfalls geduldet werden.

3. Man lernt dazu – »Zwei Kulturen« oder: Selbsthilfe als friedliche Koexistenz

Sowohl bei den Theoretikern sozialer Dienste wie auch in der politischen Diskussion der Sozialdemokraten beginnt sich jedoch die Erkenntnis von der vielfachen Ineffektivität staatlich-bürokratisch organisierter »Hilfeleistungen« (Kritik der herkömmlichen Formen von Jugend- und Sozialarbeit etc.) durchzusetzen (Badura/Gross, 1976; F. X. Kaufmann, 1979); zugleich werden zum Teil auch die im »Sozialstaatsdenken« angelegten Hoffnungen auf soziale und kulturelle Egalisierung aufgegeben. Schrittmacher ist hier etwa der frühere Berliner Wissenschaftssenator Glotz mit seinen Überlegungen zur Anerkennung einer »zweiten Kultur« (vgl. u. a.: 1978).

In diesem Zusammenhang bekommt Selbsthilfe eine steigende Bedeutung auf einem relativ klar abgegrenzten Gebiet: Sie kann ein Mittel zur Effektivierung bestimmter sozialer Dienste sein, der Entsozialisierung bestimmter Bevölkerungsgruppen (von Marginalisierten und der »zweiten Kultur«) entgegenwirken (z. B. neue Formen der Sozialhilfe in »sozialen Brennpunkten« der Städte, Zuschüsse für Selbstverwaltungsprojekte der Alternativszene) und mithelfen, den Dialog aufrechtzuerhalten zwischen den beiden Kulturen – der der technischen Großorganisationen, der Modernisierungszwänge und der Computersteuerung und der sympathischen kleinen Welt der lebenspraktisch Experimentierenden. Die Möglichkeit der Wiederherstellung des Dialogs zwischen den »Großorganisationen« SPD und Gewerkschaften und den »Alternativen«; die Fähigkeit dieser Gesellschaft – wenn auch langsam –, die Anstöße der »zweiten Kultur« aufnehmen zu können; umgekehrt aber auch die Notwendigkeit, eben diese Gesellschaft mit ihren Großorganisationen und die Vermittlerrolle der Sozialdemokraten zu akzeptieren, auf diesen Punkten insistiert das Glotzsche Angebot zur Koexistenz und sein Projekt gesellschaftlichen Fortschritts.

War er es, der diese Vorstellung zum Bild vom *»Supertanker«* SPD und den kleinen *»alternativen Booten«* verdichtet hat, die nach Zielen Ausschau halten, auf die der »Supertanker« erst mit ganz langsamen Kursschwenks reagieren kann, kleinen Booten, die aber nur in seinem Schutz die See befahren können? Wie immer, ich möchte behaupten, daß seine Vorstellung alle Chancen hat, zum dominierenden Interpretationsmuster der weiteren Entwicklungsmöglichkeiten auch von Selbsthilfeexperimenten in dieser Gesellschaft zu werden. Dafür gibt es zunächst einmal ganz praktische Gründe, bieten sich im Rahmen dieses Konzepts doch überhaupt erst Nischen des materiellen Überlebens für viele Selbsthilfeinitiativen an. Es gibt aber auch andere Gründe, die mit der Schwäche und Hilflosigkeit »linker« und »alternativer« Ansätze und Diskussionskonzepte zusammenhängen.

Das Feld der alten und neuen Linken: Ein dürrer Boden für Alternativen zum herrschenden Diskurs

4. Die Hilflosigkeit des traditionellen Marxismus der »alten Linken« ...

Zwei Spielarten lassen sich feststellen: die *reformerische* und die *»revolutionäre«*. Schaut man sich Verlautbarungen im Umkreis der gewerkschaftlich orientierten Vorschläge zu »Alternativen der Wirtschaftspolitik« (1978) an, dann wird deutlich, daß gerade in diesen Appellen, sozialdemokratisches Reformertum ernst zu nehmen, die strukturellen Schwächen dieser ganzen »Kultur« des traditionell-linken sozialdemokratischen und gewerkschaftlichen Denkens und Handelns besonders hervortreten. Auf einen Nenner gebracht lautet das Rezept: mehr Freiheit und Gleichheit durch mehr Staat, d.h. mehr wirtschaftliche Planung, Ausweitung der Mittel und des Personals sozialer Dienste, mehr sozialer Wohnungsbau etc. Es hat den Anschein, als sei an solchen Denkwelten die jahrealte Debatte zur Technologiekritik und zur Kritik bürokratisierter Leistungen spurlos vorübergegangen. Daran ändern auch die *»demokratischen«* Forderungen nichts, wenn sie sich fast ausschließlich auf mehr *»Bürgerbeteiligung«* bei den Staatsgeschäften konzentrieren und damit die Frage der Autonomie auf die der Mitbestimmung verkürzt wird. Solche »Alternativen« sind eher radikale Varianten des gleichen *staatssozialistischen Denkens* in der Tradition des »Volksstaates«, das die Sozialdemokratien bis heute prägt. Sie mögen – gemessen an den Glotzschen Überlegungen – sozial und ökonomisch aufrichtig sein; angesichts der Krise von Ökologie und Politik erscheinen sie aber politisch als vorsintflutlich.

Ebensowenig wie in den verschiedenen Spielarten einer allmählichen gesellschaftlichen Emanzipation mit staatlicher Hilfe hat die Selbsthilfeproblematik Platz im traditionellen revolutionären Marxismus. Wie hier noch immer gedacht und argumentiert wird, läßt sich beispielhaft bei *Mandel* in einem Interview mit *Christian Wend* (Netzwerk) nachlesen (1978). Wie Mandel dort erläutert, hat die soziale Bewegung nur ein begrenztes Aktionspotential; die notwendige *Wahl*, ob man es eher für den Aufbau *»alternativer Produktionszusammenhänge«* und selbstorganisierter Dienste oder aber für *»Agitation und Propaganda«* nutzen soll, entscheidet Mandel selbstverständlich zugunsten des letzteren. Er vertritt damit das Primat einer bestimmten Konzeption *von Politik*: Es ist die alte revolutionäre Konzeption des Sich-Sammelns, Vorbereitens und Wappnens für den *»großen Sprung«,* die mit dem Ferner-Rücken des *»großen Abends der Revolution«* zur endlosen Geduldsprobe wird. Er sieht nicht, daß diese Konzeption schon einmal eine Niederlage erlitt, als sich in Kaiserreich und Weimarer Republik der pragmatische Reformismus der sozialdemokratischen Rechten dagegen durchsetzen konnte; und er begreift offenbar nicht, daß es geradezu das Lebensprinzip der gegenwärtigen sozialen Bewegung ist, bestimmte Bedürfnisse und Erwartungen hier und jetzt einzulösen – und sei es auch nur experimentell und symbolisch. *Die Wahl,* von der Mandel spricht, *ist schon längst entschieden*; das entgeht ihm ebenso wie die Tatsache, daß diese neuen Strategien des »Experimentierens« bei den »Alternativen« wohl kaum mit dem ehrwürdigen Reformismus gleichgesetzt werden können, vor dem er die Selbsthilfeinitiativen noch einmal eindringlich warnt.

5. ... und die Ratlosigkeit der Neuen Linken:
Selbsthilfe ist sympathisch

Selbsthilfe als zentrale Aktions- und Lebensform der Alternativbewegung, als Hauptform »alternativer Projekte«, wird auch in der *»undogmatischen«* und *»neuen«* Linken stark beachtet. Genauer betrachtet findet sich in Büchern wie dem von Hollstein (1979) oder Hollstein/Penth (1980) nicht mehr als eine einfühlsame Beschreibung des gegenwärtigen Zustandes. Das Phänomen der Selbsthilfe wird praktisch anerkannt, mit Sympathie geschildert, der kritischen Solidarität versichert; man weist darauf hin, daß viele Selbsthilfeprojekte, die sich nach außen abschließen oder abgeschlossen werden, regredieren oder scheitern oder daß sie aus Geldmangel nur vereinzelt mithalten können; man stellt noch einmal fest, daß sich ja auch bei den Arbeitern etwas rührt, fordert dazu auf, in die Gesellschaft hineinzugehen – und das war's dann.

Wenn man nun selbstkritisch feststellt, *»daß die Linke ihren eigenen Führungsanspruch überdenken sollte, so ist mir* das *zu wenig: Wenn diese Linke nicht mehr tun kann, als das zu beschreiben, was die in der Selbsthilfe Handelnden sowieso über sich selbst wissen, sollte sie sich auflösen.«* In der Tat läuft diese Haltung der *Anerkennung in der Praxis und der Nicht-Anerkennung als Herausforderung für Denken und Theorie* geradewegs auf das Glotzsche Angebot des Miteinander und Füreinander zu. Wenn etwa Christel Neusüss (eines der zahlreichen Fördermitglieder des Netzwerks) jede Relevanz der kleinen Selbsthilfeversuche für den großen Betriebsbereich bestreitet (»ökonomisch unmöglich«), die Bewegung mahnt, sich nicht ideell zu überfordern, und feststellt, daß Selbsthilfe bei Sozialhilfe, Medizin und Jugendarbeit »nützlich« sein kann (1979), dann wird gerade jene theoretische und praktische *Sektoralisierung der neuen Praxisformen* mitbetrieben, die eine Funktionsvoraussetzung für die Glotzschen Vorstellungen bildet – Selbsthilfeansätze nicht als die Herausforderung »rechter« und »linker« Gesellschaftskonzepte, sondern als Bereicherung: ein hier oder dort einzubauendes Instrument.

Von den Aufgaben der Selbsthilfe in einer neuen politischen Kultur

Wenn es beim Thema Selbsthilfe um mehr gehen soll als um die Nutzung eines neuen Verwaltungsinstruments, eine andere bessere Technik der Sozialarbeit; wenn sie im Zentrum der wichtigsten und lebendigsten Formen des sozialen Protestes steht; wenn sie aus Bewegungen wie der ökologischen, der Frauenbewegung, ja auch der Arbeiterbewegung (*»wir übernehmen die Fabrik«*) nicht mehr wegzudenken ist; und wenn trotzdem all das nicht nur in den herrschenden politischen Kulturen, sondern auch in der linken Kultur keine theoretische Anerkennung findet, dann ist dies wohl das dringendste Signal für die Notwendigkeit einer *»neuen politischen Kultur«*. Daß das weitgehende Monopol des Marxismus und des Sozialismus auf die theoretische und praktische Artikulation radikaler Systemkritik dahin ist, zeigt sich nicht nur hierzulande, sondern auch jenseits unserer Grenzen, z. B. in der Krise selbst der fortgeschrittenen eurokommunistischen Arbeiterparteien und ihrer Konzepte (vgl. dazu Evers/Rodriguez-Lores, 1980). Diejenigen aber, für die die neuen Praxisformen – wie die Selbsthilfe – zu einer wirklichen theoretischen Herausforderung geworden sind, leben in einer geradezu babylonischen Sprachverwirrung und bevorzugen das utopische und spekulative Denken. Das ist nicht weiter verwunderlich, denn sie sind das Produkt einer Situation, in der – wie es Gramsci einmal formulierte – das Alte noch nicht abgestorben und das Neue noch nicht geboren ist.

6. Die Alternativkultur – ein geeigneter Bezugsrahmen für die Selbsthilfe?

Auch hierzulande haben bei der Diskussion um Selbsthilfe die dissidenten Ansätze von so verschiedenen Denkern wie *Illich, Freire, Foucault, Gorz, Jungk* mittlerweile z. T. weit mehr Bedeutung erlangt als die anerkannten Spielarten marxistischen Denkens. Selbsthilfe steht dabei fast immer im Zusammenhang der »Gegengesellschaft«, »Alternativbewegung«, »Alternativkultur«. Ist diese Alternativkultur schon die »neue politische Kultur«, also der notwendige und angemessene Bezugsrahmen, innerhalb dessen die Chancen konkreter Selbsthilfeprojekte sich bestimmen? Um einer Antwort näher zu kommen, möchte ich mich aus der Fülle der Beiträge zur Alternativdiskussion (zum Überblick vgl. Nelles/Beywl, 1981) mit den Überlegungen von *Joseph Huber,* (1980) näher auseinandersetzten – nicht nur weil sie von ZEIT (1980[1]) und TAZ (Vorabdruck) mittlerweile weit verbreitet worden sind, sondern auch weil sie mir recht genau den gegenwärtigen Zustand der »alternativen« Selbsteinschätzung widerzuspiegeln scheinen.

Huber gibt sich distanziert kritisch und zeigt, wie falsch das idealisierte Bild eines frei wuchernden Rankennetzes von Selbsthilfeinitiativen ist. Er verdeutlicht, in welchem Ausmaß Demoralisierungsprozesse Selbsthilfeansätze zerstören und daß Eskapismus und die Haltung des *»Rette sich wer kann«* Selbsthilfe zum Vorwand werden lassen. Wichtiger aber als das Offenlegen solcher deprimierender Aspekte von Selbsthilfe ist, daß Huber ein Kernelement des in der Alternativbewegung vorherrschenden Denkens kritisch erfaßt, nämlich *»Alternativen als bloße Antithesen zum Bestehenden«* zu begreifen:
Statt Gesellschaft: Gemeinschaft;
statt Staat und Institution: Antietatismus und Antiinstitutionalismus;
statt Parlamentarismus: Antiparlamentarismus;
statt Zentralismus: dezentrale Strukturen.

Dieses Verharren im herrschenden Denken kommt darin zum Ausdruck, daß man seine Kategorien und Schubladen beim Aufbau solcher Gegenpositionen immer noch akzeptiert. Es findet sich auch im Hinblick auf die Selbsthilfe, wenn die Debatte dort nur in Gegensatzpaaren geführt wird:
Professionalisierung – Aufhebung jeglichen Spezialistentums,
zentrales Versorgungssystem – dezentralisierte autonome Selbstversorgungssysteme,
staatliche Versorgung – staatsfreie autonome Selbstversorgung.

Trotz dieser kritischen und selbstkritischen Beschreibungen zur *»Lage der Szene«* lehnt Huber das Vermittlungsangebot ab, das aus der Lageanalyse der »zwei Kulturen« des Senators Glotz hervorgeht. Soweit Glotz' Rede von den »zwei Kulturen« als Wirklichkeitsbeschreibung gedacht ist, kratzt Huber von diesem Bild die idyllischen Farbgebungen herunter: *»Das Unannehmbare der Rede von den zwei Kulturen liegt sozial gesehen in der Ausgrenzung und Stigmatisierung, ökonomisch... in der Spaltung der Wirtschaft in einen abgesicherten Wohlstandsbereich mit guten Jobs einerseits und einen sozial ungesicherten Armutsbereich andererseits... Politisch gesehen... heißt dann außerparlamentarisch nicht mehr einfach ›außerhalb des Parlaments‹, sondern eher so etwas wie ›außer Konkurrenz‹* (1980[1]). Diese so wichtigen und zentralen Feststellungen könnten und müßten nun der Ausgangspunkt für weitere Überlegungen und Nachforschungen sein:

- Hofft Glotz, mit seinem Appell an die wechselseitige Verständigung der »zwei Kulturen« tatsächlich diesen tiefen Graben zwischen ihnen als »zwei Gesellschaften« zuschütten zu können? – oder geht es nur darum, eine friedliche Koexistenz zwischen den Gruppen der »Kerngesellschaft« und denen der »Randgesellschaft« ideologisch zu begründen?
- Welche Formen von Politik und praktischem Handeln wären dann geeignet, die gegenwärtigen spärlichen und schwachen Alternativ- und Selbsthilfeansätze aus der Ecke der technischen Funktionalisierung und der Selbstverwaltung der Armut und Abhängigkeit herauszuboxen?

Antworten von Glotz auf die beiden ersten Fragen stehen noch aus. Und die Antworten von Huber auf den zweiten Fragenkomplex sehen seltsamerweise dem Denkentwurf des von ihm geschmähten Senators Glotz gar nicht so unähnlich: Um das positive Ziel einer Verschränkung und *»Synthese aus etablierten Thesen und subkulturellen Antithesen«* (1980, 110) zu erreichen und der drohenden Abgrenzung zwischen *»Etablierten«* (aber reformwilligen Sozialdemokraten und Gewerkschaftlern) und *»Subkulturellen«* zu begegnen, sollen *»jene Personen, die sowohl mit dem Establishment als auch mit einer Subkultur in Interaktion stehen«*, durch die Ausbildung einer intermediären oder *Zwischenkultur* die wechselseitige Abgrenzung verhindern (1980, 96); als Beispiel für solche intermediären Personen nennt Huber Beuys, Böll, Illich u. a. m.

Das Zukunftsziel, eine nicht ko-existierende, sondern eine andere Gesellschaft, mag bei Huber höher gesteckt sein; die Hoffnung aber, daß man sich schon irgendwie der kulturellen Anstöße der *»mit Haut und Haar engagierten«* Mitglieder der Alternativkultur annehmen wird, teilt er mit Glotz. Dessen Dialog »Etablierte – Subkulturelle« soll nun allerdings über »zwischenkulturelle« Personen hergestellt und aufrechterhalten werden – ein, wie Huber formuliert, *»Triumvirat von Etablierten, Subkulturellen und Intermediären«* (1980, 110). Zweierlei wäre nun zu fragen:
- Kommt nicht, trotz so verschiedener Ausgangspunkte, bei beiden, Huber wie Glotz, praktisch das gleiche heraus, nämlich die Empfehlung an Träger alternativer Experimente wie der Selbsthilfe, unverdrossen weiterzuexperimentieren und Unterstützung zu suchen, wo immer sie sich anbietet?
- Warum können es beide mit diesen Empfehlungen letztlich als unproblematisch ansehen, daß in der Tendenz Alternativen wie die Selbsthilfe zu einer Sache der Marginalisierten zu werden drohen?

Um beides besser verstehen zu können, möchte ich einen kurzen Exkurs unternehmen. Ich sprach von verschiedenen Denkansätzen, die zu einer

»neuen politischen Kultur« beitragen könnten. Einen dieser Denkansätze, wie er sich in der französischen Diskussion um soziale Bewegungen, Ökologie und betriebliche Selbstverwaltung herausgebildet hat, möchte ich kurz skizzieren (ausführlicher dazu: Evers, 1980[1]) – nicht wegen der unbedingten Übereinstimmung mit seinen Aussagen, sondern wegen der Art des theoretischen Umgangs mit dem praktischen Phänomen der Selbsthilfe.

7. Was kann das meinen: »neue politische Kultur«?

Die Überlegungen bei Gorz (1977), Julliard (1977), Touraine (1977) und Rosanvallon/Viveret (1977) gehen von der Kritik einer Entwicklung aus, in der die Vergesellschaftung des ökonomischen und sozialen Lebens sich als fortschreitende Verstaatlichung – und das heißt auch Entmündigung und Verarmung – des sozialen Lebens, der Eigenkompetenz der Gesellschaft selbst vollzogen hat. Damit einhergegangen ist eine Spezialisierung und Arbeitsteiligkeit ökonomischer und sozialer Funktionen, die zur wachsenden Inkompetenz und Abhängigkeit des einzelnen vom Staat, der Randregion vom Zentrum, der sozialen Bewegungen von der professionalen Politik geführt hat. In der Vorstellung der genannten französischen Wissenschaftler kann es demgegenüber nicht darum gehen, die Kompetenzen einer verselbständigten Staatspolitik zu erweitern, um sie anders nutzen zu können, sondern vielmehr zuallererst darum, *die Kompetenz der Gesellschaft gegenüber dem Staat wiederherzustellen.* Dies soll erreicht werden durch die gesellschaftliche Neuaneignung und Entprofessionalisierung staatlicher Funktionen, die Wiederherstellung einer ganzen Vielfalt von Kooperations- und Gemeinschaftsformen in einer Gesellschaft, die heute auf das Gegenüber des mobilen Individuums und des allmächtigen Staates deformiert zu sein scheint. Nur auf diesem Wege läßt sich jene umfassende gesellschaftliche Kompetenz herstellen, die notwendig ist, um einen anderen Weg aus der gegenwärtigen Krise zu finden und durchzusetzen. Dazu reicht freilich nicht die lockere Koordination selbstverwalteter »Basiseinheiten«; vielmehr wird die Notwendigkeit zentraler Entscheidungen und Meinungsbildungen unterstrichen – eine Zentralität freilich anderen Charakters, wenn sie einen neuen Unterbau hat.

Eine »neue politische Kultur« – so Rosanvallon und Viveret – stellt sich als schwieriges *Problem der Verschmelzung verschiedener Arten der »Dissidenz« zu etwas Neuem.*

Was scheint mir so bemerkenswert an diesen Überlegungen französischer Kollegen? Es ist das *»kritische«* Denken, das nicht allein die herrschenden sozialen Verhältnisse zu beschreiben sucht, sondern zugleich den *Protest selbst in seiner aktuellen Gestalt* – etwa als »Alternativbewegung« und »Selbsthilfe« *als Übergang auffaßt* und nach dem fragt, was sich in seinen sozialen Bezügen und Ausdrucksformen ändern kann und muß.

8. Zweite und Alternativkultur – vom Einverständnis wider Willen

Die Dynamik des genannten Ansatzes möchte ich kritisch gegen die tiefe *Immanenz und Statik* des Glotzschen Denkansatzes richten. Es gibt zwei Kulturen, eine dominierende und eine unterlegene Sub-Kultur – und damit haben wir uns grundsätzlich abzufinden (aber sie könnten sich immerhin besser verständigen); die Partei, die politisch für die Experimente der zweiten Kultur einzutreten und sie aufzugreifen hat, die Sozialdemokratie, ist schon vorhanden – und auch damit haben wir uns abzufinden (natürlich könnte diese Partei besser sein). Diese Liste von Beispielen, wo grundlegende Prinzipien der heutigen Situation auch die Konstruktionsprinzipien der Zukunft sein sollen, ließe sich noch verlängern.

Das Konstrukt von Glotz erweist sich so als ein letztlich *konservativer* Vorschlag, als die Vorstellung, eine soziale Balance wiederzufinden, in der die erste und die zweite Kultur von und mit ihren wechselseitigen Beschädigungen leben sollen: Die erste, sozial und intellektuell versteinert, braucht die sozialen Experimente und intellektuellen Anregungen der zweiten Kultur; diese, dezentralisiert, zersplittert, uneffektiv, braucht die Apparate der ersten Kultur, damit diese sich ihre ideellen Gegenentwürfe zumindest als technische Organisationsprinzipien zu eigen macht. Und sie braucht deren Toleranz und Wohlwollen, damit die Lebensstile und Ansprüche der zweiten Kultur nicht unterdrückt und diskriminiert werden. Die Frage ist jedoch nicht nur, ob man sich diesem konservativen Entwurf beugen will, sondern auch wie *realistisch dieses Bild des pluralistischen Miteinanders ist.* Wo sind Anzeichen und Aussichten dafür, daß auch nur einer der Inhalte der »zweiten Kultur« in Sachen Wirtschafts- und Sozialpolitik Berücksichtigung findet? Wie glaubwürdig und chancenreich ist ein Appell zur Toleranz aus einer Ecke der großen Politik, wenn sie auf allen anderen Gebieten dabei ist, das Terrain der schwachen gesellschaftlichen Gruppen immer weiter einzuschränken, und damit nicht nur Haß und Entfremdung gegenüber *»denen da oben«* hervorruft, sondern auch den Kampf der Schwachen untereinander programmiert? (Diese Entwicklung deutet sich heute schon in der Ausländerproblematik an.)

Das muß auch kritisch gegen Huber gewendet werden, der sich zum Teil selbst auf diese Diskussionsansätze bezieht. Das Plädoyer für ein Primat *»sozialer Experimente«* sollte nicht mißverstanden werden als Befreiung vom Nachdenken über Politik. Genau das aber passiert bei Huber: Er redet über die Wichtigkeit der *kulturellen* Anstöße der Alternativbewegung, nicht aber über die Möglichkeit der Veränderung der Gegenwart, in der die *»Megamaschine«* die *politische Entscheidungsmacht* über das Ob und Wie praktischer Umsetzung für sich allein in Anspruch nimmt. Der harte Kern des Glotzschen Entwurfs, eine Art des »Miteinanders« von herrschendem System und Alternativen, die weder ihr soziales Terrain noch ihre Lebensform tatsächlich selbst bestimmen können und die man auffordert, die Frage der Verallgemeinerungsfähigkeit ihrer Experimente in die Hände der Sachwalterin SPD zu legen, dieser harte Kern kann im Denkansatz Hubers nicht aufgebrochen werden. Denn während für die Fragen einer *kulturellen Verbreiterung* und Differenzierung der Anstöße aus der Alternativbewegung die Benennung (intermediärer und etablierter) *Personenkreise* ausreichen mag, so muß doch spätestens dann, wenn sich die harte Frage der *politischen Durchsetzung* stellt, von *organisatorischen Zusammenhängen* und politischer Aktion die Rede sein. Daß Glotz darüber – auf seine Weise – redet, einen präzisen Anspruch für die SPD stellt, während Huber darüber weitgehend schweigt bzw. es nur als Randerscheinung erwähnt (S. 105–108 seines Buches), genau das macht die Überlegenheit von Glotz' Ansatz aus.

Die bei Huber festzustellende *Reduktion der Frage politischer Gegenmacht auf das Problem sympathisierender Personenkreise* ist aber nicht zufällig. Ich erkläre sie aus einer fatalen Gleichzeitigkeit von Reduktion und Universalisierung im Begriff der »Alternativkultur«:

- *Reduktion,* denn viele Fragen (Partei? Klasse? soziales Subjekt?) stellen sich aus der Perspektive dieses »Lagers« nicht mehr, sie sind *total* ausgeblendet;
- *Universalisierung,* denn alle diese Fragen sollen in der Alternativbewegung und ihrem intellektuellen *»Tross«* – wenn nicht heute, so doch morgen – nicht nur ideell gestellt, sondern praktisch neu beantwortet werden. Partei und Zentralität – aufgehoben in den praktischen Projekten zur Vernetzung autonomer Initiativen; Imperialismus, dritte Welt – auch dafür gibt es schon »arbeitende Initiativen«; kurz: in der Alternativbewegung soll alles und jedes gleich miterledigt werden, sie ist die *neue Totalität von Gegenmacht,* und die wohlwollenden »Etablierten« und »Intermediären« sind ihr »institutioneller Arm«.

Praktisch scheint mir aber die in dieser zweifach totalen Perspektive aufgestellte Gleichung, in der Gegen*kultur* gleich Gegen*macht* gesetzt wird, schon heute nicht aufzugehen.

Vielleicht lassen sich nun, nach diesem Exkurs und seiner Auswertung, unsere beiden Fragen am Ende des Abschnitts 6 beantworten:

- Ob Glotz und Huber mit ihrer Aufforderung »Weiterexperimentieren!« tatsächlich zur gleichen Empfehlung kommen? Ja, wobei *dieselbe Aufforderung jeweils auf unterschiedlichen Hoffnungen beruht*: Bei Huber heißt es weitermachen, weil er glaubt, daß die Alternativbewegung samt ihrer »etablierten« und »intermediären« Vorposten die (neue) *Gegenmacht* ist; bei Glotz heißt es weitermachen, weil die Sozialdemokratie als Regierungsmacht schon fähig sein wird, die Aktionen und Utopien der »zweiten Kultur« positiv zu integrieren.

- Warum es Glotz und Huber letztlich als unproblematisch ansehen, daß Alternativen wie die Selbsthilfe zu einer Sache der Marginalisierten zu werden drohen? Nun, weil bei Glotz die Spaltung der Gesellschaft in den starken, technisch modernen und den schwachen mit Hoffnung und Sinngebung handwerkelnden Sektor nun mal nicht zu ändern ist und bei viel Verständnis füreinander sich sicher für beide Teile, die Kern- und die Randgesellschaft, ein Auskommen finden lassen wird. Und weil Huber glaubt, daß das Zusammenwirken von vorgeblicher Gegenmacht Alternativbewegung, der Umsetzungsarbeit der Intermediären und des Akzeptierungszwangs der Etablierten eine solche Ausgrenzung verhindern kann.

9. Alternativkultur und Selbsthilfe:
Bestandteil, aber nicht Synonym einer »neuen politischen Kultur«

Mein bescheidener, aber dringlicher Vorschlag wäre, den Glotzschen Versuch der Ein- und Unterordnung einer »zweiten Kultur« nicht zu beantworten durch die falsche Universalisierung des Terrains der sozialen Experimente, d.h. nach der Gleichung *»Alternativkultur ist die neue Gegenmacht«*. Es sollte realisiert werden, daß es zur Umsetzung des Himmels an Ideen und Erwartungen, die mobilisiert werden, mehr braucht als nur dieses spezifische Praxisfeld samt personeller Vorposten in den Institutionen, die den Versuch unternehmen, zwischen den Gegnern zu vermitteln und »alternative« Konzepte zu popularisieren oder auch abzusichern. Dieses Praxisfeld muß ergänzt werden etwa

- durch die Praxis einer Politik, in der solche vereinzelten Ansätze Schutz, Bestätigung und Verbreiterungshilfe erfahren, oder
- durch selbständige Formen der Organisation für ein solches gemeinsames politisches Bemühen.

Damit wir uns nicht mißverstehen: Mein Vorschlag soll nicht darauf hinauslaufen, der Idee *»wir brauchen eine neue Partei«* (die wie die alten bevormundet, denkt und lenkt) nachzulaufen. Ich möchte vielmehr aus der Tatsache, daß die traditionellen und erstarrten Formen der Ausdifferenzierung von Gegenmacht (die Hierarchie von Partei, Gewerkschaft, Genossenschaftswesen, Kulturarbeit usw., vgl. dazu Novy/Uhlig, 1979) nicht mehr funktionieren, andere Konsequenzen ziehen, als das bei Glotz und Huber geschieht.

Wenn wir uns darüber verständigen können,

- daß die Herstellung einer neuen politischen Kultur, die nicht »zweite« oder Sub-Kultur bleiben will, es erfordert, ökonomische, soziale, kulturelle und politische Elemente und Organisationsformen von Gegenmacht neu zu definieren und anders zusammenzusetzen (das Parteiengefüge, die Rolle von Gewerkschaften, die Unabhängigkeit und die Kompetenz neuer ökonomischer und sozialkultureller Bewegungen wie die Selbsthilfe), und
- daß Ansätze wie Selbsthilfe und genossenschaftliche Produktionsformen ökonomische und sozialkulturelle Experimente sind, die weit mehr politische Anforderungen auslösen, als sie selbst einlösen können (politische Mobilisierung bei Forderungen, die den Nerv der Wachstumsgesellschaft treffen, Öffentlichkeitsdruck, Handeln in Parlamenten und Verwaltungen usw.),

dann wäre es sinnvoll, in der zukünftigen Diskussion zwei Problem- und Aufgabenbereiche auseinanderzuhalten, gerade um sie in realistischer Abwägung wieder richtig aufeinander beziehen zu können:

1. Probleme im unmittelbaren Aktionsbereich der neuen Bewegungen:

Welche spezialisierten Arbeitsfunktionen können heute entprofessionalisiert werden? Was hat die Geschichte der dezentralen Wirtschaftsreformen durch Genossenschaften gelehrt? Welche Formen der Bildung »interner Kreisläufe«, der Vernetzung zwischen den Initiativen, der Abgrenzung und Verbindung zwischen staatlichen Hilfen/Institutionen und dem sozialen Feld sind – jenseits der Gegensatzpaare zentral/dezentralisiert, verstaatlicht/staatsfrei – denkbar? Wie funktioniert der Interessenausgleich zwischen den Machern und den Klienten einer »alternativen« Betriebseinheit?

2. Probleme, die durch die neuen Bewegungen ausgelöst worden sind und die sich in einem sehr viel weiteren Bereich stellen:

Wie kann den Prinzipien, die den Ansätzen zu Selbsthilfe und alternativer Ökonomie zugrunde liegen, auch in den Kernbereichen der Ökonomie Geltung verschafft werden? Was ist bereits heute schon an Politik notwendig zur Mobilisierung politischer und öffentlicher Unterstützung, um Selbsthilfeprojekte durchzusetzen oder zu erhalten? Was wird passieren, wenn zentrale Bewegungen, wie etwa die ökologische Bewegung, durch rücksichtloses Durchpauken technologischer Schlüsselentscheidungen in Sachen Kernkraft, so etwas wie eine historische Niederlage erleiden? Welcher Art sozialer und politischer Gegenmacht bedarf es, wenn man nicht nur marginale Randbereiche verteidigen, sondern auch in gesellschaftlichen Kernbereichen und -fragen bestehen will?

Rolf Schwendter

Zukunftsausblick: »Wenn ich Gesundheitsminister wär ...«

Beitrag auf der Abschlußkundgebung des Gesundheitstages 1980 in Berlin

Ich habe von Frau Jochimsen gehört, ich solle mir überlegen, was ich machen würde, wenn ich Gesundheitsminister wäre. Mit der Frage konnte ich selbstverständlich nichts anfangen, weil ich das nur für ein sicheres Anzeichen halten würde, daß das Gesundheitsministerium bereits abgeschafft sei, wenn man mich in Betracht dafür ziehen würde. Gut, und dann habe ich, und das scheint mir für die weitere Diskussion von Alternativen wichtig zu sein, mir überlegt: Ich aktiviere in mir die technokratischen Anteile meiner Person, die habe ich ja sicher auch, und nehme etwas Phantasie in Anspruch und mache ein Brain-storming mit mir selbst und überlege:

Welche gesetzlichen Maßnahmen könnte ich in diesem nicht mehr bestehenden Gesundheitsministerium vorbereiten? Also gut, das Bundesgesetz zur Abschaffung der psychiatrischen Großkrankenhäuser, das ginge ja noch, das gibt's in den USA und vor allem in Italien. Mit dem Wohngemeinschafts-Förderungsgesetz wird es schon etwas problematischer. Dann wird es noch etwas problematischer, wenn ich an das Bundesselbsthilfe-Förderungsgesetz denke einschließlich der entsprechenden Ausführungsbestimmungen in den Ländern. Der nächste Schritt wäre dann das Bundesgesetz zur langfristigen Abschaffung der Experten mit besonderer Berücksichtigung der qualifizierten Änderungen des Grundgesetzes, sofern diese Experten Berufsbeamte sind. Auf der Ebene der Administration könnten wir dann zu denselben Schwierigkeiten kommen, wenn wir danach auf den Bundeslaienhilfeplan zurückgreifen würden und vielleicht dann noch Rahmenrichtlinien für unabhängige Bildungsnetzwerke im Gesundheitswesen machen würden, und schließlich müßte natürlich auch eine Anzahl vollständig neuer Institutionen gegründet werden. Mir ist nur spontan eingefallen der Makrobiotische Überwachungsverein (kurz MÜV genannt) für die Wahrung des Ying-Yang-Gleichgewichts.

Anhang

Systematik von Gesundheits-Selbsthilfezusammenschlüssen (GSHZ)

1. Krankheitsbezogene SHZs

1.0 Allgemein

1.1 Psychiatrischer Bereich

0 Allgemein
1 Ehemalige psychiatrische Patienten
2 Alkoholiker/Medikamentenabhängige
3 Drogenabhängige
4 Epilepsie
5 Autismus
6 Neurotiker
7 Suizidversuch
8 Schizophrenie
9 Phobiker
10 Depressive
vgl. in vielen Punkten 2.6

1.2 Internistischer Bereich

0 Allgemein
1 Herzinfarkt
2 Blutungskrankheiten (Hämophilie)
3 Blutkrankheiten (Anämie)
4 Nierenkranke und Dialysepatienten
5 Diabetes
6 Adipositas
7 Anorexie
8 Herz-Kreislaufbeschwerden
9 Stoffwechselkrankheiten
10 Tuberkulose
11 Asthma / Bronchitis / Emphysem
12 Sonstige Lungenbeschwerden (Staublunge)
13 Mucoviscidose
14 Hypertonie
15 Blasenprobleme (Cystitis/Urinary conduit [Blasenrohr])
16 Leber
17 Ileitis/Colitis (Darm)
18 Migräne
19 Rückenschmerzen

1.3 Orthopäd./Neurolog. Bereich

1 Allgemein und Körperbehinderte
2 Vorgeburtl. geschädigte Behinderte (Contergan/Spina Bifida/ Hydrocephalus/Mongolismus)
3 Rheuma/Arthritis
4 Wirbelsäulekrankheiten (Spondylitis/Bechterew-Kranke)
5 Muskelkrankheiten
6 Nervensystemkrankheiten: Multiple Sklerose/Parkinsons Krankheit/Huntingtons Disease/Spastiker
7 Knochenkrankheiten (Brittle Bones/Pagets Disease/ Ankylose)

1.4 Chirurgischer Bereich incl. Krebs

0 Allgemein
1 Hodgkins Disease

2 Stomaträger (Ilco)
3 Frauenselbsthilfe nach Krebs
4 Kehlkopflose (Laryngectomie)
5 Herzoperierte (Mended Hearts)
6 Neurochirurgie (Gehirntumor)

1.5 Sonstige Bereiche

0 Allgemein
1 Allergie (Ekzeme)
2 Psoriasis u. a. Hautkrankheiten
3 Blinde/Sehbehinderte/Augenkrankheiten
4 Hörbehinderte
5 Sprechbehinderte/Stotterer
6 Impfgeschädigte
7 Hirngeschädigte/geistig Behinderte vgl. 22.6.3
8 Lernbehinderte
9 Legasthenie
10 Kriegs- und Zivildienstgeschädigte
11 Schönheitsoperation
12 Verbrennungen

2. Lebensproblembezogene SHZs

2.0 Allgemein

2.1 SHZs für überwiegend psychische Probleme

0 Allgemein
1 Kontaktschwierigkeiten/Einsamkeit/Selbstsicherheit
2 Von Tod eines Angehörigen Betroffene
3 Partner-, Eheprobleme
4 Familienprobleme
5 Selbsterfahrungsgruppen/unspezifische Probleme/Massage
6 Raucher/Nichtraucher
7 Gamblers Anonymous
8 Kinderlose Eltern
9 Eltern, die ihre Kinder schlagen (Parents Anonymous)
10 Wiederverheiratete Eltern
11 Eltern von mißbrauchten Kindern
12 Gesichtsentstellungen

2.2 SHZs für überwiegend soziale Probleme

0 Allgemein
1 Arbeitslose/Sozialhilfeempfänger
2 Strafgefangene/Entlassene
3 Ausländer/Minderheiten
4 Alte Leute
5 Alleinerziehende
6 Abnormer Körperwuchs
7 Mit Ausländern Verheiratete
8 Scheidung/Geschiedene/Getrenntlebende
9 Obdachlose/Nichtseßhafte
10 ehemalige DDR-Bürger
11 Leute mit Schulden
12 Eltern großer Familien
13 Baby-sitting circles/Familien mit kleinen Kindern
14 Uneheliche Kinder
15 Das begabte Kind
16 Adoptionsangelegenheiten
17 Unterprivilegierte Kinder
18 werdende Eltern
19 Studenten

2.3 SHZs betr. Sexualität

0 Allgemein
1 Problemgruppen
2 Schwule
3 Lesbische
4 Transsexuelle
5 Pädophile
6 Heterosexuelle Partner von Bisexuellen u. Homosexuellen

2.4 Frauenzusammenschlüsse

0 Allgemein
1 Frauengruppen ohne nähere Angabe

2 Frauengruppen-Zusammenschlüsse (Vereine u. ä.)
3 Frauenhäuser/Zentren
4 § 218/Schwangerschaftsberatung
5 Müttergruppen (Stillgruppe/Babyinitiative/Hausentbindung/Mütter von Zwillingen/alleinstehende Frauen, die ein Kind erwarten/Frauen, die mit Kaiserschnitt gebären)
6 Spezielle Selbsthilfezusammenschlüsse von Frauen (Seemannsfrauen/mit Ausländern Verheiratete/Frauen im Klimakterium/Frauen von verwundeten Soldaten)
7 Vergewaltigte/Mißhandelte Frauen
8 DES-Gruppen
9 Frauenrecht
10 Frauen in Beruf/Ausb./Fortb.

2.5 Männerzusammenschlüsse

1 Junggesellenzusammenschlüsse
2 Männergruppen

2.6 Eltern-/Familien- u. Freundeszusammenschlüsse

0 Allgemein
1 Drogenabhängige und -gefährdete
2 Schwerhörige Kinder
3 Behinderte
4 Kind im Krankenhaus
5 Allergiekrankes Kind
6 von Krebs betroffene und todkranke Kinder
7 Waisen
8 Institutionalisierte alternde Eltern
9 Kinder mit Cooley's Anämie
10 Für und von Angehörige(n) von Strafgefangenen (für Kinder Strafgefangener)
11 Psychisch Kranke/Depressive
12 Autistische Kinder/Kinder mit Lern- und Erziehungsschwierigkeiten/Verhaltens- und Gefühlsstörungen
13 Blinde und Sehbehinderte
14 Religiöser Extremismus, seel. Abhängige
15 Anfallskranke Kinder
16 Psychosomatisch erkrankte Kinder
17 Zu früh geborene Kinder
18 Kinder mit Brandverletzungen
19 für Fälle von Kindesmißhandlungen
20 Kinder mit angeborenen Herzfehlern
21 Homosexuelle Kinder
22 Kinder mit Gaumen- oder Lippenspalte
23 Für Angehörige von Spielern
24 Diabeteskranke Kinder
25 Elterninitiativen betreffend Schule

3. Versorgungsbezogene GSHZs

3.0 Allgemein

3.1 Bürgerinitiativen für Verbesserung des Gesundheitssystems

3.2 Patientenschutzverbände

3.3 Professionellenzusammenschlüsse mit Selbsthilfecharakter

3.4 Nachbarschafts- und Laienhilfezusammenschlüsse

3.n Sonstige z. B. Organspender

4. Umweltschutz-Zusammenschlüsse

4.0 Übergreifende (Alternative Technologie/Ökologie)

4.1 regionale Zusammenschlüsse

4.2 Anti-KKW-Gruppen

4.3 Gegen chem. Umweltverschmutzung

4.4 Arbeitsplatz

4.5 Verkehr

4.6 Erhaltung von Fauna u. Flora

5. Gegenkultur-Zusammenschlüsse

5.0 Allgemeine/Übergreifende, Freizeitzentren (Fabrik/EMMAUS/Netzwerk)

5.1 Stadtteilgruppen

5.2 Landkommunen

5.3 Wohngemeinschaften

5.4 Arbeitskooperativen, -kollektive

5.5 Bürgerinitiativen (außer 3 u. 4)

5.6 Jugendzentren (selbstverwaltete)/Jugendberatung/Jugendheime

5.7 Kinderhäuser, -läden/Alternative Erziehung

5.n Sonstige
- *gegen Menschenrechtsverletzungen*
- *Ersatzdienstleistende*
  Gegen Kriegs- und Ersatzdienst
- *Bürgerl. Rechte*

Bibliographie

(Die Bibliographie enthält die in den Beiträgen zitierte Literatur und weitere Hinweise zu wichtigen Büchern und Aufsätzen über Selbsthilfegruppen.)

Achinger, H.: Sozialpolitik als Gesellschaftspolitik. Reinbek 1958.

AG Spak: Zur Arbeit mit psychisch Kranken. München 1975.

AK 71: In: *AG SPAK* (1975) 51–58.

Alpert, J. J. et al.: A Month of Illness and Health Care Among Low Income Families. In: Public Health Reports 82 (1967) 706–713.

Altschwager-Hauser, C.: Gutachten über Selbsthilfe und das System der gesetzlichen Krankenversicherungen. In: Grundlagen einer konsumentenorientierten Gesundheitspolitik. Forschungsbericht, Universität Konstanz 1979.

Antze, P.: The Role of Ideologies in Peer Psychotherapy Organizations: Some Theoretical Considerations and Three Case Studies. In: *J. of Appl. Behav. Sci.* Vol. 12/3 (1976) 323–346.

Arbeitsgruppe ›Alternative Wirtschaftspolitik‹: Memorandum Alternativen der Wirtschaftspolitik. Köln 1978.

AR-TI-KU-LA: Zeitschrift der Sprechbehinderten Selbsthilfe e. V., Heft 16, Berlin, Juli 1979.

Askitis, H.: Eine nach dem Aktionsforschungsansatz durchgeführte, themenbezogene Selbsterfahrungsgruppe mit homosexuellen Männern. Darstellung der einzelnen Teilnehmer und ihrer Entwicklung. Psych. Dipl. Arbeit, Hamburg 1978.

Autorenkollektiv Selbsthilfegruppe Studenten aus Arbeiterfamilien/2. Bildungsweg: Selbsthilfe contra Therapie. In: *Psychologie Heute* 3 (1979) 81–84.

Autoren-Team: Helft euch selbst! Der Release-Report gegen die Sucht. Hamburg 1971.

Autoren-Team Free Clinic Heidelberg: Selbsthilfe durch Selbstorganisation. In: *Psychologie Heute* 11 (1975) 12–17.

Back, K. W./Taylor, R. C.: Self-Help Groups: Tool or Symbol? In: *J. of Appl. Behav. Sci.* Vol. 12/3 (1976) 295–309.

Back Schneider, J. E.: Self-Care Requirements, Self-Care Capabilities and Nursing Systems in the Diabetic Nurse Management Clinic. *AJPH* 64 (1974) 1138–1146.

Badelt, C.: Selbstorganisation: Alternative zur Bürokratie. Ein Forschungsbericht zu Erfahrungen und sozioökonomischen Perspektiven. Wien 1979.

Badelt, C.: Sozioökonomie der Selbstorganisation, Beispiele zur Bürgerselbsthilfe und ihre wirtschaftliche Bedeutung. Frankfurt, New York 1980.

Badura, B. et al.: Selbsthilfe und Gesundheitssicherung. Ein Forschungsprogramm. Universität Konstanz, Diskussions-Beiträge 1978, 3.

Badura, B.: Volksmedizin und Gesundheitsvorsorge. *WSI-Mitteilungen,* 31. Jg. (1978) 542–548.

Badura, B.: Prävention und Rehabilitation: Vorschläge zu Fragestellung und Schwerpunkten eines Koordinatorprojekts im Forschungsverbund »Konsumentenzentrierte Gesundheitspolitik«. Bericht der Forschungsgruppe Konstanz 1979.

Badura, B./Ferber, Chr. v. (Hg.): Selbsthilfe und Selbstorganisation im Gesundheitswesen. Die Bedeutung nichtprofessioneller Sozialsysteme für Krankheits-

bewältigung, Gesundheitsvorsorge und die Kostenentwicklung im Gesundheitswesen. München 1981.
Badura, B./Gross, P.: Sozialpolitische Perspektiven. München 1976.
Bakker, B./Karel, M.: Self-Help in the Netherlands. A Description. Ms. Amsterdam 1980.
Barish, H.: Self-Help Groups. In: *Encyclopaedia of Social Work* (1971) 1163–1169.
Barkas, J. L.: The Help Book. Charles Scribner's Son. New York 1979.
Barnett, D. E.: The Urinary Conduit Association. *Nurs Times* 74 (47), (1979) 1937.
Barofsky, I.: Compliance, Adherence and the Therapeutic Alliance: Steps in the Development of Self-Care. In: *Soc. Sci. & Med.* Vol 12 (1978) 369–376.
Bebber, G.: Aspekte des »Non-Professional Movement« in den USA. In: Gerlicher, K. et al. 1979.
Beckmann, A.: Nutzwertanalyse, Bewertungstheorie und Planung. Bern 1978.
Beckmann, D. et al. (Hg.): Psychosozial 2/1979. Schwerpunktthema: Fachliche Hilfe – Laienhilfe – Selbsthilfe. Reinbek 1979.
Behr, S.: Zur Professionalisierung in Selbsthilfeorganisationen. In: *Psychosozial* 2 (1979) 25–35.
Behrendt, J. U. et al.: Gesundheitsselbsthilfegruppen: Entstehung, Entwicklung, Arbeitsweise, Effektivität. Zwischenbericht und Anhang zum Zwischenbericht. Hamburg, Juli 1980.
Behrendt, J. U. et al.: Selbsthilfegruppen vor der Vereinnahmung? Zur Verflechtung von Selbsthilfezusammenschlüssen mit staatlichen und professionellen Sozialsystemen. Erscheint in: B. Badura/Chr. v. Ferber (Hg.) 1981.
Belle-Isle, J./Conradt, B.: Report of a Discussion Group for Parents of Children with Leukemia. In: *Matern. Child Nurs. J.*, 8 (1) (1979) 49–58.
Bender, E. J.: The Citizen As Emotional Activitist: An Appraisal of Self-Help Groups in North-America. In: *Canada's Mental Health* 19/2 (1971) 3–7.
Bennet, F. J.: Primary Health Care and Developing Countrie. In: *Soc. Sci. & Med.* Vol. 13 A, No. 5 (1979) 505–514.
Berger, D. et al. (Hg.): Medizin und gesellschaftlicher Fortschritt, Köln 1973.
Berkanovic, E.: Lay Conceptions of the Sick Role. In: *Social Forces,* Vol 51, No. 1 (1972) 53–64.
Berner, D. M./Molina, L.: »Rock-Bottom Haven« Type: X-Kalay. In: Katz, A. H./Bender, E. J. (eds) 1976.
Bidwell, C. E.: Students and Schools: Some Observations on Client Trust in Client-Serving Organizations. In: Rosengren/Lefton (eds) 1970.
Binder, M./Halves, E.: Möglichkeiten und Grenzen von Frauenselbsthilfe im psychosozialen Bereich. Soz. Dipl. Arbeit, Berlin 1980.
Bion, W.: Erfahrungen in Gruppen und andere Schriften. Stuttgart 1971.
Black, S.: Camphill Villages. In: Katz/Bender (eds) 1976.
Bley, H.: Sozialrecht. Frankfurt 1975.
Bock, H. et al.: Ergebnisse mit ambulanten Koronargruppen. 5 Jahre Hamburger Modell. In: *MMW* 122, Nr. 3 (1980) 81–86.
Bodelschwingh, D. v./Seippel, A.-S.: Zur Selbsthilfe befähigen. In: *Theologica Practica* 6 (1971) 140–162.
Bohr, R. H./Kaplan, H. M.: Employee Protest and Social Change in the Health Care Organization, *AJPH* 61 (1971) 2229–2235.

Bond, G. R. et al.: Mended Hearts: A Self-Help Case Study. In: *Social Policy* Vol 15, No. 1 (1979) 50–56.

Borchert, U.: Überlegungen zur Zusammenarbeit von Abstinenzgruppen und ambulanten Suchtkrankenberatungsstellen. In: *Suchtgefahren* 24 (1978) 152–158.

Borkman, T.: Participation Patterns and Benefits of Membership in A Self-Help Organization of Stutterers. In: Katz/Bender (eds) 1976.

Borkman, T.: Experiental Knowledge: A New Concept for the Analysis of Self-Help Groups. In: *Social Service Review* (1976) 446–456.

Borman, L. D.: A Directory of Self-Help Groups for Serious and Chronic Illness and Bereavement.

Borman, L. D.: Explorations in Self-Help and Mutual Aid. Center for Urban Affairs, Evanston, Illinois 1975.

Borman, L. D.: Belief System and Self-Help: Kalmuk Resettlement in America. Ms., Chicago 1978.

Borman, L. D.: Self-Help and the Professional. In: *Social Policy* Vol 7/2 (1978) 46ff.

Borman, L. D.: Action Anthropology and the Self-Help Mutual Aid Movement. Ms., Chicago 1977.

Borman, L. D.: Recent Findings on the Development and Nature of Self-Help Groups, Ms., Chicago 1979.

Borman, L. D.: Characteristics of Development and Growth. In: Lieberman/ Borman (eds) 1979.

Borman, L. D./Lieberman, M. A. (eds): The Journal of Applied Behavioral Science, Vol 12, No. 3, 1976.

Borman, L. D./Lieberman, M. A.: Conclusion: Contributions, Dilemmas and Implications for Mental Health Policy. In: Lieberman/Borman (eds) 1979.

Borman, L. D. et al.: Self-Help Groups for Persons with Epilepsy. Ms., Chicago 1979.

Bormuth, A.: Untersuchung einer Selbsthilfegruppe: ständige Teilnehmer und Drop-Outs, Semesterarbeit, unveröffentl., Gießen 1975.

Born, G.: Probleme praktisch lösen. Nachbarschaftshilfe in einer Gemeinde. Freiburg 1978.

Borremanns, V.: Bibliographie zur internationalen Alternativbewegung. In: *Technologie und Politik,* 11–14, Reinbek 1978–1979.

Braden, W.: It was A Decade of Battered Ideals. *Chicago Sun-Times/Chicago Style,* II/25/79.

Branckaerts, J.: Some Elements of Self-Care Behavior in the Flemish Population. Ms., Leuven 1979.

Branckaerts, J.: Self-Help Groups in Flanders (Belgium): Incidence and Government Policy Relations. Ms., Leuven 1980.

Breeger, N.: Selbstorganisationsversuche Behinderter unter besonderer Berücksichtigung Körperbehinderter. Defizite staatlicher Sozial- und Behindertenpolitik und eine mögliche Reaktion der Betroffenen. Dipl. Soz. Arbeit, Hamburg 1978.

Brener, R.: Selbstorganisierte Behindertenarbeit im Stadtteil. In: Runde, P./ Heinze, R. G. (Hg.) 1979, 219–236.

Briggs, H. C.: Conference on Self-Help and Health: Summary of Discussion. In: Gartner, A./Riessman, F. (eds) 1979, 1–16.

Brill, K.-E.: Selbsthilfegruppen in der psychosozialen Versorgung. In: Schwendter, R. (Hg.) 1979.
Brugliera, M.: The Self-Help Roots of Northcare. In: *J. of Appl. Behav. Sci.,* Vol 12/3 (1976) 397–403.
Brun, R. (Hg.): Die tägliche Revolution. Möglichkeiten des alternativen Lebens in unserem Alltag. Frankfurt/M. 1978.
Buchinger, K.: Gruppentherapeutische Methoden. In: L. R. Schmidt (Hg.), Lehrbuch der klinischen Psychologie, Stuttgart 1978.
Buchinger, K.: Gruppendynamik, Gruppenpädagogik und Gruppentherapie. In: Meyer, E. (Hg.), Handbuch Gruppenpädagogik, (1979) 215–233.
Buchinger, K.: Theorie und Praxis der Randgruppenarbeit. In: Strotzka, H. (Hg.): Der Psychotherapeut im Spannungsfeld der Institutionen. München/Wien 1980.
Buchinger, K.: Projektentwurf zur Erforschung Psychosozialer Selbsthilfegruppen. Wien 1980.
Bundesarbeitsgemeinschaft »Hilfe für Behinderte« e. V. (Hg.): Die Bundesarbeitsgemeinschaft »Hilfe für Behinderte« und ihre Mitgliederverbände – Struktur und Aufgabenanalyse. Karlsruhe 1973.
Bundesarbeitsgemeinschaft für Rehabilitation (Hg.): Wegweiser. Eingliederung von Behinderten in Arbeit, Beruf und Gesellschaft. Frankfurt/M. 1975.
Bundesverband für spastisch Gelähmte u. a. Körperbehinderte e. V. (Hg.): Das Band. Integration – Wunsch oder Wirklichkeit? – Nr. 3 (1980).
Burden, G.: The Role of Lay Organizations in the Treatment of People with Epilepsy. In: Janz, D. (ed) 1976.
Burmeister, B.: Betroffene helfen Betroffenen. Sind Selbsthilfegruppen notwendig? Ratschläge für den Aufbau von Nachsorgemöglichkeiten. In: *Schwest. Rev.* 16 (6), (1978) 28.

Caplan, G.: Spontaneous or Natural Support Systems. In: Katz/Bender (eds) 1976.
Caplan, G./Killilea, M.: Support Systems and Mutual Help. New York 1976.
Carpentier, J.: Aufwiegelung zur Gesundheit. Berlin 1979.
Castel, R.: Die psychiatrische Ordnung. Das goldene Zeitalter des Irrenwesens. Frankfurt 1979.
Charlier, T.: Gemeindepsychiatrie und Selbsthilfegruppen ehemaliger psychiatrischer Patienten. Ein exemplarischer Vergleich zwischen den USA und der BRD. In: *Sozialpsychiatrische Informationen,* Nr. 47/48 (1978) 70–143.
Claflin, B.: Alcoholics Anonymous: One Million Members and Growing. In: Gartner, A./Riessman, F. (eds), (1976) 57–62.
Claflin, B./Koch Thaler, P.: An Overview of the Rockland County Network of Self-Help Groups: A Case Study Presentation. Atlanta 1977.
Claflin, B./Koch Thaler, P.: Banding Together: The Best Way to Cope. New York Handbook, A Resource Guide to Self-Help Groups. Vol 5, No. 2 (1977).
Coco, G. A., De: European and North American Self-Help Movements: Some Contrasts. In: Katz/Bender (eds) 1976.
Corner, R. et al.: Appraisal of Health Care Delivery in a Free Clinic. In: *Health Serv. Rep.* 87 (1972) 727–733.
Croogs, S. et al.: The Heart Patient and the Recovery Process. In: *Soc. Sci. & Med.* 2 (1968) 121–123.

Daniels, A.: A Self-Help Group. In: *Health Visit 51* (11), (1978) 429.
Dantscher, R.: Bürgerinitiativen: Modell Marxvorstadt München. Informations- und Arbeitsbuch. 1974.
Daum, K.-W.: Protokolle der ständigen Arbeitsgruppe Selbsthilfegruppen bei der DGSP-Jahrestagung 1978 vom 10. bis 12. November 1978 in Bremen. *Sozialpsychiatrische Informationen* 3 (1979).
Daum, K.-W.: Die Bedeutung der Selbsthilfegruppen für den niedergelassenen Arzt. Ms. eine Vortrags Gießen 1979.
Daum, K.-W.: Vergleich einer Gruppe von Poliklinikpatienten einer psychosomatischen Universitätsklinik mit einer Gruppe von Patienten, die zu einer Selbsthilfegruppen-Beratung gekommen sind. Ms. Gießen 1980.
Daum, K.-W./Denke, E.: Ein Weg in die Selbsthilfegruppe. Ms. Gießen 1979.
Daum, K.-W./Matzat, J.: Psychologisch-therapeutische Selbsthilfegruppen München-Gräfelfing. In: *Euromed* 2 (1980) 99–104.
Daum, K.-W./Matzat, J.: Die Selbsthilfegruppen-Ambulanz. Ms. Gießen 1980.
Davis, M.-S.: Women's Liberation Groups as a Primary Preventive Mental Health Strategy. In: *Community Ment. Health J.* 13 (3), (1977) 219–288.
De Lacey, A.: The Porirua Community Health Project as a Pilot Scheme in Consumer Participation in Health Care. Ms. 1978.
Denke, E.: Ich bin in einer Selbsthilfegruppe. In: *MMG* 4 (1979) 53–59.
Deutsches Ärzteblatt: »Gesundheits- und sozialpolitisches Programm der deutschen Ärzteschaft«, 23 (1980) 1512.
Dewar, T.: Professionalized Clients of Self-Helpers: In: Gartner, A./Riessman, F. (eds) 1976.
Dörner, K.: Wege zur Selbsthilfe bei psychisch Kranken. In: *Theorie und Praxis der Sozialen Arbeit* 28 (1977) 123–129.
Dokumentationen des Gesundheitstages 1980:
Bd. I: Medizin und Nationalsozialismus.
Bd. II: Befreiung zur Gesundheit.
Bd. III: Unsere tägliche Gesundheit.
Bd. IV: Bankrott der Gesundheitsindustrie.
Bd. V: Selbstbestimmung in der Offensive.
Bd. VI: Versuche gegen die Hilflosigkeit.
Bd. VII: Rebellion gegen das Valiumzeitalter.
Verlagsgesellschaft Gesundheit mbH, Gneisenaustr. 2, 1000 Berlin 61.
Donzelot, J.: Die Ordnung der Familie. Frankfurt 1980.
Dumont, M. P.: Self-Help Treatment Programs. In: *AFP* 131 (1974) 631–635.
Dunnell, K./Cartwright, A.: Medicine Takers, Prescribers and Hoarders. London 1972.
Durman, E. C.: The Role of Self-Help in Sevice Position. In: *J. of Appl. Behav. Sci.* Vol 12/3 (1976) 433–443.

Edding, C.: Jede kann Helfen. Was tut eine Beratungsgruppe konkret? Reinbek 1979.
Edding, C.: Frauenselbsthilfe und professionelle Beratung: Über rationale und irrationale Expertenfeindlichkeit. In: *Gruppendynamik* 3 (1979) 137–146.
Edwards, G.: Blue Print for the Self-Help Group. In: *Mental Health* Vol 25 (1969) 40–41.

Edwards, G. et al.: Who Goes to Alcoholics Anonymous? In: *The Lancet* Vol 2 No. 13 (1966) 382.
Ehrenreich, B./English, D.: For Her Own Good: 150 Years of the Experts' Advice to Women. London 1979.
Elliot-Binns, C. P.: An Analysis of Lay Medicine. In: *J. of the Royal College of General Practitioners* 23 (1973) 255–264.
Emotions Anonymous: Das ist EA. Basel 1975.
Engelke, E. et al.: Sterbebeistand bei Kindern und Erwachsenen. Sonderdruck, Stuttgart 1979.
Erb, M./Knobloch, C.: Einige Bestimmungen therapeutischer Kommunikation. In: Flader, D./Wodak-Leodolter, R. (Hg.). Therapeutische Kommunikation, Königstein/Ts. 1979.
Estabrook, B.: Consumer Inpact of a Gold Self-Care Center in a Prepaid Ambulatory Care Setting. In: *Medical Care* Vol. 17, No. 11 (1979) 1139–1145.
Evans, G.: The Family Circle Guide to Self-Help. New York 1979.
Evers, A./Rodriguez-Lores, J.: Partizipation und lokale Politik – Thesen zu ihrer Einordnung und Bewertung in neueren marxistischen Theorieansätzen. In: Nelles, W./Oppermann, R. (Hg.). Partizipation und Politik, Göttingen 1980.
Evers, A.: Die politische Bedeutung der sozialen Bewegungen – Zur Ortsbestimmung einer Kontroverse. In: *Österreichische Zeitschrift für Politikwissenschaft* 1 (1980) 7–22.

Farquharson, A.: Self-Help in the Provision of Child Welfare Services: The Stoney Creek Indian Band. Ms. Victoria 1979.
Farquharson, A.: Self-Help Groups. A Handbook, Toronto (o. J.).
Ferber, Ch. von: Volks- und Laienmedizin als Alternative zur wissenschaftlichen Medizin – Zur Partizipation im Gesundheitswesen. In: *Soziale Sicherheit* 24 (1976) 203–209.
Fichter, M.: Kollektive Selbsthilfe – Alternative Modelle in Selbstorganisation. In: Sommer, G./Ernst, H. (Hg.) 1977.
Fink, G. (Hg.): TREFF. Kinder- und Jugendkursbuch Hamburg. Hamburg 1979.
Finlayson, A.: Social Networks as Coping Resources. In: *Soc. Sci. & Med.* 10 (1976) 92–103.
FLM (Federazione Lavoratori Metalmeccanici): Ambiente di Lavoro. Rom 1971.
Foucault, M.: Sexualität und Wahrheit. Der Wille zum Wissen. Frankfurt 1979.
Fox, et al.: Epidemiology; Man and Disease. London 1970.
Frauen-Selbstverlag (Hg.): Schwerpunkt Verhütung. *CLIO* 9 (1980).
Frauen-Selbstverlag (Hg.): Zwei Jahre FFGZ in Lichterfelde. *CLIO* 13 (1980).
Frauen-Selbstverlag (Hg.): Selbsthilfemappe. Berlin 1976.
Freeman, H. et al.: Correlations of Membership in Voluntary Associations. In: *Fortschritte der Medizin* 94 (1979) 528–533.
Freire, P.: Dialog als Prinzip. Erwachsenenalphabetisierung in Guinea Bissau. Wuppertal 1980.
Freud, S.: Zur Dynamik der Übertragung. Gesammelte Werke 8. Frankfurt 1912a.
Freud, S.: Jenseits der Übertragung. Gesammelte Werke 13. Frankfurt 1912b.
Freyberger, H.: Definition und Funktion der Selbsthilfegruppe, dargestellt am Beispiel der ILCO. In: *Niedersächsisches Ärzteblatt* 12 (1976) 395–397.
Fröhlich, B.: Ein Fall zum Nachahmen: Im Patientenclub ist Herr Professor Mensch. In: *Schwest. Rev.* 16 (11), (1978) 8–9.

Fry, L.: Research Grants and Drug Self-Help Programs: What Price Knowledge? In: *Health Soc. Behav.* 18 (4), (1977) 405–417.
Funke, E.: Aktivierung der Selbsthilfe Behinderter und ihrer Familien durch Selbsthilfeorganisationen. In: *Krankenpflege* 32 (3), (1978) 88–90.

Garbarino, J./Jacobson, N.: Youth Helping Youth in Cases of Maltreatment of Adolescents. In: *Child Welfare* 57 (8), (1978) 505–510.
Garell, D.: A Hotline Telephone Service for Young People. In: *Children* 15 (1969) 177–180.
Gartner, A.: Self-Help and Mental Health. In: *Social Policy* Vol 7/2 (1976) 28–40.
Gartner, A. et al. (eds): Consumer Education in the Human Services. New York 1979.
Gartner, A./Riessman, F. (eds): Self-Help and Health: A Report. New Human Service Institute, Queens Colledge/CUNY, New York 1976.
Gartner, A./Riessman, F.: Health Care in a Technological Age. In: dies. (eds) 1976, 17–44.
Gartner, A./Riessman, F.: Self-Help Modells and Consumer Intensive Health Practice. *AJPH* Vol 66, No. 8 (1976) 783–786.
Gartner, A./Riessman, F.: Self-Help in the Human Services. San Francisco 1977.
Gartner, A./Riessman, F.: Help: A Working Guide to Self-Help Groups. New York 1980.
Gebhard, H.: Selbsthilfegruppen und Bürgerinitiativen in Sachen der eigenen Gesundheit. In: *Der Praktische Arzt* 20/21 (1979) 2998–3006.
Gerlicher, K. et al.: Laienhelder in der Erziehungsberatung. Weinheim/Basel 1979.
Gehret, J. (Hg.): Gegenkultur Heute. Amsterdam 1979.
Gerntholz, H.: Aktion: Krebskranke helfen Krebskranken. In: *Krankenpflege* 32 (7/8), (1978) 240–241.
Gershom, M./Biller, H.: The Other Helpers. Toronto 1977.
Gizycki, H. von/Habicht, H. (Hg.): Oasen der Freiheit. Frankfurt/M. 1978.
Glasgow, R. E./Rosen, G. M.: Behavioral Bibliotherapy. A Review of Self-Help-Behavioral-Therapy. In: *Psychol. Bull.* Vol 85, No. 1 (1978) 1–23.
Gloria: La Prevenzione dei Rischi da Lavoro Nell'Industria. INCA/CGIL, Rom 1973.
Glotz, P.: Nicht nur eine Frage von Kommunikationstechniken. In: Hoffmann-Axthelm, D. et al. (Hg.): Zwei Kulturen? Tunix, Mescalero und die Folgen. Berlin 1978.
Goldmeier, D. et al.: Relatives and Friends Group in a Psychiatric Ward. In: *Br. Med. J.* 1 (6168), (1979) 932–934.
Gordon, J. S.: Youth Helping Youth. In: *Social Policy,* Vol 7/2 (1978) 48–53.
Gorz, A.: Ökologie und Politik. Beiträge zur Wachstumskrise. Reinbek 1977.
Gronemeyer, M.: Leben lernen unter dem Zwang der Krise. In: Gronemeyer R./ Bahr, H. E. (Hg.). Anders leben – überleben. Frankfurt 1978.
Gronemeyer, R./Bahr, H. E. (Hg.): Nachbarschaft im Neubaublock. Empirische Untersuchung zur Gemeinwesenarbeit, theoretische Studien zur Wohnsituation. Weinheim/Basel 1977.
Gronemeyer, R./Bahr, H. E. (Hg.): Niemand ist zu alt. Selbsthilfe und Alteninitiativen. Frankfurt/M. 1979.
Groth, U.: Recht haben, Recht bekommen, Geld und Hilfe fordern. In: *Sozialmagazin* 3 (1980) 15–17.

Gross, W.: Wege zur Selbsthilfe. Wie Laien mit Problemen umgehen, die sie früher Fachleuten überließen. In: *Sensus* Nr. 2, 3/4 (1979) 12–16.
GTCP (Gewerkschaft Textil, Chemie, Papier): Gesundheit am Arbeitsplatz. Zürich 1979.
Gussow, Z./Tracy, G.: VSHHO (Voluntary Self-Help Health Organization): A Study. Montreal 1972.
Gussow, Z./Tracy, G.: The Role of Self-Help Clubs in Adaption to Chronic Illness and Disability. In: *Soc. Sci. & Med.* Vol 10 (1976) 407–414.

Haeuser, A. A./Meikamp, K. D.: Parents Anonymous. A Model of Self-Help Program Development. Ms. Uppsala 1978.
Häusler, I.: Kein Kind zum Vorzeigen? Reinbek 1979.
Häusler, R.: Zum Verhältnis zwischen Laienhelfern und professioneller Psychiatrie. Ergebnisse einer empirischen Untersuchung. In: Sozialpsychiatrische Informationen (1979) 97–128.
Hagedorn, R./Sandfort, L.: Occupational Characteristics and Participation in Voluntary Associations. In: *Social Forces* Vol 47 (1968) 16–27.
Haggstrom, W. C.: Power and Collective Self-Help. In: Katz, A. H./Bender, E. I. (eds) 1976.
Halhuber, C.: Rehabilitation in ambulanten Koronargruppen. In: *Fortschr. Med.* 96 (1978) 2225–2230.
Halhuber, M. J.: Mehr Hilfe zur Selbsthilfe! Nur der informierte Patient ist mündig. In: *MMW* 6 (1980) 182–183.
Halmos, K.: Beichtväter des 20. Jahrhunderts. Zürich 1972.
Harberden, P. van/Lafaille, R.: From Self-Help Group to Self-Help Method. Some Observations on a Hazardous Transplantation. Ms. Tilburg (o. J.).
Hatch, St. et al.: Mutual Aid and Social Welfare: A Study of Self-Help Groups. Ms. London 1979.
Hatch, St.: Mutual Aid and Social and Health Care. *Arvac Pamphlet* No. 1, London 1980.
Heckmann, W.: Synanon: Die Angst vorm Springen. In: *Sozialmagazin* 5 (1979) 12–19.
Hegner, F.: Fremdarbeit und Eigenarbeit in der ambulanten Sozial- und Gesundheitspflege: Sozialstationen als Versuch einer Kombination professioneller und nicht-professioneller Hilfen für Kranke, Altersschwache und Behinderte. IIM Papers. Veröffentlichungsreihe des Internationalen Instituts für Management und Verwaltung, Wissenschaftszentrum Berlin. Berlin 1980.
Heim, W.: »Grußwort an den 83. Deutschen Arztetag.« Pressemitteilung der Pressestelle der Deutschen Ärzteschaft, 13. 5. 1980.
Henry, S./Robinson, D.: The Self-Help Way to Health. In: Atkinson, P. et al.: Prospects for the National Health. London 1979.
Hermalin, J. et al.: Enhancy Primary Prevention: The Marriage of Self-Help Groups and Formal Health Care Delivery Systems. In: *J. of Clinical and Child Psychology* 8 (2), (1979) 125–129.
Hess, B. B.: Self-Help Among The Aged. In: *Social Policy* 11/12 (1976) 55–62.
Hexengeflüster 2: Frauen greifen zur Selbsthilfe. Berlin 1977.
Hirschowitz, R. G./Levy, B. (eds): The Changing Mental Health Scene. New York 1976.
Hollstein, W.: Die Gegengesellschaft. Alternative Lebensformen. Bonn 1979.

Hollstein, W./Penth, B.: Alternativprojekte – Beispiele gegen die Resignation. Reinbek 1980.
Hornstein, F. et al.: Gynecological Self-Help. In: Gartner, A./Riessman, F. (eds) 1976.
Howard, J. et al.: Humanizing Health Care: The Implications of Technology, Centralization, and Self-Care. In: *Medical Care* 5 (1977) Suppl.
Huber, E.: Wir warten nicht auf bessere Zeiten, wir handeln – Ein Jahr Gesundheitsladen. In: *Forum für Medizin und Gesundheitspolitik* 10/12 (1979) 35–50.
Huber, J.: Wohin galoppiert die schwarz-rote Sau auf grünem Grund? Probleme und Perspektiven des »Netzwerk« und der Alternativbewegung. *Selbsthilfe Netzwerk, Rundbrief* Nr. 6 (1979) 8–12.
Huber, J. (Hg.): Anders arbeiten – anders wirtschaften. Frankfurt 1979.
Huber, J.: Wer soll das alles ändern? Berlin 1980.
Huber, J.: »Nix wie weg hier. Die Subkultur – eine Lumpenaristokratie? Aussteigen ist noch keine Alternative«. In: *DIE ZEIT* vom 25.7.1980.
Huey, D.: Developing Effective Links Between Human-Service Providers and the Self-Help System. In: *Hosp. Community Psychiatry* 28 (10), (1977) 767–770.
Hurvitz, N.: The Origins of the Peer Self-Help Psychotherapy Group Movement. In: *J. of Appl. Behav. Sci.* Vol 12/13 (1967) 283–294.

Illich, I.: Die Nemesis der Medizin. Reinbek 1977.
Illich, I.: Fortschrittsmythen. Reinbek 1978.
Illich, I. et al. (Hg.): Entmündigung durch Experten. Zur Kritik des Dienstleistungssystems. Reinbek 1979.
Illich, I.: Erziehung für ein Leben im 7. Stock? In: *Päd extra* 7/8 (1980).
Illich, I.: Schattenarbeit oder vernakuläre Tätigkeiten. Zur Kolonisierung des informellen Sektors. In: *Technologie und Politik* 15, Reinbek 1980.
Itzwerth, R.: Von der Selbsthilfegruppe zur Dienstleistungsorganisation. In: Runde, P./Heinze, R. G. (Hg.) 1979.
Itzwerth, R./Winkelvoss, H.: Selbsthilfegruppen im Gesundheitswesen – Eine Übersicht über den Stand der Gesundheitsselbsthilfegruppen – ›Bewegung‹. In: *Forum für Medizin und Gesundheitspolitik* 14 (1980) 34–43.

Jacques, M. E./Patterson, K. M.: The Self-Help Group Model: A Review. In: Marinelli, R. P./Dell Orto, A. E. (eds) 1977.
Janz, D. (ed): Epileptology. Stuttgart 1976.
Jencks, St. F.: Problems in Participatory Health Care. In: Gartner, A./Riessman, F. (eds) 1976.
Julliard, J.: Contre la Politique Professionelle. Paris 1977.

Kappus, W. et al.: Gemeinsam geht es besser. Erfahrungen aus Selbsthilfegruppen für Übergewichtige und Hinweise für die Praxis. Göttingen 1979.
Karase, F./Hinte, W.: Grundprogramm Gemeinwesenarbeit. Wuppertal 1978.
Katz, A. H.: Self-Help Health Groups: Some Clarifications: In: *Soc. Sci & Med.* Vol 13 A (4), (1979) 491–494.
Katz, A. H.: Self-Help Organizations and Volunteer Participation in Social Welfare. In: *Soc. Work* Vol 15 (I), (1970) 15–60.

Katz, A. H.: Poland's Self-Help Rehabilitation Program. In: Katz, A. H./Bender, E. J. (eds) 1976.
Katz, A. H./Bender, E. J. (eds): The Strength In Us. Self-Help Groups in the Modern World. New York 1976.
Katz, A. H./Bender, E. J.: Group Structures and Formats in Self-Help Organizations. In: dies. (eds) 1976.
Katz, A. H./Bender, E. J.: Intra-Group Dynamics in Self-Help Organizations. In: dies. (eds) 1976.
Katz, A. H./Bender, E. J.: Introduction: Why Self-Help? In: dies. (eds) 1976.
Katz, A. H./Bender, E. J.: Self-Help as a Social Movement. In: dies. (eds) 1976.
Katz, A. H./Bender, E. J.: Self-Help Groups and the Organized Society: A Stocktaking and Excursus. In: dies. (eds) 1976.
Katz, A. H./Bender, E. J.: Self-Help and Mutual Aid in History. In: dies. (eds) 1976.
Katz, A. H./Bender, E. J.: Some Mixed Forms of Self-Help Groups. In: dies. (eds) 1976.
Katz, A. H./Bender, E. J.: Toward a Classification of Self-Help Groups. In: dies. (eds) 1976.
Katz, A. H./Bender, E. J.: Self-Help Groups in Western Society: History and Prospects. In: *J. of Appl. Behav. Sci.* Vol 12/2 (1976) 265–285.
Katz, A. H./Nicholson, S.: Self-Help in Contemporary Society. A Preliminary Description of a Proposed New University Course. Ms., U.C.L.A. 1979.
Kaufmann, F. X. (Hg.): Bürgernahe Sozialpolitik. Frankfurt, New York 1979.
Kaufmann, J.: Gingerbread. In: Hatch, St. (ed) 1980.
Kegler, R.: Bestandsaufnahme von Selbsthilfegruppen im Hamburger Raum und Befragung von Gruppenmitgliedern ausgewählter Gruppen – Beschreibung einzelner Selbsthilfegruppen und der Versuch, neue Erkenntnisse und Theorien über die Gruppen, ihre Strukturen, Probleme und Arbeitsweisen zu gewinnen. Psych. Dipl. Arb., Hamburg 1980.
Keupp, H.: Sozialstationen in Institutionen der Psychosozialen Versorgung. In: Hurrelmann, U. (Hg.): Handbuch der Sozialisationsforschung. München 1980.
Keupp, H./Zaumseil, M. (Hg.): Die gesellschaftliche Organisierung psychischen Leidens. Zum Arbeitsfeld klinischer Psychologen. Frankfurt 1978.
Keyserling, B. D.: Women and Full Employment. In: *Social Policy* Vol 7/2 (1976) 77–81.
Kickbusch, I.: Frauenarbeit – Sozialarbeit. Bezahlte Beziehungsarbeit als Frauenarbeit. In: *Päd. extra* Sozialarbeit 3 (1978) 24–32.
Kickbusch, I.: Hausarbeit – feministische Theorieansätze. In: *SOWI* – Sozialwissenschaftliche Informationen für Unterricht und Studium 1 (1979).
Kickbusch, I.: Laiensystem und Krankheit. Konzepte und Befunde aus den USA und GB. In: *MMG* 4 (1979) 2–8.
Kickbusch, I.: Frauenselbsthilfe und Gesundheit – Die Politik des Körpers. In: *Informationsdienst Gesundheitswesen*, Schwerpunktheft »Humanisierung des Gesundheitswesens«. Offenbach 1979.
Kickbusch, I.: Selbsthilfe im Gesundheitswesen: Autonomie oder Partizipation? In: Nelles, W./Oppermann, R. (Hg.) 1980.
Kickbusch, I./Schafft, S.: Schwangerschaft, Geburt, Wochenbett. Einige Forschungsperspektiven auf dem Hintergrund der Diskussion um die Humanisierung medizinischer Dienste. In: *Forum für Medizin und Gesundheitspolitik* 13 (1980).

Kieselstein, Der: Mitteilungsblatt deutschsprachiger Stotterergruppen 12/13 (1979).
Kilmartin, A.: Cystitis. A Complete Self-Help Guide. Teltham 1980.
Kirberger, W.: Staatsentlastung durch private Verbände. Baden-Baden 1978.
Kirsch, G.: Die Cost-Benefit-Analyse: Zur Kritik ihrer theoretischen Grundlagen. In: Kirsch, G./Wittmann, W. (Hg.) 1975, 69ff.
Kirsch, G./Wittmann, W. (Hg.): Nationale Ziele und soziale Indikatoren. Stuttgart 1975.
Kirshbaum, H. R. et al.: Independent Living for the Disabled. In: *Social Policy* Vol 7/2 (1976) 59ff.
Klee, E.: Behinderten Kalender 1980. Frankfurt/M. 1979.
Klee, E.: Behinderten-Report. Frankfurt/M. 1974.
Klee, E.: Behinderten Report II. »Wir lassen uns nicht abschieben.« Frankfurt/M. 1976.
Kleemann, M. J./De Pree, J. L.: Self-Help Groups and their Effectiveness as Agents for Chronic Illness Care. The Case of Kidney Transplant Patients. In: Gartner, A./Riessman, F. (eds), (1976) 69–76.
Kleiber, N./Light, L.: Caring for ourselves. An Alternative Structure for Health Care. Report on the Vancouver Women's Health Collective. Vancouver 1978.
Kleiman, M. A. et al.: Collaboration and Its Discontents: The Perils of Partnership. In: *J. of Appl. Behav. Sci.* Vol 12/3 (1976) 403–410.
Klein, J.: Self-Help Groups. In: *Nurs. Mirror* 145 (26), (1977) 33–34.
Kleinicke, W.: Tagung des Mannheimer Kreises am 18./19. 5. 1974, Gruppe 23: Selbsthilfegruppen. Impressionen eines Teilnehmers, mitgeteilt in einer Ärztekonferenz des Psychiatrischen Krankenhauses Haina/Kloster. In: *Sozialpsychiatrische Informationen* Nr. 22 (1974) 71–75.
Klussmann, R.: Psychosomatische Aspekte kolektomierter Patienten. In: *Fortschr. Med.* 97 (1979) 318–320.
Knapp, D./Knapp, D.: Decision Making and Self Medication: Preliminary Findings. In: *American J. of Hospital Pharmacy* 29 (1972) 1004–1012.
Köhler, E.: Arme und Irre. Die liberale Fürsorgepolitik des Bürgertums. Berlin 1977.
Korczak, D.: Kollektives Wohnen. In: *Frankfurter Hefte-extra I* »Alternative Lebensformen«. (1978) 118–123.
Kriesberg, L. (ed): Research in Social Movements, *Conflicts and Change.* Vol I/II (1978).
Kronenfeld, J. J.: Self Care as a Panacea for the Ills of the Health Care System: An Assessment. In: *Soc. Sci. & Med.* Vol 13 A, No. 3 (1979) 263–267.
Kübler-Ross, E.: Was können wir noch tun? Antworten auf Fragen nach Sterben und Tod. Gütersloh 1980.
Künscher, B.: Laienhelfergruppen in der Psychiatrie. In: *Sozialpsychiatrische Informationen* (1979) 2–21.
Kulčar, Z. et al.: Controlling Hypertension: Community Care and Mutual Aid through Neighbourhood Clubs. In: *WHO Cronicle* 32 (1978) 448–450.
Kunstmann, W.: Die gesellschaftliche Funktion von psychologisch-therapeutischen Selbsthilfegruppen. Ihre Zielvorstellungen und Realisierungsbedingungen am Beispiel der Suizidprophylaxe. Staatsexamens-Arbeit Soziologie, Dortmund 1980.
Kunz, E./Lehnig, W.: Seniorenarbeit alternativ. Heidelberg 1979.

Labisch, A.: The Workingmen's Samaritan Federation (Arbeiter-Samariter-Bund), 1888–1933. In: *J. of Contamporary History* Vol 13 (1978) 297–322.
Lack, P.: Warum ich wieder in den Verein gekommen bin. In: *AR-TI-KU-LA,* Nr. 16 (1979) 4–5.
La Leache League International: Health Visit 52 (6), (1979) 214–215.
Last, J. M.: The Iceberg: Completing the Clinical Picture in General Practice. In: *The Lancet* 2 (1963) 28–31.
Layard, R. (ed): Cost-Benefit-Analysis, Selected Readings, Rev. Reprint Harmondsworth 1974.
Lebensabend-Bewegung: Selbsthilfe – Organisation der älteren Generation. In: *Krankenpflege* 32 (12), (1979) 426–427.
Lee, D. T.: Therapeutic Type: Recovery Inc. In: Katz, A. H./Bencer, E. J. (eds) 1979.
Levens, H.: Organizational Affiliation and Powerlessness: A Case Study of the Welfare Poor. In: Katz, A. H./Bender, E. J. (eds) 1976.
Levin, L.: Self-Care: An International Perspective. In: *Soc. Policy* Vol 7 (1976) 70–75.
Levin, L.: Patient Education and Self-Care: How do They Differ? In: *Nurs. Outlook* 26 (3), (1978) 170–175.
Levin, L.: Self-Care and Health Planning. In: Gartner, A. et al. (ed) 1979.
Levin, L./Katz, A. H.: Self-Care: Lay Initiatives in Health. New York 1979.
Levy, L. H.: Self-Help Groups: Types and Psychological Process. In: *J. of Appl. Behav. Sci.* Vol 12/3 (1976) 310–322.
Levy, L. H.: How Self-Help Groups Work: Processes and Activities. Ms. 1978.
Levy, L. H.: Self-Help Groups Viewed by Mental Health Professionals: A Survey Comments. In: *Am. J. Community Psychol.* 6 (4), (1978) 305 bis 313.
Lieberman, M. A.: The Use of Groups in the Changing Mental Health Scene. In: Hirschowitz/Levy (eds) 1976.
Lieberman, M. A.: Help-Seeking and Self-Help Groups. In: Lieberman/Borman (eds) 1979.
Lieberman, M. A./Bond, G. R.: The Problem of Being a Woman: A Survey of 1700 Women in Consciousness-Raising Groups. In: *J. of Appl. Behav. Sci.* Vol 12/3 (1976)
Lieberman, M. A./Bond, G. R.: Self-Help Groups: Problems of Measuring Outcome. In: *Small Group Behavior* 9 (1978) 221–241.
Lieberman, M. A./Borman, L.: Self-Help and Social Research. In: *J. of Appl. Behav. Sci.* Vol 12/3 (1976) 455–563.
Lieberman, M. A./Borman, L.: Special Issue-Self-Help Groups. Introduction. In: *J. of Appl. Behav. Sci.* Vol 12/3 (1976) 261–264.
Lieberman, M. A./Borman, L.: Self-Help and Urban Problems: Alternative Help System. Initial Proposal, Chicago 1977.
Lieberman, M. A./Borman, L.: Self-Help Groups for Coping With Crisis. San Francisco 1979.
Lieberman, M. A./Borman, L.: Overview: The Nature of Self-Help Groups. In: dies. 1979, 1–12.
Lieberman, M. A. et al.: The Psychotherapeutic Impact of Women's Consciousness-Raising Groups. In: *Arch. Gen. Psychiatry* 36 (2), (1979) 161–168.
Light, M./Kirshbaum, H.: Disabled Consumer as Enabled Producer. In: Gartner/Greer/Riessman (eds) 1979.

Linn, L. S./Lewis, C. E.: Attitudes Towards Self-Care Among Practicing Physicians. In: *Medical Care* Vol XVII (2), (1979) 183–190.
Lockwood Garden, M.: The Proliferation of a Social Movement: Ideology and Individual in Centives in the Contemporary Feminist Movement. In: Kriesberg, L. (ed), Vol I (1978) 179–196.
Lusky, R. A./Ingman, S. R.: The Pros, Cons and Pitfalls of »Self-Help« Rehabilitation Programs. In: *Soc. Sci. & Med.* Vol 13 A (1979) 113–121.
LVR (Hg.): Im Blickpunkt: *Laienhilfe in der Psychiatrie.* Nr. 2 (1978).

Madden, J. S./Kenyon, W. H.: Group Counselling of Alcoholics by a Voluntary Agency. In: *Brit. J. Psychiat.* No. 126 (1975) 289–291.
Mandel, E. (interviewt von Wend, C.): Sozialistische Antizipation und Alternativökonomie. In: Arbeitsgruppe Sozialpolitischer Arbeitskreis (AG SPAK). Zur alternativen Ökonomie III, Berlin 1978.
Mantell, J. E. et al.: Social Work and Self-Help Groups. In: *Health Soc. Work* 1 (1), (1976) 86–100.
Marieskind, H. J.: Helping Oneself to Health. In: *Social Policy* Vol. 17/2 (1976) 63–66.
Marieskind, H. J.: Helping Oneself to Health. In: Gartner/Greer/Riessman (eds) 1979.
Marinelli, R. P./Dell Orto, A. E. (eds): The Psychological and Social Impact of Physical Disability. New York 1977.
Massing, H. A.: Das Thema für Morgen: Selbsthilfegruppen. In: *Der Praktische Arzt* 26 (1979) 3439–3440.
McGrath, M.: For the Poeple by the People – A Resident Run Advice Center. In: *Br. J. Social Work* 5/3 (1975) 255–281.
McIntosh, J.: Communication and Awareness in a Cancer Ward. London 1977.
McKinlay, J.: Social Networks, Lay Consulation and Help-Seeking Behavior. In: *Social Forces* 51 (1973) 275–291.
Mellett, J.: Self-Help, Mental Health and Professionals. In: Hatch, St. (ed), (1980) 24–31.
Menne, F. W.: Alltag und Alternative – Zur Diskussion um einen neuen Lebensstil. In: *Frankfurter Hefte-extra I* »Alternative Lebensformen« (1978) 81–100.
Meyer, E.: Durchblick – Diagnose. Hilfe zur Selbsthilfe im Drogenfall. St. Augustin 1978.
Mishan, E. J.: The Value of Life, 1971, wiederabgedruckt in Layard (1974) 219 ff.
Mishan, E. J.: Cost-Benefit-Analysis. An Informal Introduction. Rev. 2nd ed, London 1975.
Mitchell, J. (ed): Social Networks in Urban Situations. Manchester 1975.
Mitchell, J.: The Concept and Use of Social Network. In: ders. (ed) 1975[3].
Mitscherlich, A.: Krankheit als Konflikt. Frankfurt 1966.
Moeller, M. L.: Selbsthilfegruppen in der Psychotherapie. In: *Praxis der Psychotherapie* XX, 4 (1975) 181–193.
Moeller, M. L.: Wodurch wirken Selbsthilfegruppen? Zu einigen Therapieprinzipien der Gruppenselbstbehandlung. In: *Gruppendynamik* 5 (1977) 337–357.
Moeller, M. L.: Zur Bildung von Selbsthilfegruppen. Ein Erfahrungsbericht für Teilnehmer und Experten. In: *Psychiatrische Praxis* (1977) 197–212.
Moeller, M. L.: Selbsthilfegruppen. Reinbek 1978.
Moeller, M. L.: Das demokratische Arbeitsbündnis in Selbsthilfegruppen. Einige

Folgen der Deprofessionalisierung für die therapeutische Beziehung. In: *Psychosozial* 2 (1979) 36–66.
Moeller, M. L.: Selbsthilfegruppen bei Neurosekranken. In: Sonderdruck: Die Psychologie des 20. Jahrhunderts. Zürich 1979.
Moeller, M. L.: Anders helfen. Stuttgart 1981.
Molitor, B.: Die selbstgeschaffenen Risiken einer fehlgesteuerten Sicherheit. Das Phänomen des »moral hazard«. In: *Arbeit und Sozialpolitik* 29, 1975.
Morgner, I.: Leben und Abenteuer der Trobadora Beatriz nach Zeugnissen der Spielfrau Laura. Darmstadt 1978.
Morris, D./Hess, K.: Nachbarschaftshilfe. Für eine solidarische Gestaltung des Alltags. Frankfurt/M. 1980.
Mowrer, O. H.: The »Self-Help« or Mutual-Aid-Movement: Do Professionals Help or Hinder? In: Gartner, A./Riessman, F. (eds) 1976.
Mowrer, O. H./Vattano, A. J.: Integrity Groups: A Context for Growth in Honesty, Responsibility and Involvement. In: *J. of Appl. Behav. Sci.* Vol 12/3 (1976) 419–432.

Naschold, F. et al. (Hg.): Systemanalyse des Gesundheitswesens in Österreich. Wien 1978.
Nelles, W./Beywl, W.: Bürgerinitiativen und Selbsthilfegruppen. In: Irle, M. (Hg.). Handbuch der Psychologie Bd. 13, Göttingen (erscheint 1981).
Neske, M./Juterzenka, G. von: Zwischenlösung: Arbeitskollektive – Selbsthilfeinitiativen und Jugendarbeitslosigkeit. Offenbach 1978.
Netzwerk Selbsthilfe e.V. (Hg.): Ein Jahr Netzwerk. Ein dokumentarisches Szenarium. Berlin 1979.
Neusüß, C.: Überlegungen zur gegenwärtigen Funktion von Netzwerk. In: *Netzwerk Selbsthilfe e.V.* (Hg.) 1979.
Norman, J.: Consciousness-Raising: Self-Help in the Women's Movement. In: Katz, A. H./Bender, E. J. (eds) 1976.
Novy, K./Uhlig, G.: Gemeinschaftlich-dezentrale Wirtschaftsformen. Wirtschaftsarchäologische Bemühungen zur Vielfalt verschütteter Formen der Gegenökonomie. In: Wagener, H. J. (Hg.): Demokratisierung in der Wirtschaft. Frankfurt 1980.

Oddone, M. et al.: Ambiente di Lavaro; la Fabbrica nel Territorio. *ESI,* Rom 1977.
Oddone, M.: Medicina Preventiva e Partecepazione. *ESI,* Rom 1975.
Ott, E. S.: Die Einrichtung psychotherapeutischer Selbsthilfegruppen im Saarland. In: *Saarländisches Ärzteblatt* 2 (1977) 118–124.

Pätz, J.: Zur Problematik der Identifikation und Bewertung von Nutzen in der Nutzen-Kosten-Analyse. Diss., Regensburg 1973.
Pages, M.: Das affektive Leben der Gruppen. Stuttgart 1974.
Patient Association, The: Self-Help and the Patient. A Directory of Organizations Concerned with Particular Diseases and Handicaps. London 1978.
Perlman, J. E.: Grassrooting the System. In: *Social Policy* Vol 7 (1976) 4–20.
Petersen, K.: Selbsthilfe und ihre Aktivierung durch die soziale Arbeit. Frankfurt/M. 1977.
Petrillo, R.: Rap Room: Self-Help at School. In: *Social Policy* Vol. 7/2 (1976) 54–58.

Piven, F. F./Cloward, R. A.: Social Advocacy Type: The National Welfare Rights Organization. In: Katz, A. H./Bender, E. J. (eds) 1976.
Potting, C.: Arbeitslose organisieren sich selbst. Erfahrungen mit Selbsthilfekollektiven. In: Sozialistisches Büro (Hg.) 1978.
Powell, T. J.: The Use of Self-Help Groups as Supportive Communities. In: *Am. J. Orthopsychiatry* 45 (1975) 756–764.
Powell, T. J.: Interpreting Parents Anonymous as a Source of Help for Those with Child Abuse Problems. In: *Child Welfare* 58 (2), (1979) 105–114.
Prest, A. R./Turvey, R.: Cost-Benefit-Analysis: A Survey. In: *Economic Journal* Vol 75 (1965) 685 ff.
Psychologinnengruppe München: Spezifische Probleme von Frauen und ein Selbsthilfe-Ansatz. In: Keupp, H./Zaumseil, M. (Hg.) 1978.

Randolph, B. M./Ross-Valliere, C.: Consciousness-Raising Groups. In: *Am. J. Nurs.* 5 (1979) 922–924.
Redler, E.: Selbsthilfegruppen. Laieninitiativen im Gesundheitswesen. In: *MMG* 4 (1979) 8–13.
Richardson, A.: Mutual Aid and Social Welfare: A Study of Self-Help Groups. (Projektantrag), London 1979.
Richardson, A.: What Do We Know About Self-Help? Ms., unveröffentl., London 1979.
Richardson, A.: Understanding Mutual Aid Organizations: A Preliminary Analysis. Mutual Aid and Social Welfare Research Project. Working Paper No. 1, London 1980.
Richardson, A.: Towards an Explanation of the Differential Longevity of Self-Help Groups. Mutual Aid and Social Welfare Research Project. Working Paper No. 2, London 1980.
Richter, H. E.: Die Gruppe. Reinbek 1972.
Riedmüller, B.: Zur Praxis sozialer Kontrolle in den Institutionen der Sozialverwaltung. In: Ellwein, T. (Hg.): Politikfeldanalysen 1979. Opladen 1980a.
Riedmüller, B.: Psychiatrie in der Großstadt – Zur Transformation der Versorgung. In: Wambach (Hg.): Museen des Wahnsinns. Frankfurt 1980b.
Rienhoff, O.: Die Zusammensetzung der Anonymen Alkoholiker in der BRD. In: *Deu. Med. Wochenschrift* 3 (1979) 81–84.
Riessman, F.: How Does Self-Help Work? In: *Social Policy* Vol 7/2 (1976) 41–45.
Robertson, J.: Die lebenswerte Alternative. Wegweiser für eine andere Zukunft. Frankfurt/M. 1979.
Robinson, D.: Self-Help in Relation to Health Care. In: *Midwife Health Visit Community Nurse* 14 (8), (1978) 265–268.
Robinson, D.: Self-Help Groups. In: *Br. J. Hosp. Med.* 20 (3), (1978) 306–311.
Robinson, D.: The Self-Help Component of Primary Health Care. Ms. London 1979.
Robinson, D.: Talking Out of Alcoholism. The Self-Help Process of Alcoholics Anonymous. Roberts, London 1979.
Robinson, D./Henry, S.: Self-Help and Health. Mutual Aid for Modern Problems. London 1977.
Rodenstein, M.: Arbeiterselbsthilfe, Arbeiterselbstverwaltung und staatliche Krankenversicherungspolitik in Deutschland. In: Starnberger Studien 2. Sozialpolitik als soziale Kontrolle. Frankfurt/M. 1978.
Rosanvallon, P./Viveret, P.: Pour une Nouvelle Culture Politique. Paris 1977.

Rose, H. K.: Selbsthilfegruppen. In: *Psychiatr. Praxis* 4 (1977) 195–196.
Rosengren, W. R./Lefton, M. (eds): Organizations and Clients. Essays in the Sociology of Service. Columbus, Ohio 1970.
Rossi, P. H./Williams, W. (eds): Evaluating Social Programs – Theory, Practice and Politics. New York/London 1972.
Rühl, R.: Selbsthilfe und Selbstorganisation arbeitsloser Jugendlicher. In: *Deutsche Jugend* 9 (1977) 399–408.
Runde, P./Heinze, R. G. (Hg.): Chancengleichheit für Behinderte – Sozialwissenschaftliche Analysen für die Praxis. Neuwied 1979.
Rush, A. K.: Getting Clear. München 1977.
Russig, H.: Rechtliche und institutionelle Rahmenbedingungen der Ausgliederung leistungsgeminderter und/oder älterer Arbeitnehmer aus dem Beschäftigungssystem. Ms. Wissenschaftszentrum Berlin 1980.
Ryback, R. S.: Schizophrenics Anonymous: A Treatment Adjunct. In: *Psychiatry and Medicine* Vol. 2 (1971) 247–253.

Sander, W.: Selbsthilfe für Stomaträger. In: *Niedersächs. Ärzteblatt* 12 (1976) 394.
Sanders, D. H.: Patients – 75; Professionals – 0: The Lodge Program in Community Rehabilitation. In: Katz, A. H./Bender E. J. (eds) 1976.
Schaper, K.: Zur Kritik des »moral hazard« Theorems der Überinanspruchnahme medizinischer Leistungen im GKV-System. Ms. Universität Bochum 1978.
Scharf, B.: Die Ungleichheit der Gesundheitschancen im Sozialstaat. In: *WSI-Mitteilungen* 5 (1978).
Scheff, T. J.: Anleitung zur Selbsthilfe. Ein Psychotherapiemodell und seine sozialen Implikationen. In: *Gruppendynamik* 5 (1977) 323–336.
Schelsky, H.: Der selbständige und der betreute Mensch. Politische Schriften und Kommentare. Stuttgart 1976.
Schmidbauer, W.: Die hilflosen Helfer. Reinbek 1977.
Schulz, I.: Das Ulmer Beispiel: Selbsthilfegruppe »ILCO«. In: *Schwestern Revue* 17 (8), (1979) 27.
Schwendter, R. (Hg.): Reader zur Psychiatrie und Antipsychiatrie. 2 Bände. Berlin 1979.
Seely, J. R.: Self-Help and Mutual Aid: Some Reflections on Principles and Policies. Los Angeles 1979.
Selbsthilfe von Anfallkranken: Hilfe zur Selbsthilfe; Anfallskranke berichten. *Die Berliner Ärztekammer* 5 (1979).
Self-Help Institute/Project Hope (ed): Directory of Self-Help Groups for Serious and Chronic Illnesses and Bereavement. Chicago 1980.
Self-Help Reporter: 4,3 (1980) 2.
Sheldon, D. M.: Self-Help in Mental Health? In: *J. Maine Med. Association* 69 (7) (1978) 193–194.
Shepard, M.: Die seelische Selbsthilfe. Bergisch-Gladbach 1975.
Sidel, R.: Self-Help and Mutual Aid in the People's Republic of China. In: Katz, A. H./Bender, E. J. (eds) 1976.
Sidel, V. W./Sidel, R.: Beyond Coping. In: *Social Policy* Vol 7/2 (1976) 67–69.
Silver, G. A. et al.: Consumer Self-Care in Health. In: *DHEW-Publication No* (HRA) 77–3181 (o. O.) 1977.
Silverman, P. R.: The Widow-To-Widow-Program. An Experiment in Preventive Intervention. In: *Mental Hygiene* 53 (1969) 333–337.

Silverman, P. R.: Mutual Help. In: Hirschowitz, R. G./Levy, B. (eds) 1976.
Silverman, P. R./Murrow, H. G.: Mutual Help During Critical Role Transitions. In: *J. of Appl. Behav. Sci.* Vol 12/3 (1976) 410–418.
Sinson, J. C.: Down's Infants: An Interdisciplinary Approach Involving Parents. In: *Int. J. Rehab. Res.* 1 (1978) 59–69.
Slotty, A.: Bestandsaufnahme von Selbsthilfegruppen im Hamburger Raum und Befragung von Gruppenmitgliedern ausgewählter Gruppen – Klassifikationsversuch von Selbsthilfegruppen anhand empirischer Daten. Psych. Dipl. Arbeit, Hamburg 1980.
Smith, L.: Operation Bootstrap. In: Katz, A. H./Bender, E. J. (eds) 1976.
Sommer, G./Ernst, H. (Hg.): Gemeindepsychologie. Theorie und Prävention in der sozialen Umwelt. München 1977.
Sontag, S.: Krankheit als Metapher. München 1978.
Sozialistisches Büro (Hg.): Sommerschule '79. Anders Arbeiten – Anders Leben. Erfahrungen – Eindrücke. Offenbach 1979.
Sozialistisches Büro (Hg.): Rationalisierung – Arbeitslosigkeit – Gegenwehr. Analysen, Materialien und Erfahrungen. Offenbach 1978.
Standfest, E.: Sozialpolitik und Selbstverwaltung. Köln 1978.
Steinman, R./Traunstein, D. M.: Redefining Deviance: The Self-Help Challenge to the Human Services. In: *J. of Appl. Behav. Sci.* Vol 12/3 (1976) 347–362.
Stone, L.: Die psychoanalytische Situation. Frankfurt/M. 1973.
Straight, E. M.: Patient Self-Care: Its Impact on Psychiatric Hospital Staff. In: *Psychiat. Quart.* 47 (1973) 377–385.
Struening, E./Guttentag, M. (Hg.): Handbook of Evaluation Research. 2 vols., Beverly Hills, London 1975.
Stübinger, D.: Psychotherapeutische Selbsthilfegruppen in der BRD. Eine Untersuchung über Sozialstruktur und therapeutische Prozesse in Gruppen. Diss., Gießen 1977.
Sund, O.: Integrierte Sozialpolitik statt Formulierung der Politik einer ›Neuen sozialen Frage‹. In: Pfaff/Voigtländer (Hg.): Sozialpolitik im Wandel. Bonn 1978.

Tanach, I.: Der mögliche Beitrag von Selbsthilfeleistungen zur Humanisierung der medizinischen Versorgung. Ms. Konstanz 1978.
Tax, S.: Self-Help Groups: Thought on Public Policy. In: *J. of Appl. Behav. Sci.* Vol 12/3 (1976) 448–454.
The Women and Mental Health Project: Women-To-Women Services. In: *Social Policy* Vol 7/2 (1976) 21–27.
Thomas, C. (Hg.): Die Hausfrauengruppe oder – Wie elf Frauen sich selbst helfen. Frauen aktuell, Reinbek 1978.
Touraine, A.: Krise oder Mutation? In: ders. u. a. (Hg.): Jenseits der Krise. Wider das politische Defizit der Ökologie. Frankfurt 1976.
Tracy, G. S./Gussow, Z.: Self-Help Health Groups: A Grass-Roots Response to a Need for Services. In: *J. of Appl. Behav. Sci.* Vol 12/3 (1976) 381–396.
Trice, H. M./Roman, P. M.: Delabeling, Relabeling, and Alcoholics Anonymous. In: *Social Problems* Vol 17 (1969) 538–547.
Trojan, A.: Demokratisierung des Gesundheitswesens durch Mitwirkung Betroffener – Zu institutionalisierten und selbstorganisierten Formen der Interessenvertretung von Patienten. In: *Forum für Medizin und Gesundheitspolitik* 14 (1980) 14–33.

Trojan, A./Behrendt, J. U.: Lokale Bewegungen. Modelle gemeindebezogener Gesundheitsselbsthilfe in der BRD. In: *Österr. Zeitschrift für Politikwissenschaft* 1 (1980) 93–109.
Trojan, A./Waller, H. (Hg.): Gemeindebezogene Gesundheitssicherung. München 1980.
Trojan/Waller (Hg.): Sozialpsychiatrische Praxis. Eine Einführung für medizinische und psychosoziale Berufe. Wiesbaden 1980.
Troje, E.: Porträt einer Gruppe. Aus der Praxis einer Selbsthilfegruppe von Studenten. München 1977.
Tyler, R. W.: Social Policy and Self-Help Groups. In: *J. of Appl. Behav. Sci.* Vol 12/3 (1976) 444–447.

Uexküll, Th. v. (Hg.): Lehrbuch der Psychosomatischen Medizin. München 1979.

Verein Wiener Volksheime (Hg.): Einfach Leben. Ideenmarkt am Phorusplatz. Wien 1979.
Vernon, M. C.: Counseling the Parents of Birth-Defective Children. In: *Postgrad. Med.* 65 (1979) 197–201.
Veselmander, A.: Selbsterfahrungsgruppe. In: A. K. Rush, 1977.

Wadsworth, M. E. J. et al.: Health and Sickness: The Choice of Treatment. London 1971.
Wagonfield, S./Wolowitz, H.: Obesity and the Self-Help Group: A Look at Tops. In: *Am. J. Psychiat.* 125/2 (1968) 240–252.
Wechsler, H.: Patterns of Membership in a Self-Help Organization in Mental Health. In: *Mental Hygiene* 45 (4), (1961) 613–622.
Weisbrod, B. A.: The Voluntary Nonprofit Sector. Lexington, Mass. 1977.
Wenderlein, J. M.: Mehr psychosoziale Hilfe für Frauen mit Brustamputation. (Sind Selbsthilfegruppen von Mastektomie-Patienten ein möglicher Weg?) In: *Öff. Gesundheitswesen* 40 (1), (1978) 23–28.
Wilbrand, K.: Hilfen zur Selbsthilfe. Erfahrungen und Ratschläge von Kranken und für Kranke, zusammengestellt aus *DMSG-Mitteilungsblatt,* Nr. 1–97 (1953–1978), Frankfurt/M. 1979.
Williamson, J. D.: Self-Help and the Doctor. In: Hatch, St. (ed) 1980, 32–39.
Williamson, J. D./Daneher, K.: Self-Care in Health. London 1978.
Winters, A.: Review and Rationale of the Drinkwatchers International Program. In: *Am. J. Drug. Alcohol Abuse* 5, (1978) 321–326.
Wintersberger, H.: Gesundheitskämpfe in Italien. In: *Das Argument,* Jahrbuch für kritische Medizin Bd. 3 (1978).
Witte, H.: Kritische Aspekte der Nutzwertanalyse. In: *Jahrbuch für Sozialwissenschaft* 30 (1979) 135 ff.
Wolfenden Committee (Hg.): The Future of Voluntary Organizations. Report of the Wolfenden Committee. London 1978.
Wolfersberger, W.: Die dritte Stufe in der Entwicklung von freien Vereinigungen zugunsten geistig Behinderter. Hg. vom Landesverband Hessen der Lebenshilfe Marburg (o. J.).
Wolff, G.: Sterbebeistand bei Kindern mit onkologischen Erkrankungen. In: *Der Kinderarzt* 9 (1978) 1155–1161.
Wolff, St./Bonß, W.: Die Verwaltung sozialer Probleme – Arbeitsbedingungen und Organisationsstrategien der Sozialverwaltung. In: Arbeitssituationen in

der öffentlichen Verwaltung. SFB 191 der Universität München. New York 1979.
Wormser, R. (Hg.): Drogen: Erkenntnis und Erfahrung. Selbstzeugnisse, Dokumente, Analysen. Neuwied 1973.

Yablonsky, L.: Synanon: Selbsthilfe der Süchtigen und Kriminellen. Stuttgart 1975.
Yalom, I. D.: Gruppenpsychotherapie. München 1974.

Zangemeister, C.: Nutzwertanalyse in der Systemtechnik. Eine Methodik zur multidimensionalen Bewertung und Auswahl von Projektalternativen. Berlin 1970.
Zapf, W.: Lebensbedingungen und wahrgenommene Lebensqualität. In: Matthes, J. (Hg.): Sozialer Wandel in Westeuropa. Verhandlungen des 19. Deutschen Soziologentags Berlin 1979. Frankfurt, New York 1979.
Zeller, G.: Aufbau ambulanter Alkoholiker-Selbsthilfe-Gruppen durch das psychiatrische Landeskrankenhaus Weinsberg in der Region Franken. In: *Die Krankenpflege* 31 (6), (1977) 213–214.
Zinberg, N. E.: Alcoholics Anonymous and the Treatment and Prevention of Alcoholism. The Cambridge Hospital, Department of Psychiatry. In: *Alcoholism* 1 (1977) 91–102.

Kontaktadressen für weitere Informationen über Selbsthilfe

Regionale Kontaktadressen

Gesundheitsladen Berlin
Gneisenaustr. 2/im Mehringhof
1000 Berlin 61 Tel.: (030) 6932090

Selbsthilfe-Informations- und Kontaktstelle
c/o Projekt Gesundheitsselbsthilfegruppen
Universitätskrankenhaus Eppendorf
Medizinische Soziologie
Martinistr. 52
2000 Hamburg 20 Tel.: (040) 4682878

Social Work
Nikolausberger Weg 17
3400 Göttingen

Düsseldorfer Arbeitsgemeinschaft Selbsthilfegruppen (AG SHG)
Jürgen Gagel
Fachhochschule/FB Sozialarbeit
Universitätsstr. 2
4000 Düsseldorf Tel.: (0211) 311–1

Bürgerinitiative Sozialpsychatrie e. V.
Renthof 20
3550 Marburg Tel: (06241) 64556

Essener AG SHG
Margret Böttner
Lehrerin im Hochschuldienst
Gesamthochschule Essen/FB 1
Unionstr. 2/Geb. R 12
4300 Essen Tel.: (0201) 183–3245

Oase-Ruhr Universität Bochum
Werner Schulte
Universitätsstr. 1
4630 Bochum Tel.: (0234) 5174

Bielefelder AG SHG
Mechthild Schierenberg-Seeger
Am Nebelwall 11
4800 Bielefeld Tel.: (0521) 63173

Wuppertaler AG SHG
Prof. Dr. Hans Ruppelt
Beratungsstelle
Friedrich-Ebert-Str. 88
5600 Wuppertal Tel.: (0202) 313970

Gießener AG SHG
Friedrichstr. 28
6300 Gießen Tel.: (0641) 7022478

Kontakt und Beratungsstelle im Vogelsberggebiet
Marktplatz 3
6312 Laubach Tel.: (06405) 7718

Fachhochschule für Sozialarbeit
Prof. Dr. Gerd Gerkeler
Markwardstr. 35
6400 Fulda Tel.: (0661) 77081

Homburger AG SHG
Dr. med. R. Dries
Institut für Klinische Psychotherapie
Universitätskliniken
6650 Homburg/Saar Tel.: (06841) 163166

Dr. Chr. Schauwecker
Brigitte Kripp
Psychosomatische Universitätsklinik
Thibautstr. 2
6900 Heidelberg 1 Tel.: (06221) 532488

Münchener AG SHG
Gesundheitspark im Olympiastadion

Spiridon-Louis-Ring
8000 München Tel.: (089) 302007

Europa

Katholieke Universiteit Leuven
Sociologisch Onderzoeksinstituut
Afdeling Medische Sociologie
Jan Branckaerts
E. van Evenstraat 2B
3 Leuven/Belgium Tel.: (016) 225601

Deutsche Arbeitsgemeinschaft Selbsthilfegruppen
Friedrichstr. 28
6300 Gießen Tel.: (0641) 702–2478
veröffentlicht: *»Selbsthilfegruppen Nachrichten«*

Share Community Ltd.
177 Battersea High Street
London SW 11/3 JS Tel.: (01) 2230924
veröffentlicht: *»Self-Help Spotlight«*

Universiteit van Amsterdam
Faculteit der Sociale Wetenschappen
Subfaculteit Andragologie/Projekt Zelfhulp
Bert Bakker/Matthieu Karel
Grote Bickerstraat 72
Amsterdam-C/Niederlande Tel.: (020) 262624–244
veröffentlicht: *»Uit Ervaring«*

Zürcher AG SHG
Elsie Freutel-Domenig
Mutschellenstr. 115
CH 8038 Zürich/Schweiz

USA

National Self-Help Clearinghouse
Graduate School and University Center/CUNY
33 West 42nd Street
Room 1227
New York, N. Y. 10036
veröffentlicht: *»Self-Help Spotlight«*

Self-Help Institute
Center for Urban Affairs
Northwestern University

2040 Sheridan Road
Evanston, Ill. 60201
veröffentlicht: *»Workshop Newsletter Epilepsy Self Help«*

Mitarbeiter dieses Bandes

(In der Reihenfolge der Beiträge)

Herausgeber:

Ilona Kickbusch, Politologin
World Health Organization
Regional Office for Europe
8 Scherfigsvej
DK 2100 Copenhagen

Alf Trojan, Medizin-Soziologe
Universitätskrankenhaus Eppendorf
Medizinische Soziologie
Projekt Gesundheitsselbsthilfegruppen
Martinistr. 52
2000 Hamburg 20

Autoren:

AA Landesgruppe Hamburg
Postfach 111 344
2000 Hamburg 11

Elternkreis Drogenabhängiger
Max-Brauer-Allee 190
2000 Hamburg 50

Elke Portugall, Soziologin
Universität Ulm
Medizinische Soziologie
Am Hochsträß 8
7900 Ulm

Gerda Aßmann
Friedrichsberger Str. 60
2000 Hamburg 76

Eva Grahnert
Franz-Peter Menge
Hornstr. 13
1000 Berlin 61

Ina Alewell, Krankengymnastin
Wateweg 49 a
2000 Hamburg 56

Frau Backer-Dirks
Frenssenstr. 48
2000 Hamburg 55

Rosemarie u. Fritz Groß
Groten Hoff 13
2000 Hamburg 67

Kind im Krankenhaus e. V.
Hamburger Büro:
Eppendorfer Weg 271
2000 Hamburg 20

Arbeitskreis Berliner Kinderkliniken
z. Hd. Rolf Kühnelt
Wilhelmsaue 138
1000 Berlin 31

AK 71
z. Hd. Martin Kopp
Bundesstr. 22a
2000 Hamburg 13

Patientenhilfe e. V.
z. Hd. Dr. Dietmar Stutzer
Postfach 313
8000 München 22

Initiative für die Erhaltung
der Geburtshilfe im Alsterdorfer Krankenhaus
z. Hd. Hans-Joachim Schmidt
Eichenstr. 84
2000 Hamburg 19

Rolf-Peter Henkel, Journalist
Dornhalde 3
7000 Stuttgart 70

Interessengruppe Sozialhilfe Duisburg
Erna Colligno
Am Keyenbergshof 51
4100 Duisburg 11

Feministisches Frauen-Gesundheits-Zentrum
z. Hd. Barbara Marewski
Kadettenweg 77
1000 Berlin 45

Helmut Wintersberger, Wirtschaftswissenschaftler
Wiener Zentrum
Grünangergasse 2
A 1010 Wien

Bürgeraktion Moorfleet e. V.
z. Hd. Rolf Hausmann
Moorfleeter Deich 129
2000 Hamburg 74

Gruppe Schöne Holstenstraße
z. Hd. H. Weiland
»Café und Buch«
Holstenstr. 186
2000 Hamburg 50

Landkommune Jodeli
Sigrid Müller
Hauptmoorweg 3
2872 Hude 2

Edith Halves, Soziologin
Beim Großen Jäger 24
2000 Hamburg 6

Marion Binder, Soziologin
Schudomastr. 11–12
1000 Berlin 44

Sabine Schafft, Diplom-Sozialarbeiterin
Wolematingerstr. 4
7750 Konstanz

Ulrich Koschwald, Ökonom
Pfalzstr. 12
8441 Pillnach

Kurt Buchinger, Psychotherapeut
Institut für Tiefenpsychologie
und Psychotherapie der Univ. Wien
Lazarettgasse 14
A 1090 Wien

Deutsche Arbeitsgemeinschaft Selbsthilfegruppen
Jürgen Matzat, Karl-Werner Daum, Psychologen
Friedrichstr. 28
6300 Gießen

Ellis Huber, Arzt
Schlüterstr. 36
1000 Berlin 12

Martin Bellermann, Politologe
TU Berlin
Institut für Sozialwissenschaften

Ernst-Reuter-Platz 7
1000 Berlin 10

Barbara Riedmüller, Soziologin
Agnesstr. 62
8000 München 40

Christoph Badelt, Wirtschaftswissenschaftler
Institut für Sozialökonomie der
Wirtschaftsuniversität Wien
Franz Klein Gasse 1
A 1190 Wien

Adalbert Evers, Politikwissenschaftler
Theaterstr. 83
5100 Aachen

Rolf Schwendter, Professor für Devianzforschung
Heinrich-Plett-Str. 40
3500 Kassel

Jörn-Uwe Behrendt (Arzt und Soziologe), Christiane Deneke, Ralf Itzwerth (beide Soziologen),
Reinhard Kegler, Eva Schorsch, Angela Slotty,
Heide Winkelvoss (alle Psychologen)
Universitätskrankenhaus Eppendorf
Medizinische Soziologie
Projekt Gesundheitsselbsthilfegruppen
Martinistr. 52
2000 Hamburg 20

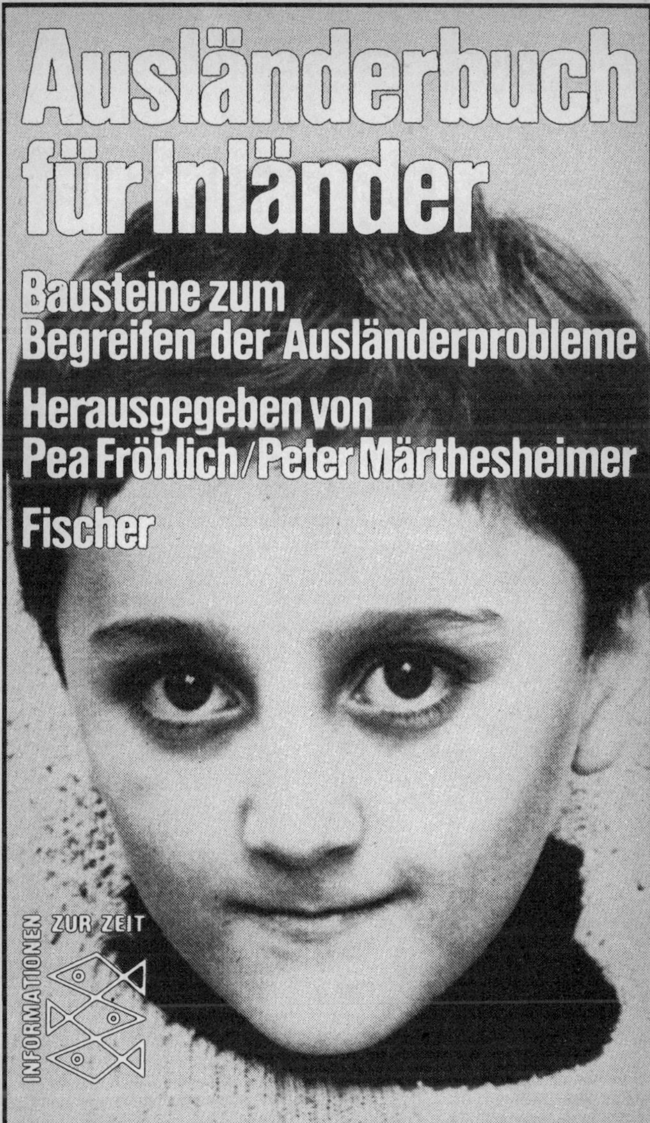

Originalausgabe. Band 422o
FISCHER TASCHENBUCH VERLAG